こどもと妊婦の病気・治療がわかる本

大阪母子医療センターの今

大阪母子医療センター 編著

バリューメディカル

写真でみる
大阪母子医療センター

大阪府南部の光明池駅すぐ、母子医療センターロゴと同じハート型の敷地の中で、私たちは患者さんの「勇気･夢 そして笑顔」を目標に働いています。

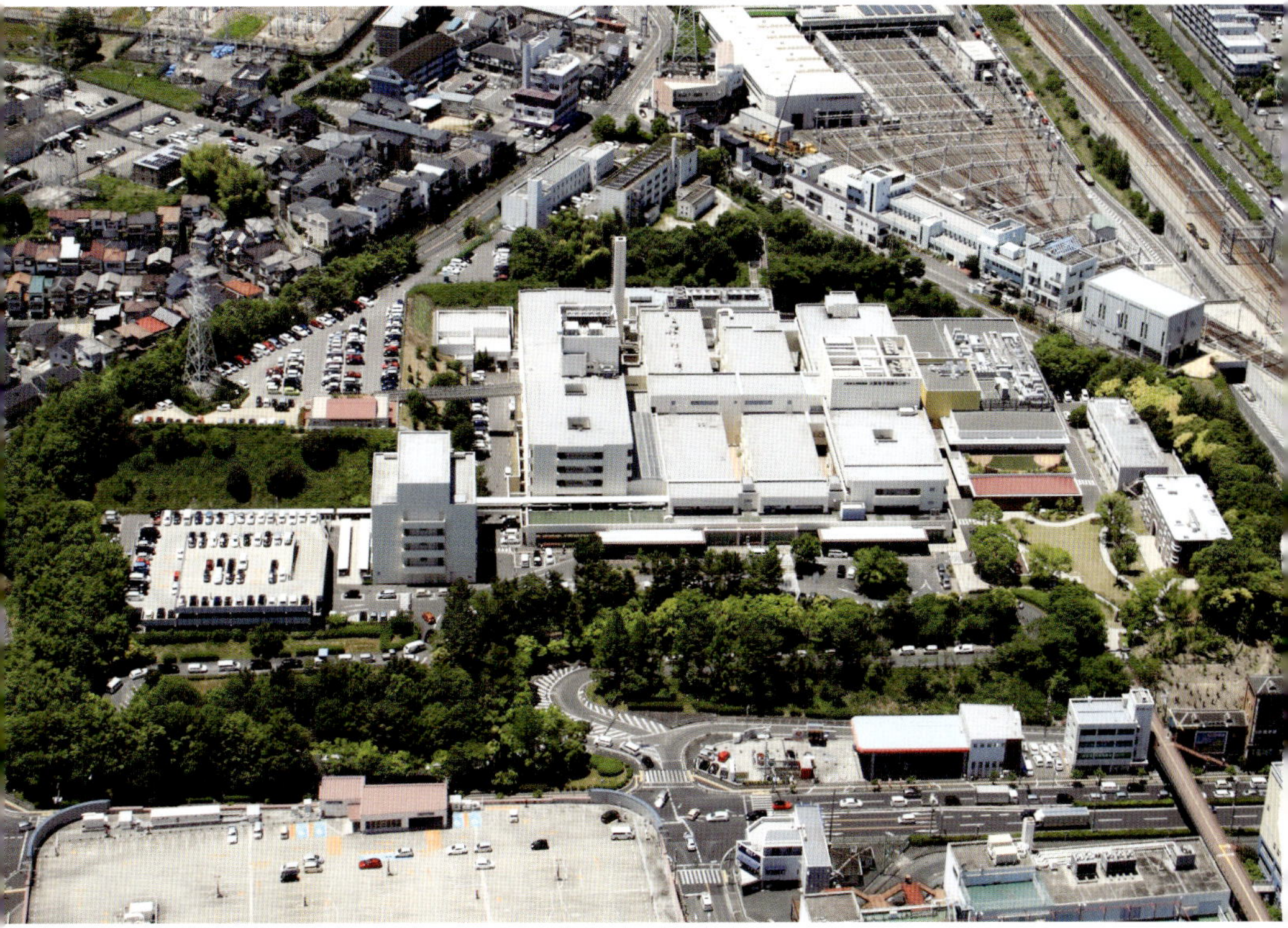

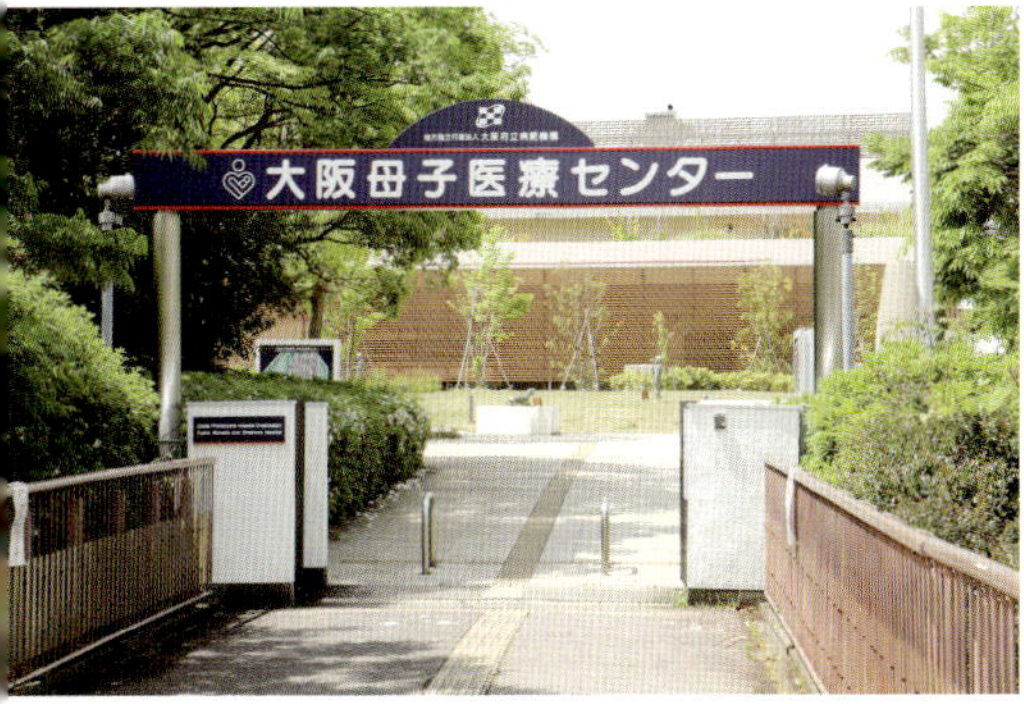

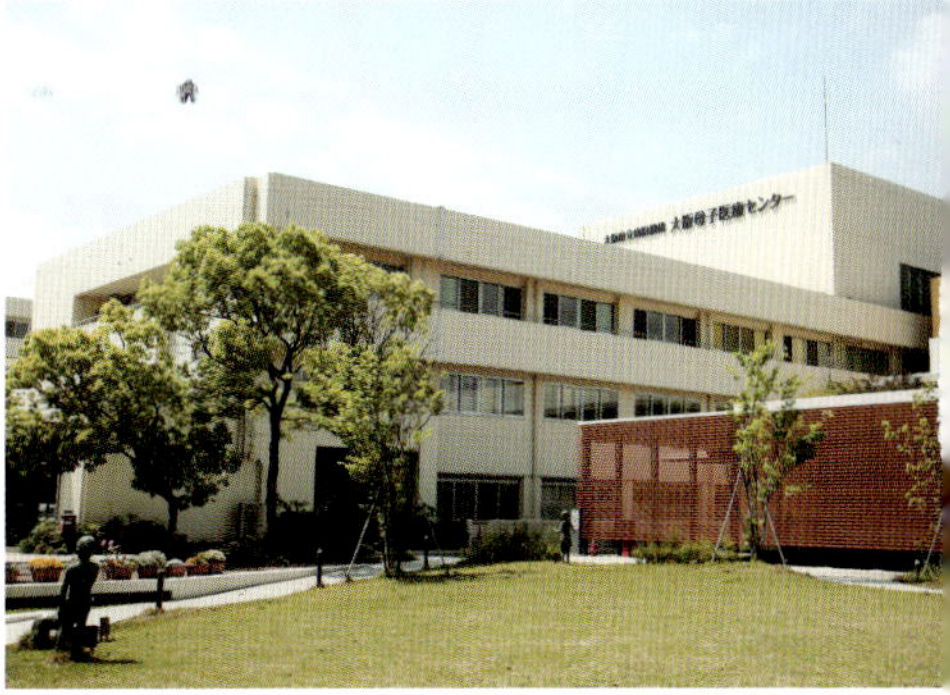

上：航空写真（2017年6月撮影）
左下：光明池駅から歩道橋でつながる入口
右下：左が本館、右が手術棟

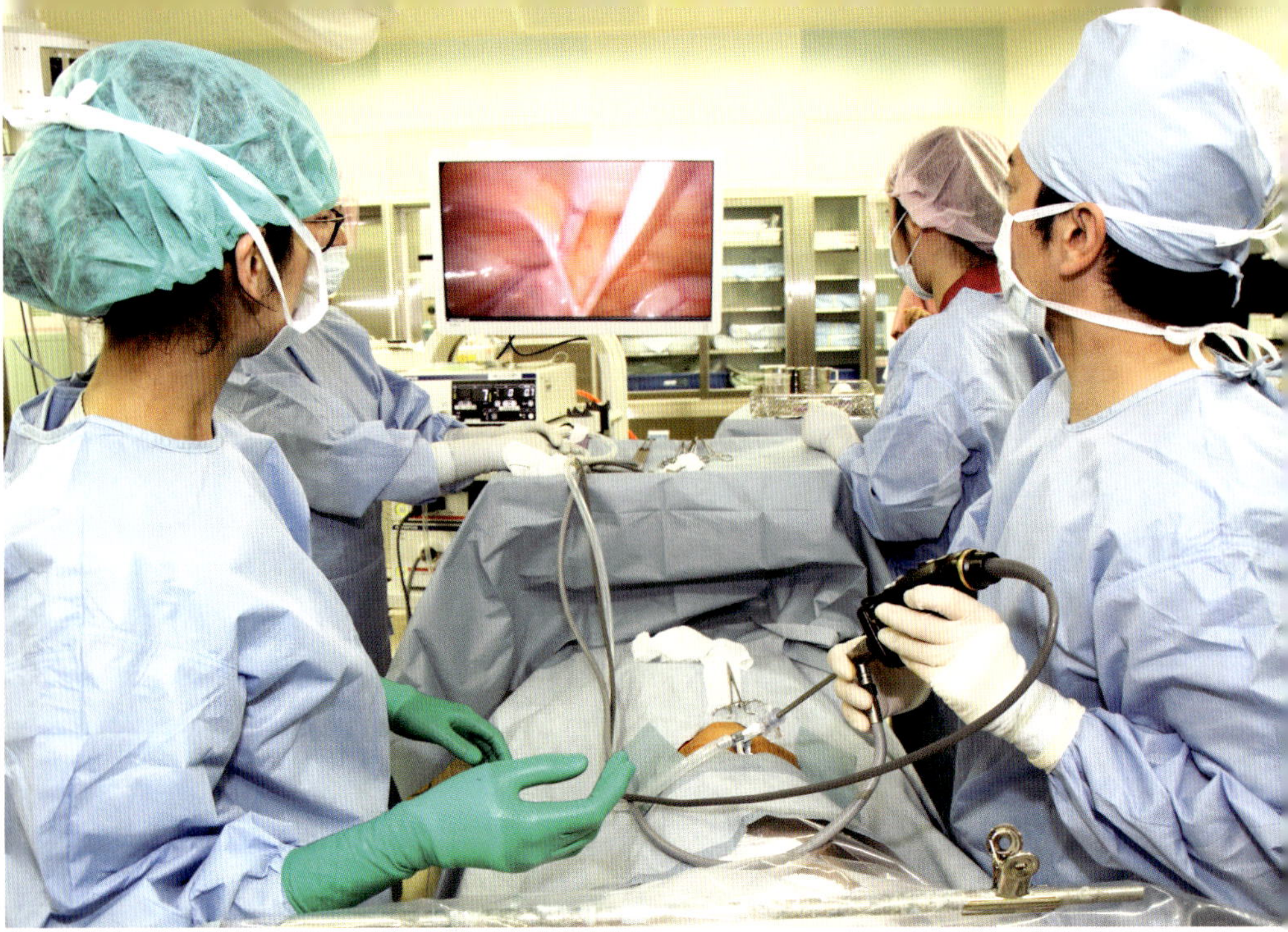

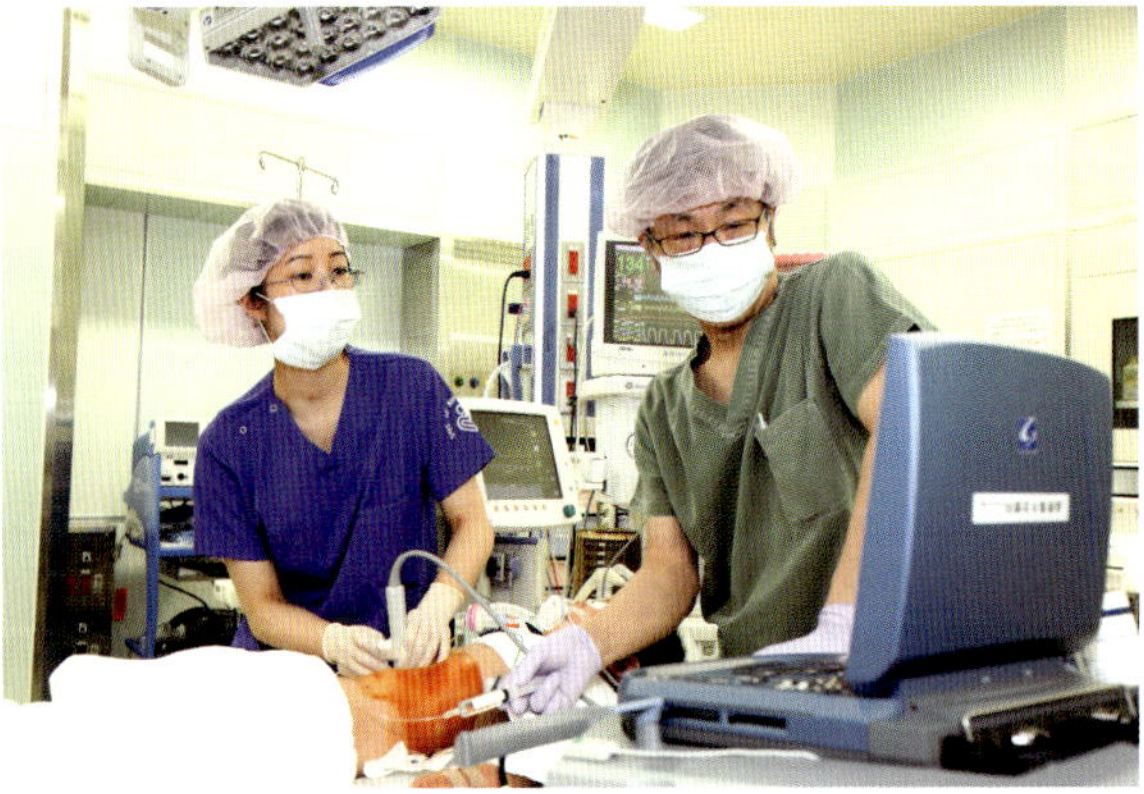

術後痛が軽度で回復が早く、傷痕の目立たない内視鏡手術を積極的に取り入れています

全身麻酔導入後に超音波ガイド下の末梢神経ブロックで手術後の疼痛軽減を図ります

診療風景

全国有数の周産期・小児医療施設として1日平均入院患者数300名、1日平均外来患者数730名、年間4,500件の手術を行っています。

救急・ICU・周産期

重症の妊婦・新生児、重篤小児の搬送受け入れの基幹施設として24時間体制で対応しています。

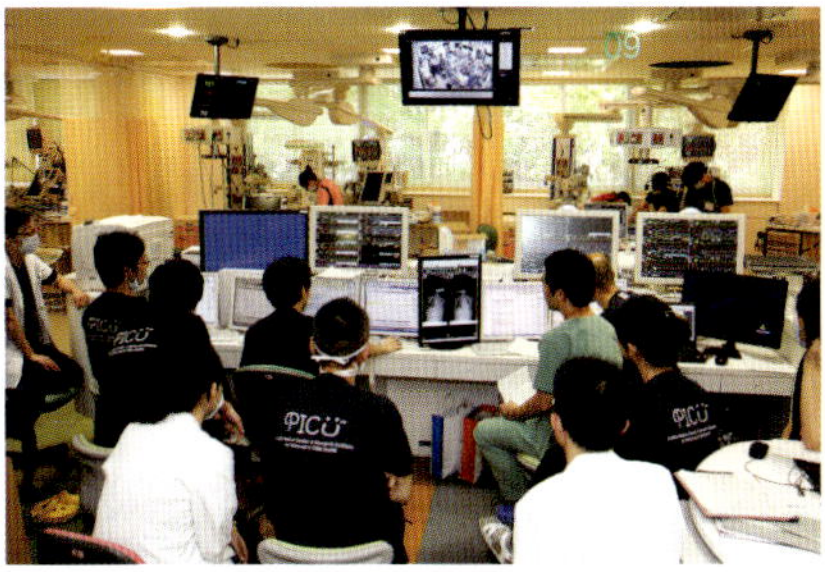

小児集中治療室(PICU)では、診療科を問わず、重症な患者さんの集中治療を行っています

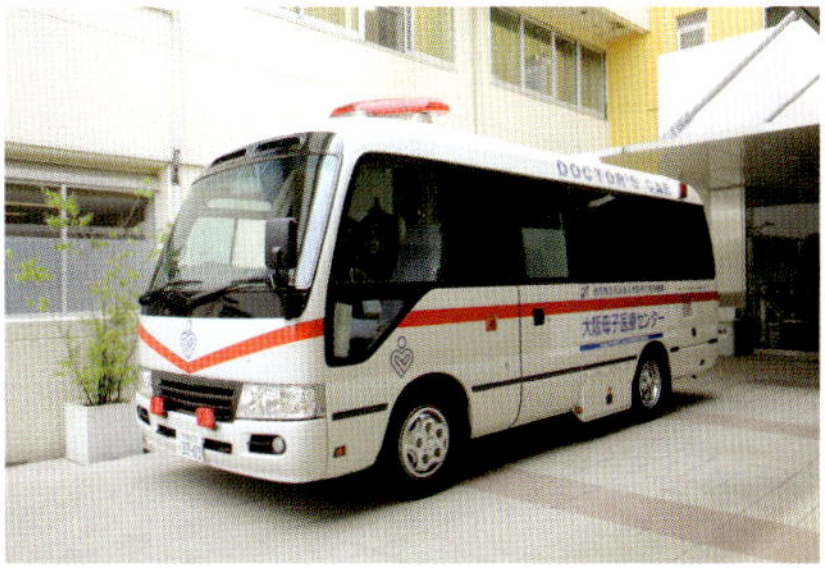

保育器、人工呼吸器を備えたドクターズカーは1,000g未満の超低出生体重児も運べます

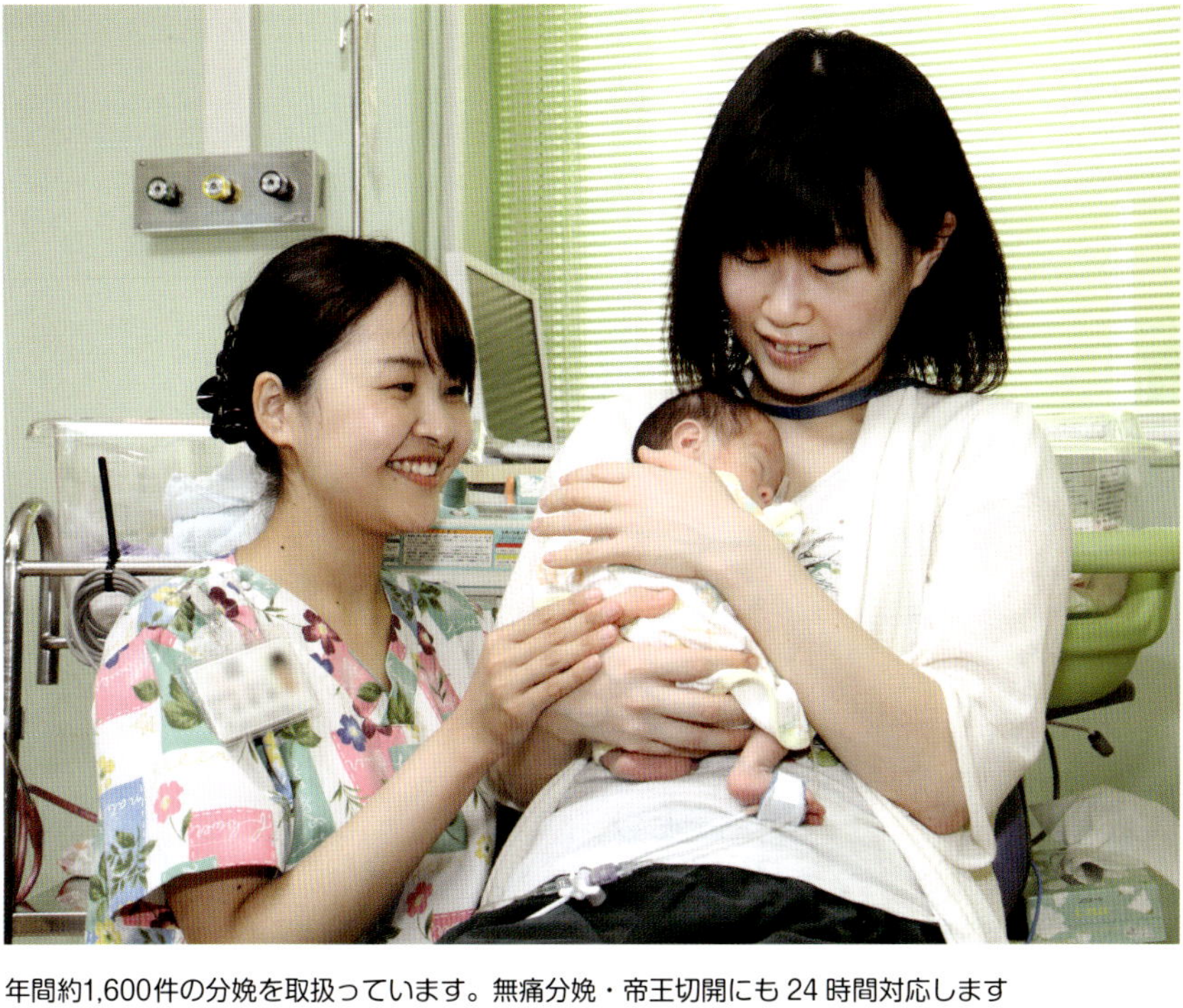

年間約1,600件の分娩を取扱っています。無痛分娩・帝王切開にも24時間対応します

ホスピタルアート

子どもがリラックスして治療や検査を受けられるような工夫をしています。手術室までの廊下壁面、一部の病棟病室は京都造形芸術大学の学生による描画で飾られています。

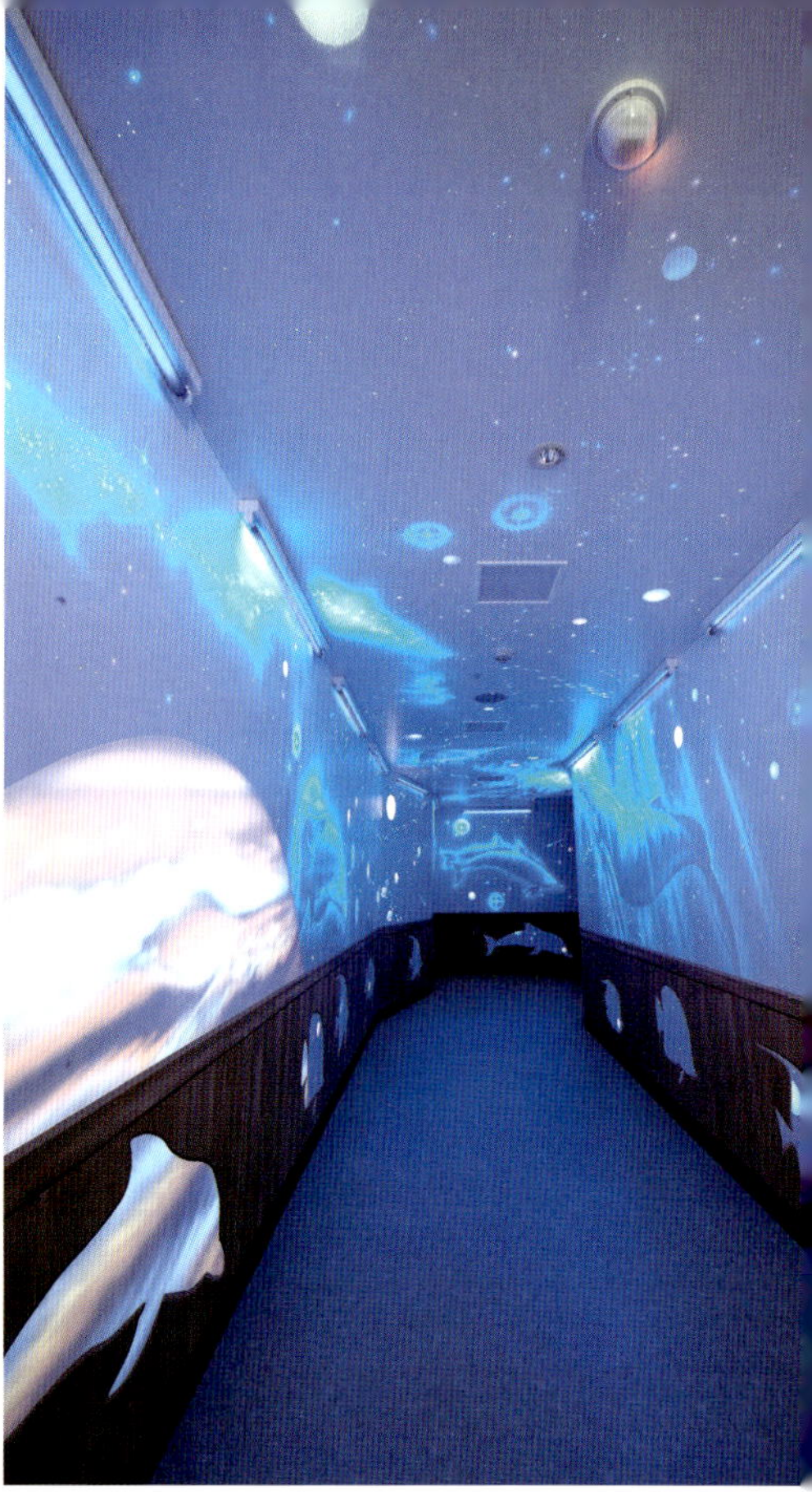

リニアック室へ続く通路は照明を消すと水族館のような景色に変わります

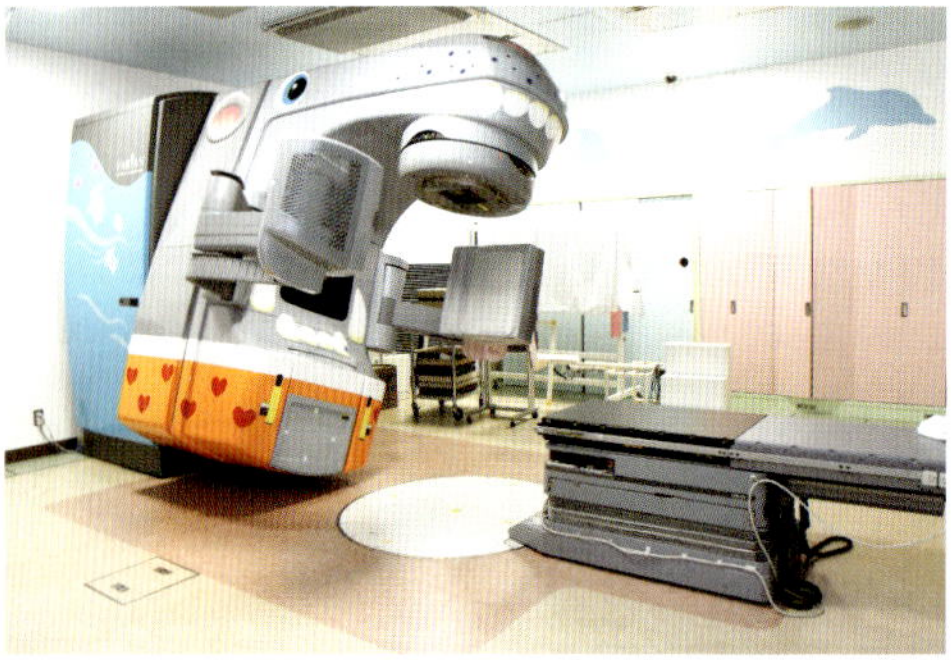

高精度放射線治療室（リニアック）は装置の装飾と壁にもイラストが広がります

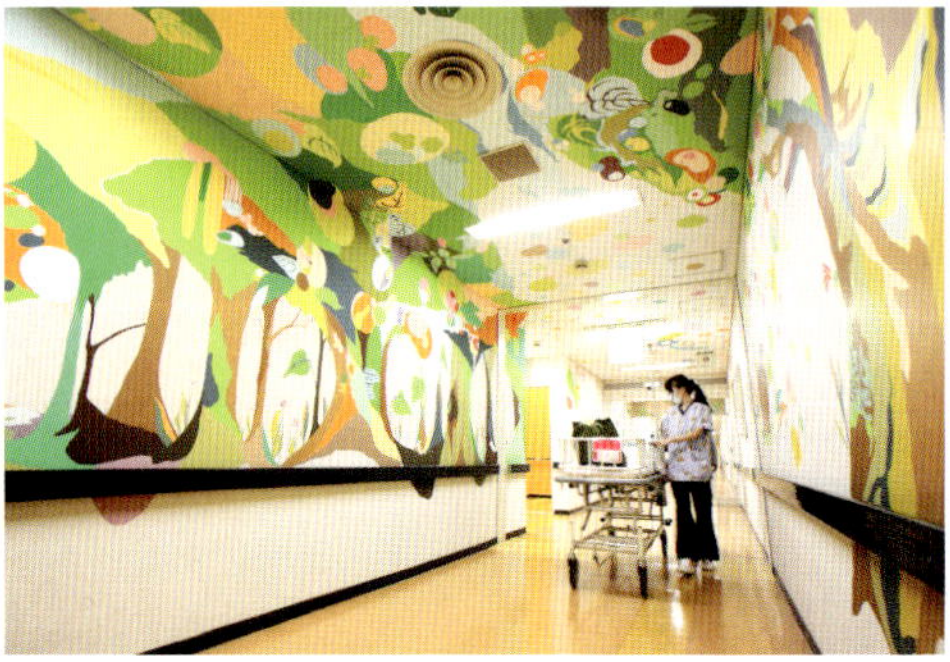

小児棟から手術室に向かう２階廊下の壁面と天井には陶芸と絵が描かれています

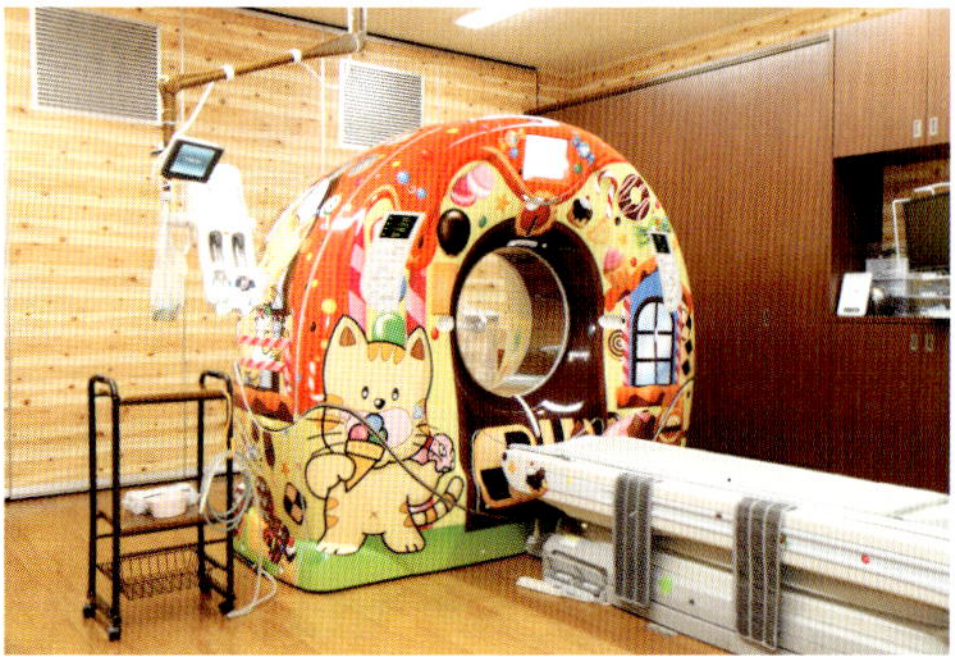

CTの検査室。天井に子どもたちが大好きなアニメが映ります

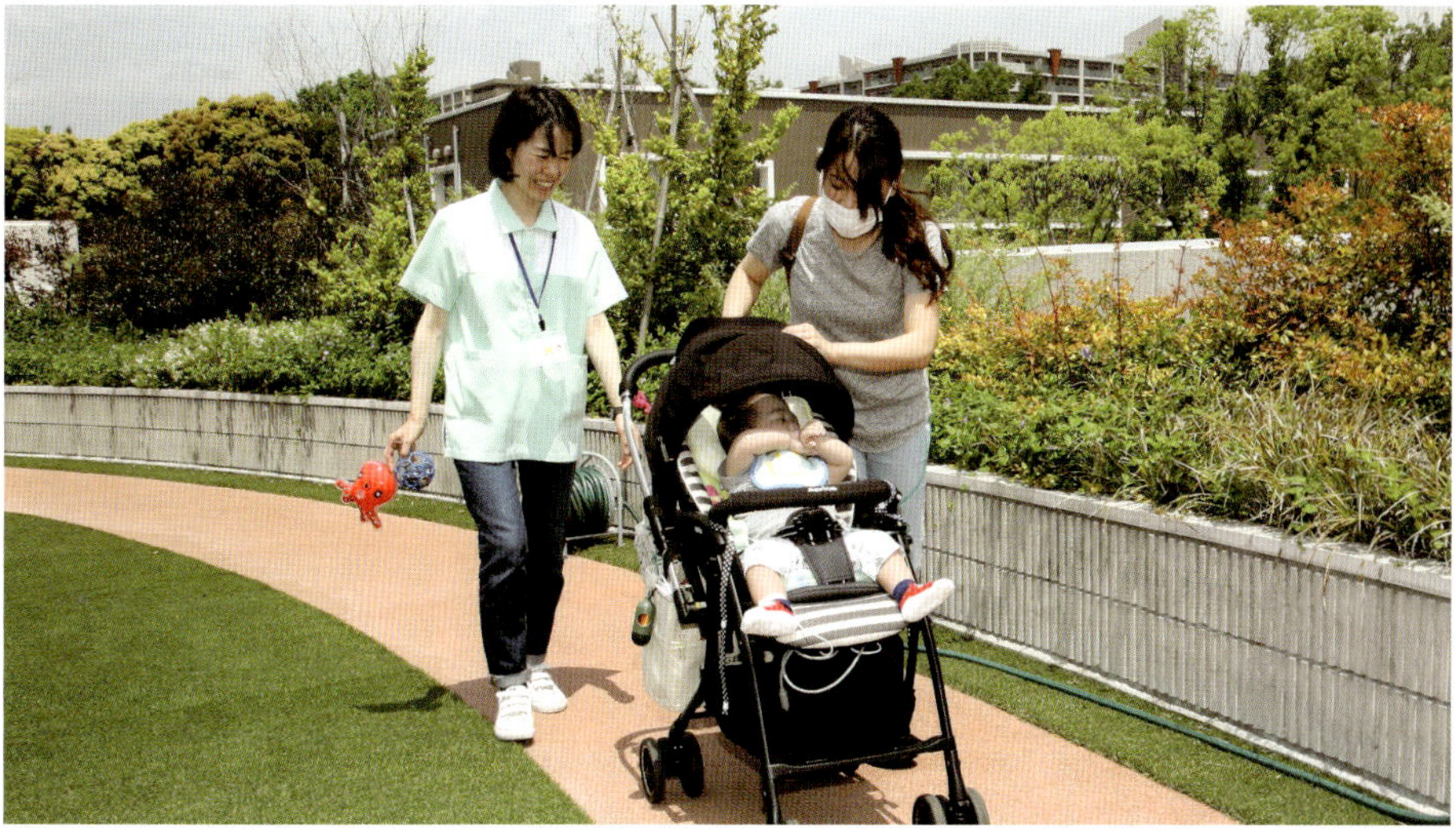

手術棟２階の屋上庭園は、入院患者さんとご家族の憩いの場としてご利用いただけます

アメニティの工夫

入院中の患者さん用に屋上庭園、青少年ルームなどを用意しています。外来患者さんとご家族のための食事スペースを整備しました。

入院患者さんとご家族が特別メニューを楽しめる“親子もこもこカフェテリア”

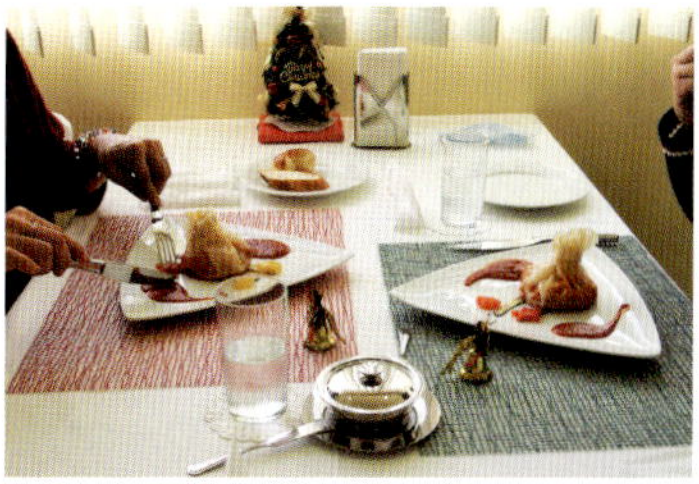

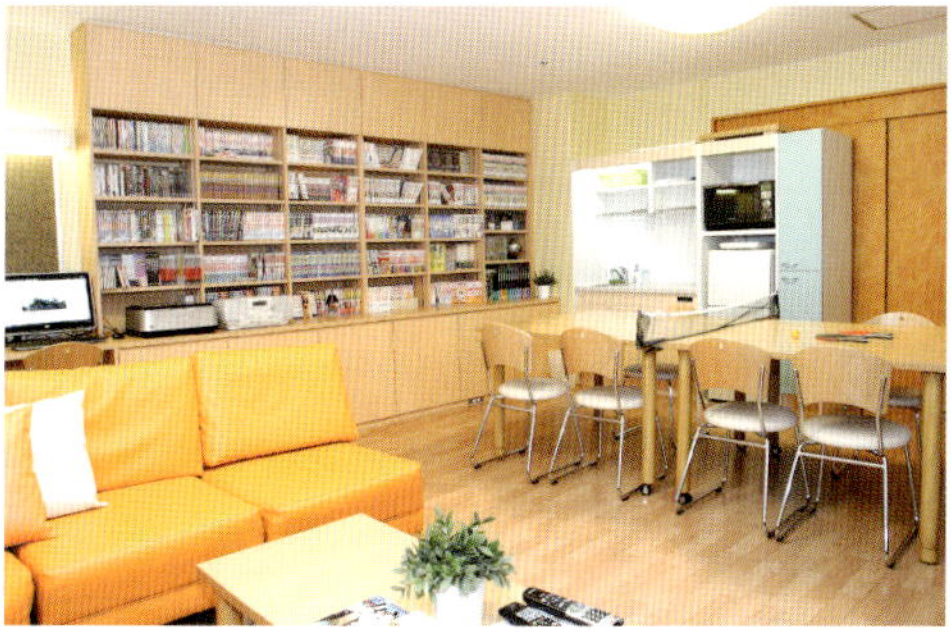

入院中の思春期・若年成人がくつろいだり卓球や料理もできる青少年ルーム

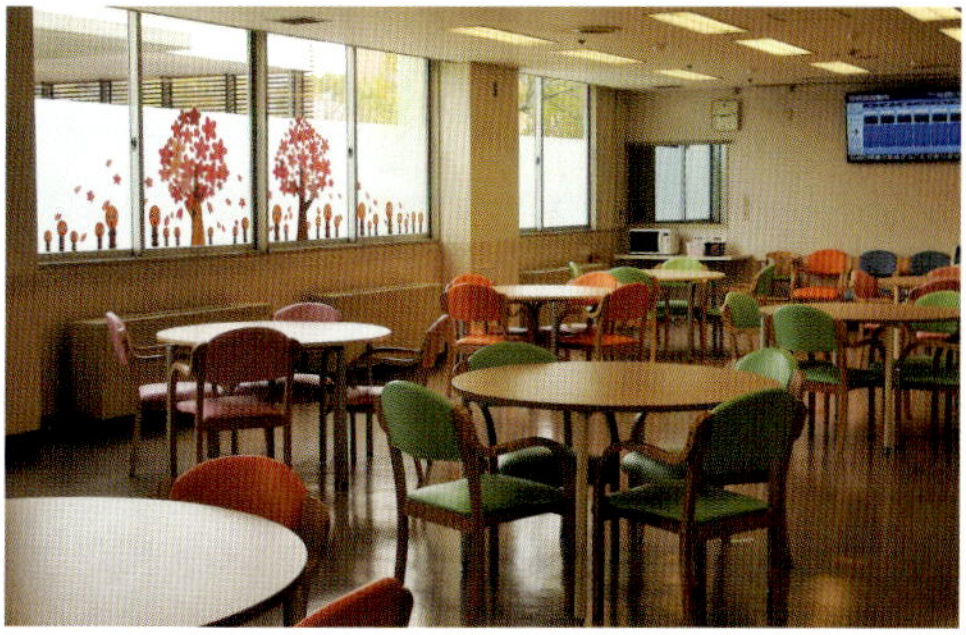

１階の患者さんとご家族専用の食事スペース「パクパクひろば」

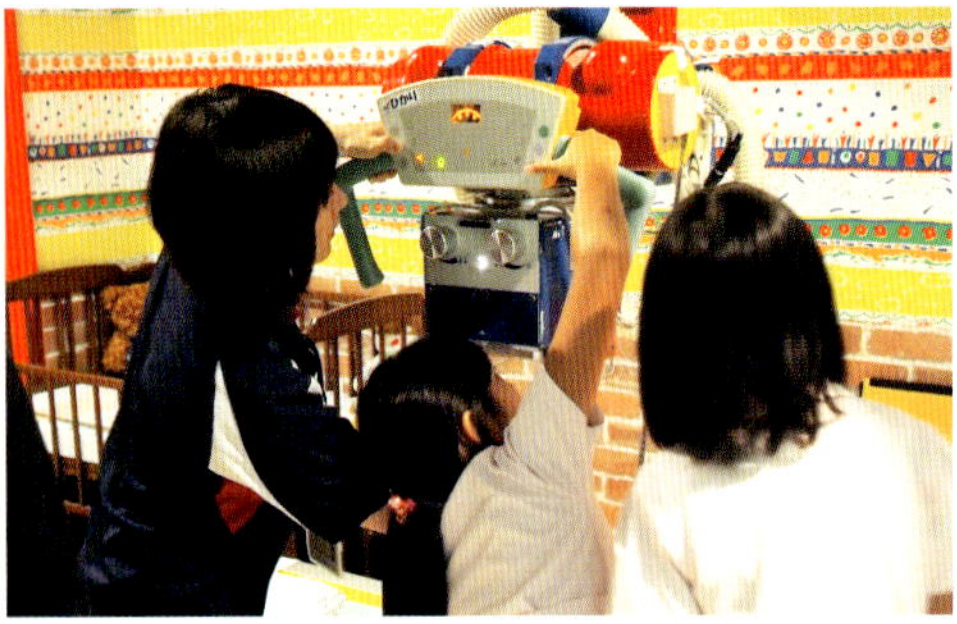

薬剤師、放射線技師、検査技師、理学・作業療法士、言語聴覚士など医療技術者のお仕事を体験しました

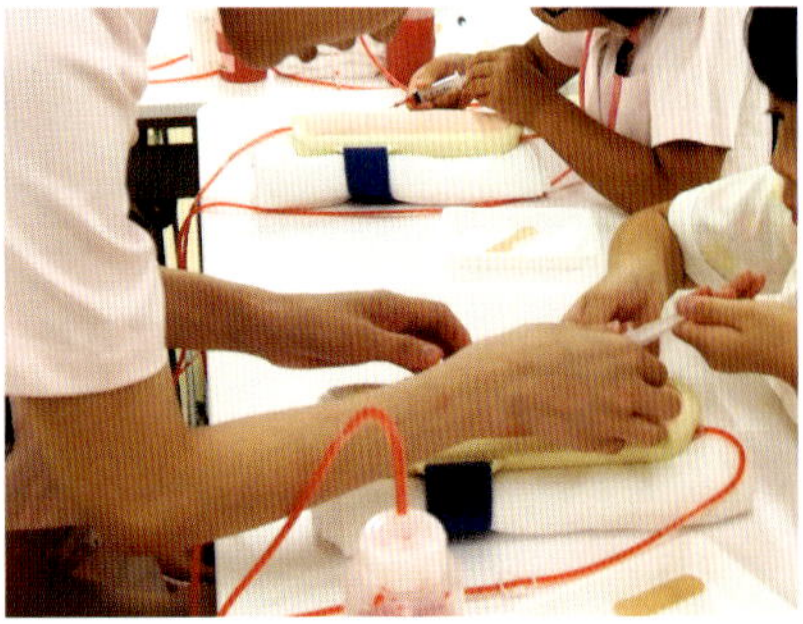

模擬装置を使用して採血をしたり、赤ちゃん人形をお風呂に入れたりして、看護師のお仕事を体験しました

きっずセミナー

2010年から毎年夏休みに開催している一般府民向け公開セミナーで、毎回300名を超える小学生、中学生、高校生が、医師、看護師、医療技術者、研究者のお仕事を体験します。

手術衣、帽子、マスク、手袋を着用して脳外科医さながら顕微鏡を使ったブタの脳の腫瘍切除術を体験中

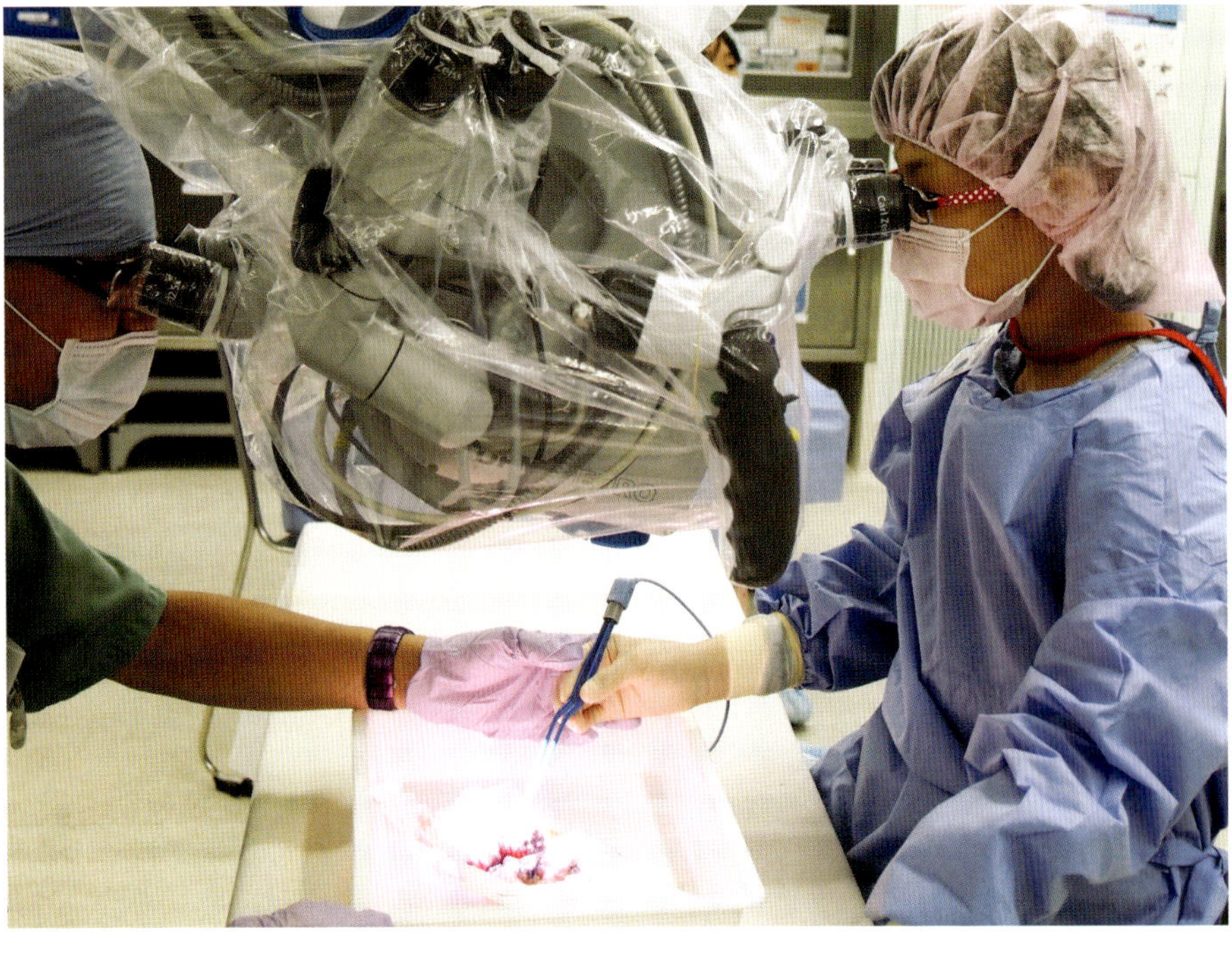

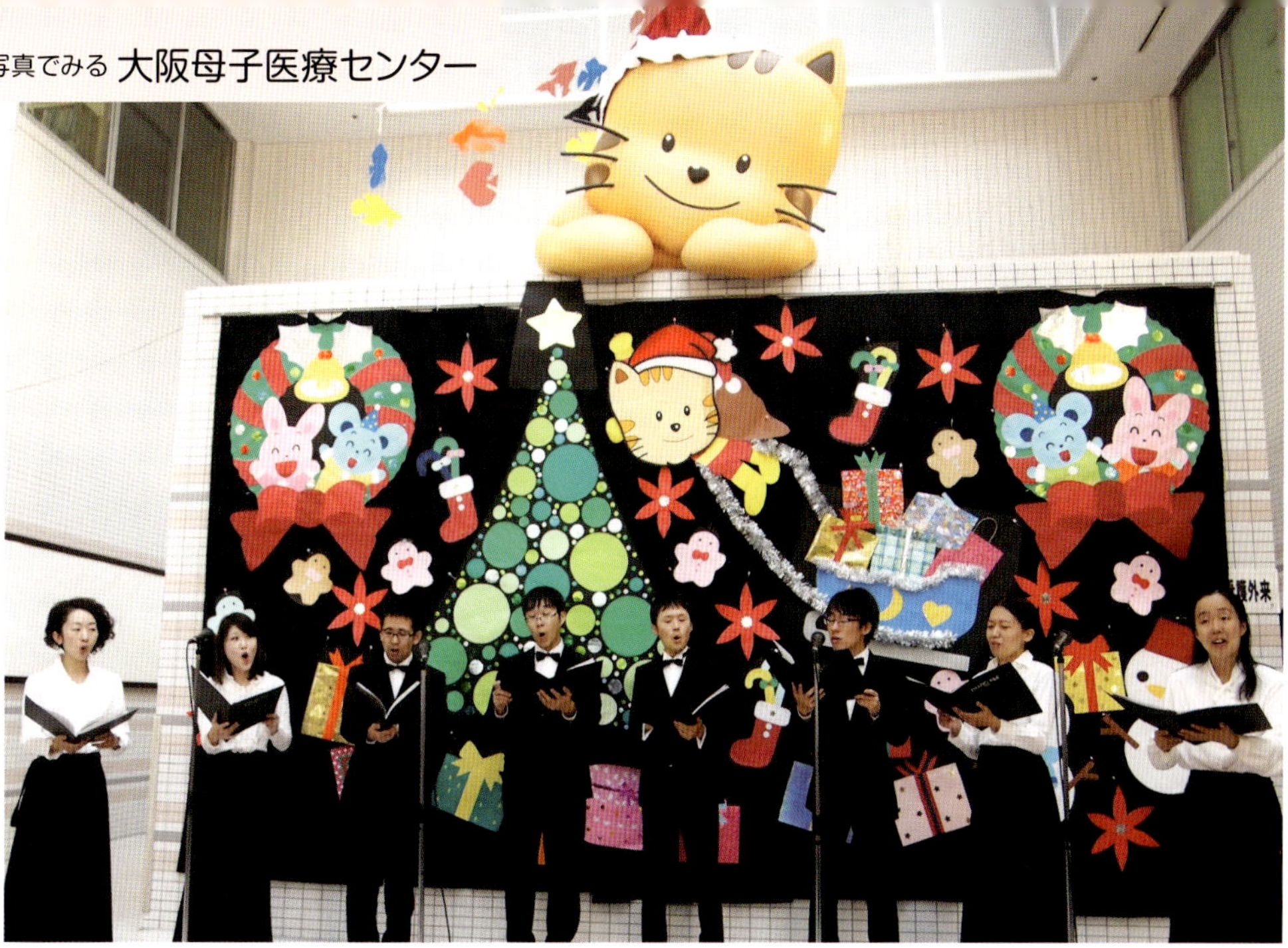

12月のクリスマス会では、歌、楽器演奏、劇などが賑やかに繰り広げられます

イベント等

定期的なクリニクラウンの病棟訪問、セラピードッグの病院・病棟訪問、クリスマス会など年間を通じてさまざまな催しを行い、入院中の子どもたちに参加してもらいます。

クリスマス会に阪神タイガースの藤川球児選手が来てくれました

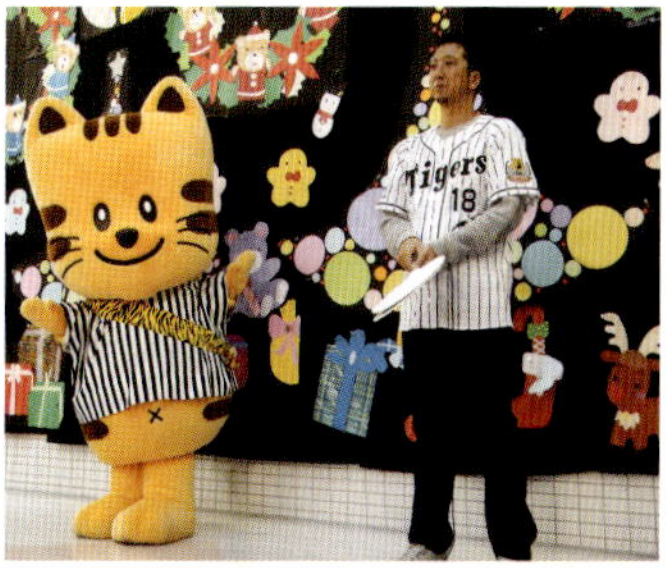

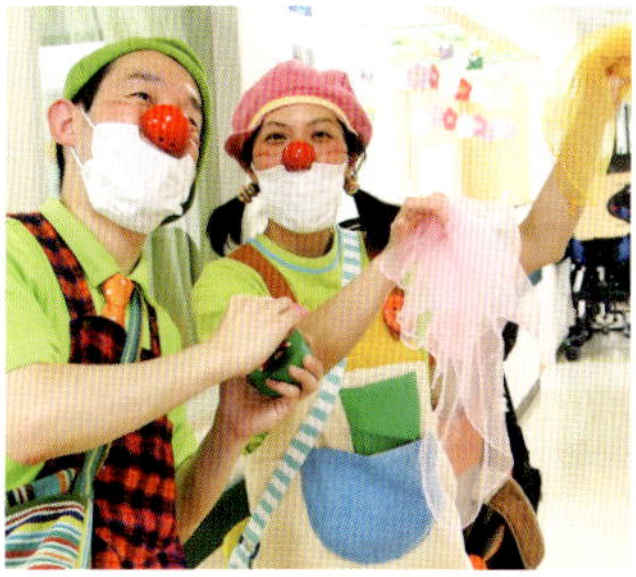

クリニクラウンが病室を訪問し、子どもたちに笑顔を届けてくれます

セラピードッグの訪問日には入院中の子どもたちがイヌに直接触れ合うことで癒されます

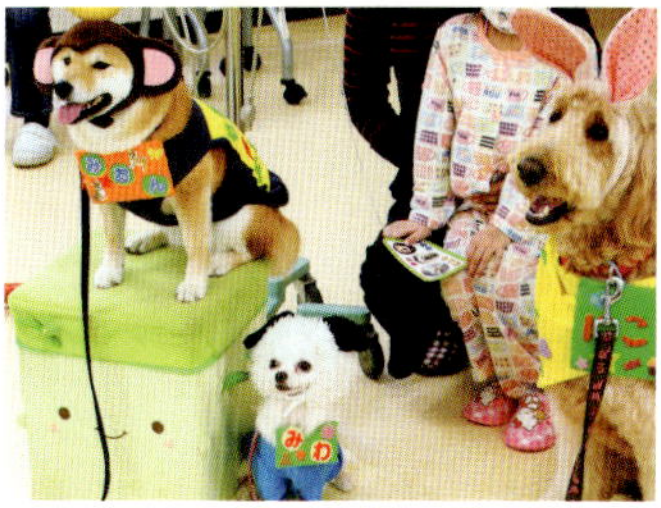

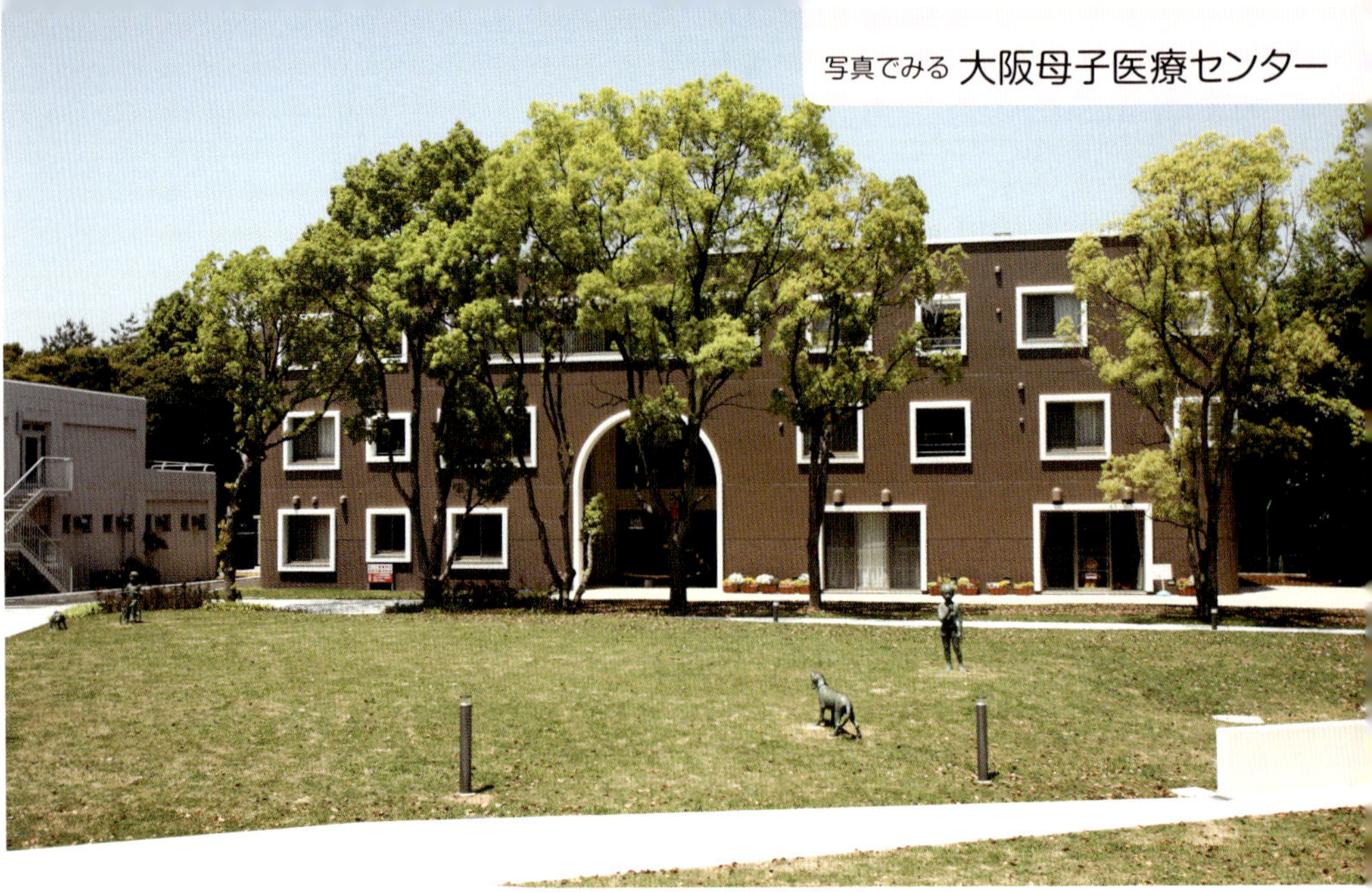

病院の敷地内にあり、病院とは「母と子のにわ」を挟んだ向かい側に立っています

ファミリーハウス

入院中の子どもさんに付き添いをされるご家族のための宿泊施設です。12室あり、共用ダイニングキッチン、ランドリー、PCルームが備わっています。

洋室が９室で、シングル４室、ツイン５室です

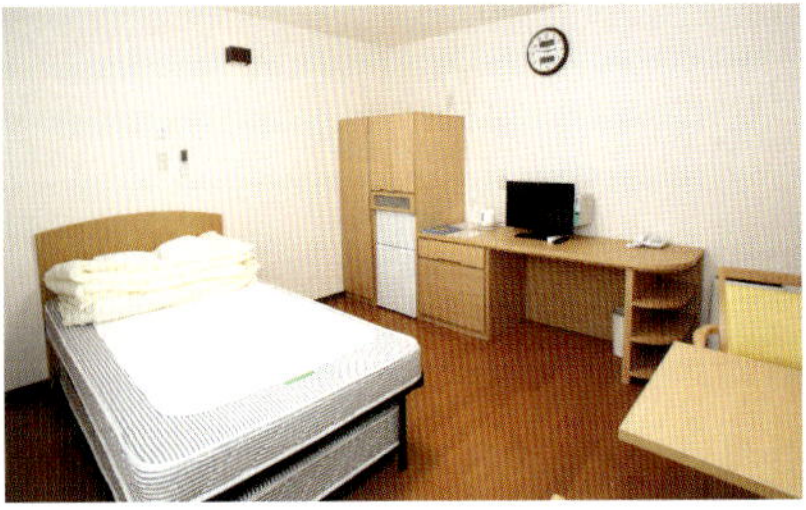

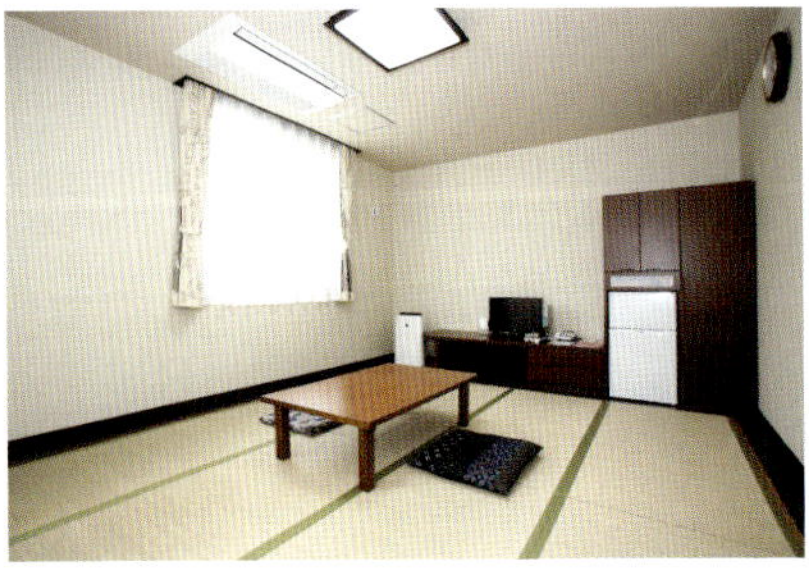

和室が３室あります

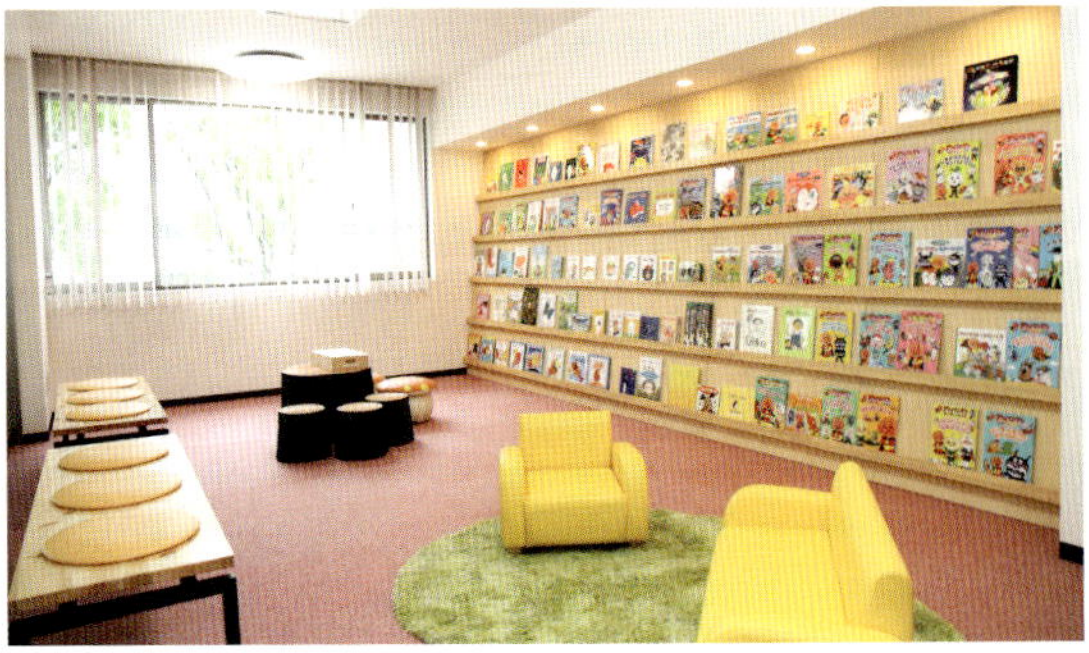

共用スペースの絵本コーナー

こどもと妊婦の病気・治療がわかる本

大阪母子医療センターの今

刊行にあたって

「親と子、そして家族が笑顔になれるよう」高度・専門的な医療を提供

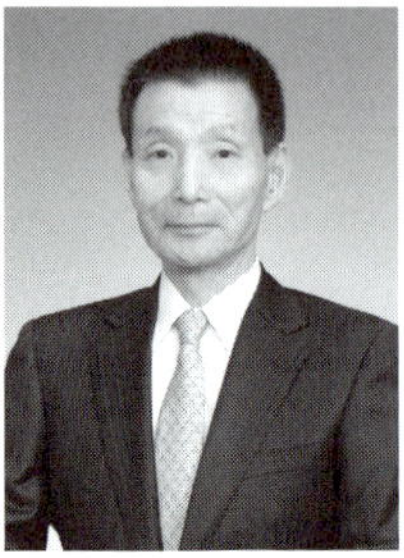

地方独立行政法人大阪府立病院機構
大阪母子医療センター　総長
倉智《くらち》 博久《ひろひさ》

このたび、大阪府立病院機構大阪母子医療センターから、私たちの最新の医療、センターの診療体制や先端的な研究成果などをご紹介するため本書を出版いたしました。本書は、病院長を中心として、各診療科の医師、看護師、多くの職種のコメディカル、研究者そして病院を支える部門の職員が一致団結し、当センターの総力を挙げて作成したものです。

妊娠・分娩に関するさまざまな問題、胎児の異常、新生児や子どもの病気について知っていただくとともに、妊娠・分娩、子育てなどで不安に思われていることにお応えする内容になるよう工夫しました。大阪府民の皆様はもちろん、広く多くの方々に読んでいただきたいと思います。

当センターは、1981年に産科と新生児科を中心とした周産期部門が開設され、そのちょうど10年後に小児部門と研究所が活動を開始しています。以来、周産期と小児に特化した施設としては、わが国を代表する病院の一つとして発展してきました。当センターは、さまざまなリスクを合併した妊産婦、出生時の体重が500gを下回

るような未熟児、そして重篤な、また希少な小児疾患の患者さんに高度・専門的な医療を提供することを使命としてきました。最近は、この使命を果たすとともに、「紹介状なしでもお産できます！」と謳っていますように、ローリスクなお産や小児の一般的な内科・外科的疾患にも力を入れています。

ホームページはもちろん、フェイスブックなどのＳＮＳやマスコミを通じて、また、イベントに参加するなど広報にも力を入れています。その一環として、本書には、私たち「母子医療センター」のことを知っていただきたいという願いを込めています。

パート１やパート４に当センターの特徴が表れています。周産期・小児の医療はとくに、診療科間のみならず多くの職種の協力そして、地域の医療機関や保健機関との連携が重要です。職種を越えて、一人ひとりの患者さんに向き合い、一致団結して協力し合えることが私たちの最大の強みであると考えています。本書を通して、このことも理解していただければ幸いです。

今後も、「親と子、そして家族が笑顔になれるよう」職員一同努めます。皆様のご支援とご協力をいただけますよう、よろしくお願いいたします。

当センターのさらなる詳細な情報は、ホームページをご覧ください。

２０１７年12月

本書について

専門医が病気や治療について やさしく解説

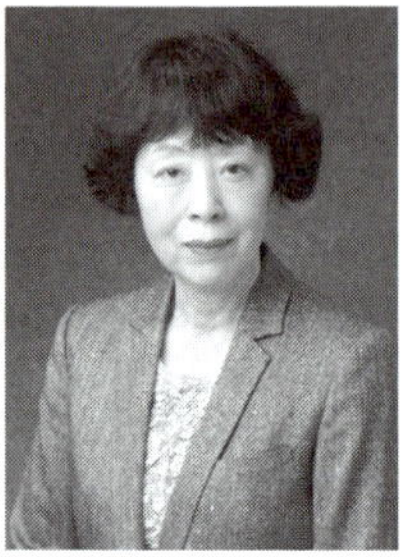

地方独立行政法人大阪府立病院機構
大阪母子医療センター　病院長
木内《きのうち》 恵子《けいこ》

大阪母子医療センターから、医療関係者と医療関係者以外の方々に読んでいただくための医療読本を出版いたしました。これまでに数多く出版されている医学書や、医師・看護師向けの教科書、ノウハウ本ではなく、一般の方が知りたいと思う「子どもと妊婦の病気と治療」についてわかりやすく解説しています。読みやすい文章にしていますが、病気の成り立ちから症状、診断方法から最新の治療法まで重要な事項は漏らさず書かれています。府民の皆様のみならず、全国の皆様にぜひ読んでいただきたいと思います。

当センターは、１９８１年に妊産婦と新生児を対象とした周産期医療センターとして出発し、１９９１年に小児全般に対象を広げた小児医療部門（こども病院）と、研究所の機能が加わりました。以来、妊産婦と小児に高度で専門的な医療を提供できるように、日々努力を重ねてきました。

本書のパート１では、当センターの最大の強みである複数の診療科間の連携、職員間の連携、地域医療機関との連携を生かした活動について述べています。パート２では、当センターの最先端・高度な医療をいくつか取り上げて紹介しています。パート3では、各診療科が得意とする代表的な診療を1つか2つ取り上げて解説しています。パート4では、患者さんとその家族の気持ちにできるだけ寄り添えるように、努力をしている事柄について例を挙げました。パート5では、医師、看護師以外のさまざまな職種の職員が、病院の診療とスムーズな運営を支え、患者さんとその家族のために働いている様子を紹介しています。

誌面に限りがありますので、すべての病気や診療について述べることはできませんでしたが、これまで疑問に思われていたことが少しでも理解・納得できたり、あまり知られていない医療現場の様子に興味を持っていただけたらうれしいです。

大阪母子医療センターを受診していただく患者さんやその家族の方、母子医療センターに患者さんを紹介したり、母子医療センターからの紹介患者さんを受けてくださる医療機関の先生方が、当センターに対して、これまでより身近に感じたり、具体的なイメージを持っていただけたら幸いです。これからも、ご支援、ご協力をどうぞよろしくお願いいたします。

2017年12月

こどもと妊婦の病気・治療がわかる本
大阪母子医療センターの今

もくじ

刊行にあたって
「親と子、そして家族が笑顔になれるよう」高度・専門的な医療を提供……2
総長　倉智博久

本書について
専門医が病気や治療についてやさしく解説……4
病院長　木内恵子

パート1　チームで取り組む・地域との連携

24時間365日、産科緊急に即座に対応できる医師体制……16
産科診療主任　川口晴菜、新生児科副部長　望月成隆、麻酔科主任部長　橘　一也

出生前診断から始まる新生児外科診療……22
小児外科主任部長　臼井規朗、産科主任部長　光田信明、新生児科主任部長　和田和子、集中治療科主任部長　竹内宗之

先天性心疾患に対する包括的医療への取り組み……30
心臓血管外科主任部長　盤井成光、小児循環器科副部長　髙橋邦彦、集中治療科主任部長　竹内宗之

小児がんについて――小児がん拠点病院としての役割（チーム医療）……38
血液・腫瘍科主任部長　井上雅美、小児外科主任部長　臼井規朗、
脳神経外科主任部長　竹本　理、患者支援センター小児がん相談員　川口めぐみ
性分化疾患／DSD（disorders of sex development）に対するチーム医療……46
泌尿器科部長　松本富美、消化器・内分泌科主任部長　惠谷ゆり
妊婦さんや子どもたちの栄養を支えるNST……52
栄養管理室室長 NST委員長　惠谷ゆり、栄養管理室副室長　西本裕紀子
CAP（育児支援）チームの意義――なぜ育児支援が虐待予防になるのか……56
子どものこころの診療科主任部長　小杉　恵、母子保健調査室保健師　仁木敦子、
患者支援センター小児看護専門看護師　川口めぐみ、患者支援センター医療ソーシャルワーカー　中川紋子
重篤小児患者受入ネットワークの拠点病院
――子どもたちの命を守るPICU……62
集中治療科主任部長　竹内宗之、総合小児科主任部長　位田　忍、ICU看護師長　竹森和美
OGCSとNMCS――妊婦と新生児の搬送システム……68
産科主任部長　光田信明、新生児科主任部長　和田和子
在宅医療（Home medical care）……72
患者支援センター―センター長　位田　忍、患者支援センター―副看護師長　峯　一二三

もくじ

パート2 最先端・高度な医療

胎児治療から新生児医療につながる よそではできない治療……80
産科副部長 金川武司、産科部長 石井桂介

流産や早産を経験したことのある妊婦さんへ……88
産科副部長 林 周作、産科主任部長 光田信明

低体温療法（低酸素性虚血性脳症に対する）……94
新生児科副部長 野崎昌俊、新生児科主任部長 和田和子

糖尿病の最新治療（CGM・カーボカウント・CSII／SAP）を取り入れた妊娠中の血糖管理……100
母性内科主任部長 和栗雅子

造血細胞移植――子どもにとって最適な移植を目指す……106
血液・腫瘍科主任部長 井上雅美

慢性活動性EBウイルス感染症……114
血液・腫瘍科副部長 澤田明久、血液・腫瘍科主任部長 井上雅美

傷が目立たない低侵襲手術……120
小児外科部長 曺 英樹、小児外科主任部長 臼井規朗

小児気道疾患の診断と治療——非挿管での気道検査と手術　耳鼻咽喉科主任部長　廣瀬正幸、麻酔科主任部長　橘　一也……126
最先端のゲノム医療と遺伝カウンセリング　遺伝診療科主任部長・研究所長　岡本伸彦、遺伝カウンセラー　松田圭子……132
稀少難病、低ホスファターゼ症の診断と新しい治療　研究所環境影響部門部長　道上敏美……138

パート3　母子医療センターの得意な診療

低身長、体重増加不良　消化器・内分泌科主任部長　惠谷ゆり……144
腎代替療法　腎・代謝科主任部長　山本勝輔……148
てんかんを知ろう　小児神経科副部長　最上友紀子、小児神経科主任部長　鈴木保宏……152
食物アレルギー　呼吸器・アレルギー科副部長　錦戸知喜……156
気管支喘息の正しい理解と治療の進め方　呼吸器・アレルギー科副部長　錦戸知喜……160
発達障害の診療　子どものこころの診療科副部長　平山　哲、育・療支援部門心理士　山本悦代……164
もやもや病　脳神経外科主任部長　竹本　理……170

こどもと妊婦の病気・治療がわかる本
大阪母子医療センターの今

もくじ

頭蓋縫合早期癒合症　脳神経外科主任部長　竹本 理……174
カテーテル治療とアブレーション治療　小児循環器科主任部長　萱谷 太、小児循環器科副部長　青木寿明……178
斜視と内反症　元眼科主任部長　初川嘉一、視能訓練士　石坂真美……184
さまざまな難聴と人工内耳　耳鼻咽喉科主任部長　廣瀬正幸、リハビリテーション部門言語聴覚士　大黒里味……188
発育性股関節形成不全　整形外科主任部長　樋口周久……192
あざの治療（レーザー治療・内服治療）　形成外科医員　西村恵里子、形成外科主任部長　吉岡直人……196
コラム　妊娠期の感染症対策――オウム病をご存知ですか　研究所免疫部門部長　柳原 格……201
口唇裂・口蓋裂のお話　口腔外科部長　山西 整、口腔外科副部長　上松節子、言語聴覚士　井上直子……202
痛くない麻酔　麻酔科主任部長　橘 一也……208
超音波検査　放射線科副部長　市田和香子、放射線科主任部長　西川正則……214
周産期病理・小児病理　病理診断科副部長　松岡圭子、病理診断科主任部長　竹内 真……218

運動麻痺や先天異常に対する機能回復……222
リハビリテーション科主任部長　田村太資、リハビリテーション部門理学療法士　瓦井義広、作業療法士　稲垣友里

ダウン症候群　遺伝診療科副部長　植田紀美子、遺伝診療科主任部長　岡本伸彦……226

プラダー・ウィリー症候群（ＰＷＳ）　副院長　位田　忍……229

パート4 寄り添う

安心してのぞめるお産……234
母性東棟助産師主任　藤川陽子、産科副部長　岡本陽子、母性東棟看護師長　椿野幸美

無痛分娩　麻酔科主任部長　橘　一也、産科主任部長　光田信明……238

発達外来が担う医療　発達外来推進室室長　平野慎也、育・療支援部門心理士　山本悦代……242

患者支援センター……246
患者支援センター－センター長　位田　忍、患者支援センター副センター長　田家由美子、看護部部長　福寿祥子

私たちは、子どもと家族の絆、そしてその笑顔を大切にしたい！……250
看護部小児看護専門看護師　川口めぐみ、看護部副看護部長　古川弘美

こどもと妊婦の病気・治療がわかる本
大阪母子医療センターの今

もくじ

病気を持つ子どもの栄養食事指導　栄養管理室副室長　西本裕紀子……254
妊婦さんと家族の禁煙支援　母性内科主任部長　和栗雅子……256
入院が必要な赤ちゃんへの看護　新生児棟新生児集中ケア認定看護師　大島ゆかり、小児看護専門看護師　吉田まち子……258
ホスピタル・プレイ士の活動　育・療支援部門ホスピタル・プレイ士　長野友希、子どものこころの診療科主任部長　小杉　恵……260
院内学級　血液・腫瘍科主任部長　井上雅美……262
AYA世代への取り組み――青少年ルームの設置　子どものこころの診療科副部長　平山　哲、子どものこころの診療科主任部長　小杉　恵……264
ボランティア会の活動　臨床研究支援室室長　植田紀美子……266
親と子のとしょかん……268
母子保健調査室室長　佐藤拓代、母子保健調査室サブリーダー　清水仁美

パート5　病院を支える部門

薬剤師の業務　薬局薬局長　藤田敬子……270

臨床検査技師の業務　臨床検査部門技師長　藤原 太……272
診療放射線技師の仕事　放射線部門技師長　横井章容……274
MEセンター（臨床工学部門）　MEセンター副センター長　澤竹正浩……276
中央滅菌材料センターはどんなところ？　中央滅菌材料センター副センター長　中林頼子……278
医療安全管理室　医療安全管理者兼副看護部長　村田瑞穂……280
病院内のすべての人を感染から守るために　感染管理室感染管理認定看護師　木下真柄……282
診療情報管理士の業務　診療情報管理室室長　枝光尚美……284
保健師の業務　母子保健調査室室長　佐藤拓代、母子保健調査室保健師　仁木敦子……286
臨床研究部　臨床研究支援室室長　植田紀美子、治験推進室室長　平野慎也……288
情報企画室の仕事　情報企画室室長　山田俊哉……290
総合企画室　副院長・総合企画室室長　川田博昭……292
センター運営の要となる事務局　事務局経営企画グループ　三枝由賀里、事務局経営企画グループ統括マネージャー　大庭 毅……294

こどもと妊婦の病気・治療がわかる本
大阪母子医療センターの今

もくじ

医療者のエッセー

診させてくれてありがとう　小児外科副部長(現 大阪市立総合医療センター 小児外科部長)　米田光宏……296
「ベビーモコニャン」のこころざし　育・療支援部門心理士　山本悦代……297
私の趣味、それは……　小児神経科副部長　柳原恵子……298
引き継いでいかなければならないこと　リハビリテーション部門理学療法士　瓦井義広……299
あれから26年……　消化器・内分泌科主任部長　恵谷ゆり……300

コラム「がんばり屋さん」患者さん・家族からのメッセージ

IRDSを乗り越え、本当の強さを持ったピアニストを目指す　K・Hさん……301
急性骨髄性白血病を克服し、母子医療センターの看護師へ　M・Oさん……302
小さな赤ちゃんで生まれた僕の夢──劇団四季に入ること　S・Yさん……303
〝never give up〟度重なる手術を乗り越えて　K・Mさん……304
病院案内●アクセス……305
病院案内●認定施設一覧……306
編集後記／委員名簿……308
索引(巻末)

パート
1

チームで取り組む・地域との連携

パート
1

24時間365日、産科緊急に即座に対応できる医師体制

産科 診療主任 川口《かわぐち》 晴菜《はるな》 新生児科 副部長 望月《もちづき》 成隆《なるたか》
麻酔科 主任部長 橘《たちばな》 一也《かずや》

産科医療部門

産科医療部門は、妊娠、分娩、産褥《さんじょく》（注1）の管理を行っています。特に当センターは、総合周産期母子医療センターであり、切迫流早産、妊娠高血圧症候群などのリスクの高い方、合併症のある方、胎児の病気や発育が悪い場合などに対応しています。また、年間200件以上の母体搬送を24時間受け入れています。産科医療におけるリスクは、妊娠前から把握できるもの、妊娠中に新たに生じるもの、分娩中や産後になって急に問題となるものがあります。妊娠・分娩に問題ないと考えられていた方が急変し、緊急手術が必要となることもしばしば経験します。産科医療部門では、急変に対し時間を問わず最適な医療を提供することをモットーとし、3人当直体制に加えオンコール（注2）体制を敷いて対応しています。

1．人員体制

産科医療部門では、現在14人の医師で診療にあたっています。当センターには、北海道から沖縄県まで、専門的な医療を学ぶためにたくさんの医師が研修に来ています。入院患者さんの担当は2人体制とし、上級医とともに診療にあたっています。日当直は、院外からの応援医師含め3人体制で対応しています。また、オンコール体制をしき、夜間も良質な医療が提供できるよう努めています。

2．母体搬送への対応

OGCS（産婦人科診療相互援助）システムを使用して、24時間、大阪府下や近

（注1）分娩が済んで、体が妊娠前の状態に戻っていくための時期
（注2）自宅待機で急患時の呼び出しに対応をすること

隣の都道府県から母体搬送依頼があります。すべての搬送依頼は、当センターにコールがあり、地理的な状況や搬送内容によって、当センターで受け入れたり、他院への搬送をコーディネートしたりしています。

3．胎児治療を要する場合、および胎児に何らかの疾患が疑われる場合の対応

当センターでは、双胎間輸血症候群《そうたいかんゆけつしょうこうぐん》に対する胎児鏡下胎盤血管レーザー凝固術や下部尿路閉鎖や胎児胸水に対するシャント術、胎児貧血に対する胎児輸血など、さまざまな胎児治療を行っており、常時全国からの紹介に対応しています。出生後迅速に治療を行うため、できるだけ正確な診断を心掛け、関連する小児科部門と症例検討会を行っています。当センターでは、胎児疾患のある赤ちゃんの分娩は、出産後の対応を細かく決めた上で行い、昼夜を問わず、必要な検査や治療を開始しています。出生後すぐに全力で救命にあたる必要のある疾患では、個別のカンファレンスを開催し、対応を詳細に決定した上で分娩に備えます。

4．分娩への対応

分娩前後の急変は常に起こります。特にリスクの高い妊娠の管理を行っている当センターでは、常に緊急事態の発生があり、夜間も産科、新生児科、麻酔科の当直体制によって、日中と同じく迅速な対応が可能です。

当センターでは、常位胎盤早期剥離《はくり》や臍帯《さいたい》脱出などにより急速な分娩が必要な場合のルールがあります。産科医が「超緊（超緊急帝王切開）」と宣言すると、その後は決められた手順で準備が進み帝王切開を開始できます。「超緊」宣言からの娩出は10分程度です。

5．産褥期の対応

産褥期は、分娩が終わって一安心の時期ですが、実は厳重に管理すべき時期でもあります。産褥期に起こる重大な問題として、産褥出血、子宮内感染、妊娠高血圧症候群、周産期心筋症、合併する疾患の悪化、産褥鬱《うつ》などが挙げられます。このような、産後に起こり得る重大疾患を見逃さないよう管理を行う一方、助産師、看護師を中心に、お母さんと赤ちゃんの育児支援も行っています。

新生児医療部門

新生児医療部門では、院内外のハイリスク分娩立ち会いと新生児蘇生《そせい》、重症新生児の新生児集中治療室（ＮＩＣＵ）への受け入れ、ＮＩＣＵでの新生児集中治療を24時間体制で行っています。また、退院後のフォローも行っており、出生時から（場合によっては出生前から）一貫して家族と一緒に、赤ちゃんの成長を見守り続けています。

1．出生前——綿密なカンファレンスと家族への説明

週1回、産科医師と新生児科医師で合同のカンファレンスを行っています。ここでは早産、多胎、胎児合併症のあるケースなど、分娩時のリスクが高い妊婦さんとその赤ちゃんについて情報共有を綿密に行い、出生時の準備を始めます。さらに月に1回は産科、小児外科、小児循環器科、脳外科、整形外科、泌尿器科、口腔《こうくう》外科など院内のさまざまな科とも合同で同様のカンファレンスを行っています。

出生後に蘇生処置やNICU入院が予測される場合は、出生前から家族とお会いして予測される処置や経過について説明と相談を行っています。緊急母体搬送で他院から転院されてきた妊婦さんと家族に対しても、できる限り速やかに説明をしています。

2．出生時の立ち会い

院内のすべての帝王切開分娩、鉗子《かんし》分娩、吸引分娩、多胎分娩には新生児科医師が立ち会い、必要に応じて処置をします。また、蘇生処置を要する場合には、複数の新生児科医師と助産師、看護師がチームで処置にあたり、その後のNICUへの受け入れを行っています。

3．院外で出生された赤ちゃんへの対応――新生児搬送

当センターは新生児医療の連絡網であるNMCS（パート1「OGCSとNMCS」68ページ参照）の南大阪地区のセンターであり、他院出生の赤ちゃんに対しても、新生児救急に対応しています。必要に応じてドクターカーで駆けつけ、処置を行った後に適切な施設への搬送を行っています。年間の新生児搬送数は240件前後あり、大阪府の病院のなかで一番多いです。

4．赤ちゃんを受け入れる新生児病棟（NICUとGCU）

赤ちゃんを受け入れる新生児病棟は、NICU 18床とGCUという後方病床24床の計42床で運用しています。NICUには集中治療を要する赤ちゃんが入院しており、呼吸、循環、栄養のサポートが行われています。当センターNICUへの年間入院患者数は400人前後、そのうち人工呼吸器を必要とする赤ちゃんは

１２０人前後、出生体重１０００g未満の赤ちゃんは40人前後です。

ＮＩＣＵに入院した赤ちゃんは、急性期治療を終えた後もしばらくはサポートを必要とすることが多いです。こういった赤ちゃんたちがＮＩＣＵの次に入院するのがＧＣＵです。ＧＣＵでは赤ちゃんの成長を見守り、家族と一緒に退院への準備を進めていきます。

５．新生児科医師の医療体制（主治医制＋グループ制＋シフト制）

前記のような新生児医療体制は15人の新生児科医師によって行われています。夜間・休日であっても２人以上の新生児科医師が常駐し、緊急分娩対応やＮＩＣＵにおける先進治療を24時間体制で行っています。入院している赤ちゃんには必ず主治医がつき、診療方針の決定、家族への説明を行っています。

麻酔科部門

麻酔科・手術部門では24時間いつでも、産科緊急手術や無痛分娩に対応できるよう12人体制（産科麻酔を担当するのは８人）で運営しています。昼間は上級医のもとで担当麻酔科医が麻酔を担当します。夜間・休日も必ず麻酔科医が常駐していますので、すべての手術麻酔および無痛分娩の麻酔を麻酔科医が行っています。

３６５日オンコール体制も整えています。緊急帝王切開術は待てないことも多く、ほかの予定手術を待機にしてでも最優先に手術を開始する体制もとっています。

１．産科緊急手術への対応

周産期部門および手術部門では、産科緊急手術がいつでも受け入れられるように、手術室と分娩部にそれぞれ1部屋ずつ産科手術専用の手術室を確保しています。緊急帝王切開術の可能性が高いお産の場合には、あらかじめ分娩部から手術部に連絡が入り、速やかに手術に移行できる万全の体制でお産を進めています。また、他院からの搬送において、搬送後に緊急帝王切開術となる可能性が高い場合は、直ちに手術ができる準備を整えた状態で妊婦さんの到着を待ちます。このように当センターでは、周産期部門と手術部門が常に連絡を取り合い、情報を共有しています。産科、分娩部、新生児科、麻酔科、手術部の各部署が、専門的知識や手技を24時間365日いつでも同じように妊婦さんや赤ちゃんに提供できるような体制を整えています。

2. 出生後すぐ手術を要する赤ちゃんへの対応

赤ちゃんの心臓に病気を認めれば小児循環器科・心臓血管外科医が、消化管に異常を認め出生後すぐに手術が必要であれば、小児外科医が直ちに手術の準備を整えます。各部署のエキスパートがチーム医療のメンバーとして日々従事しており、周産期を通して妊婦さんと家族が安心して医療を受けられるよう努めています。

3. 無痛分娩への対応

硬膜外無痛分娩も妊婦さんにとって最適なタイミングで開始できる体制をとっており、産科医から麻酔科医に無痛分娩の依頼があり次第直ちに硬膜外麻酔の処置をしています。産科、麻酔科、分娩部がチームとなって安全で快適な無痛分娩の施行に取り組んでいます。

パート
1

出生前診断から始まる新生児外科診療

小児外科 主任部長 臼井《うすい》 規朗《のりあき》　産科 主任部長 光田《みつだ》 信明《のぶあき》
新生児科 主任部長 和田《わだ》 和子《かずこ》　集中治療科 主任部長 竹内《たけうち》 宗之《むねゆき》

出生前診断とは？

皆さんは、「出生前診断」という言葉を聞かれたことがあると思います。赤ちゃんが生まれる前、胎児としてお母さんの子宮の中にいる間に、赤ちゃんが生まれつき持っている病気について診断することを出生前診断といいます。出生前診断という言葉は、受精卵や妊娠10週未満の胎芽《たいが》に対しても使われますが、妊娠10週を過ぎると赤ちゃんは胎児と呼ばれるようになるので、出生前診断のことを胎児診断と呼ぶこともあります。

出生前診断の方法には、大きく分けて、お母さんの血液や羊水、胎児の血液などの検体材料から診断する方法と、超音波診断装置やＭＲＩを使った胎児の画像から診断する方法とがあります。検体材料から診断できる病気には、染色体の異常や遺伝子の異常が原因になる病気があります。これに対して、胎児の画像から診断できる病気は、赤ちゃんの臓器や体のさまざまな部分が形態異常（形やつくりの異常）を示す病気です。

赤ちゃんが生まれてから手術で治療しなければならない病気、すなわち外科的疾患は、この先天的な形態異常にもとづいた病気がほとんどです。そのため外科的疾患は、主に胎児超音波検査や胎児ＭＲＩなどの画像によって出生前診断されています（図１、２）。

表　出生前診断される代表的な外科的疾患

頭頸部にみられる疾患	脳・脊髄・頭蓋	水頭症、脊髄髄膜瘤、頭蓋骨早期癒合症
	顔面	口唇裂、口蓋裂、顔面裂、小顎症
	腫瘍・嚢胞	咽頭奇形腫（上顎体）、頸部リンパ管腫、梨状窩嚢胞、胸腺嚢胞
胸部にみられる疾患	心臓	先天性心疾患（左心低形成症候群、単心室、完全大血管転位、総肺静脈還流異常、心室中隔欠損症など）
	肺・胸腔	先天性横隔膜ヘルニア、先天性嚢胞性肺疾患（CPAM、肺分画症、気管支閉鎖症など）、原発性胎児胸水、肺無形成、縦隔リンパ管腫
	気道・縦隔	先天性上気道閉塞症候群、食道閉鎖症
腹部にみられる疾患	消化管	幽門閉鎖症、十二指腸閉鎖症、小腸閉鎖症、胎便性腹膜炎、総排泄腔遺残症
	腫瘍	神経芽腫、腎芽腫、奇形腫、肝過誤腫
	嚢胞性疾患	卵巣嚢腫、腹部リンパ管腫、大網嚢腫、重複腸管、肝嚢胞、胆道拡張症、胆道閉鎖症、原発性胎児腹水（乳び腹水）
	泌尿器系疾患	多嚢胞性異形成腎、多発性嚢胞腎、腎無形成、水腎症、水尿管症、尿管瘤、下部尿路閉塞症
体幹や体表にみられる疾患	体幹	臍帯ヘルニア、腹壁破裂、総排泄腔外反
	腫瘍・嚢胞	仙尾部奇形腫、体表リンパ管腫、血管腫
四肢にみられる疾患	上肢・下肢	四肢短縮症、多発性関節拘縮症など
	手指・足趾	多指症、多趾症、合指症、合趾症

注：下線は本文中に紹介した病気

胎児超音波検査とは？

胎児超音波検査では、胎児の健康状態を診断できるほか、胎児の決められた部位の長さや大きさを計測することで、胎児の発育の状態を評価できます。また、子宮内を満たす羊水量の異常、すなわち羊水過多や羊水過少は、胎児のさまざまな病気によって引き起こされるため、出生前診断のきっかけになることがあります。

赤ちゃんが病気にかかっている可能性があるかもしれない状態を示す胎児の特徴的な超音波所見の1つに、妊娠11～13週頃に首の後ろから背中にかけて見えることのあるむくみによる透明帯（NTと呼ばれます）があり、これが厚い場合は、赤ちゃんに病気が隠れていることがあります。

しかし、これは確定診断ではないので、必ずしも赤ちゃんに異常があるとは限りません。胎児超音波検査は、妊娠週数の決定や、胎児の健

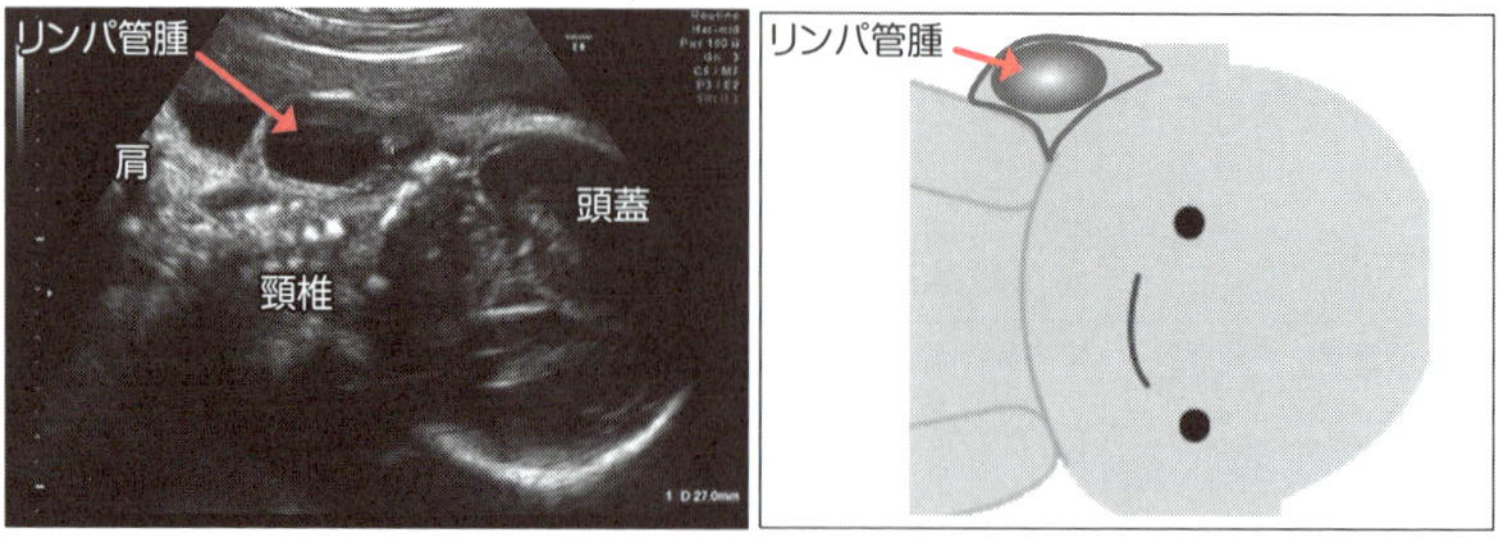

図1　頸部リンパ管腫の胎児超音波画像：リンパ管腫によってできた嚢胞（水のふくろ）が首にみられる

康状態、発育状態の評価のほか、さまざまな病気を発見するためのスクリーニング検査としても、地域の病院の産婦人科や産科クリニックなどで広く行われています。

出生前診断は、どのような役に立つの？

では、生まれる前に赤ちゃんに外科的疾患があることが分かると、どのような役に立つのでしょうか。外科的疾患を持つ赤ちゃんを妊娠したお母さんに対しては、定期的な胎児のモニターや羊水量の観察など、特殊な周産期管理が必要になります。また、このような赤ちゃんは、生まれてすぐに治療を始めなければならない場合もあります。そのため出生後の赤ちゃんの状態を予想し、妊婦さんの段階から十分な治療が受けられるだけの経験や技術、体制の整った専門施設に紹介してもらうことが大切なのです。また、専門施設で診療してもらうことは、単に出生前後の母体の管理や、生まれてすぐに治療を始めるためだけでなく、なかには胎児の段階で胎児治療を行った方がよい病気もあります。

出生前診断される外科的疾患には、どんな病気があるの？

出生前診断される外科的疾患は、体や臓器の形態異常が画像として捉えやすい病気、つまり、正常の臓器があるはずの場所になかったり、臓器の一部が拡張や変形していたり、本来ないものが見えたりする病気です。逆に、見た目は異常が

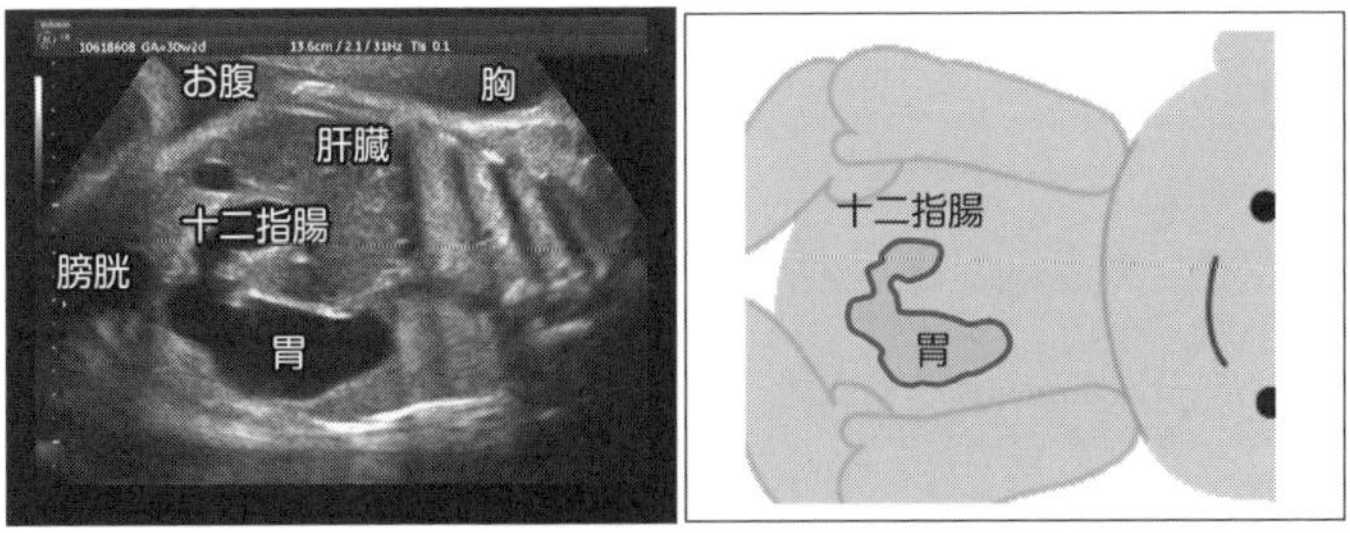

図2　胎児超音波検査：十二指腸閉鎖症の胎児超音波画像。羊水で胃や十二指腸が拡張している

なく、臓器の機能(働き)に異常がある病気では、出生前に診断することはできません。出生前診断されることがある外科的疾患を表に示しました(表)。

首から背中にかけて、拡張した囊胞《のうほう》(水のふくろ)が数多くできる病気に、頸部《けいぶ》リンパ管腫《かんしゅ》があります。わりと大きな囊胞が多くみられる場合や、小さな囊胞が海綿のように集まっている場合があります(図1)。首から縦隔(胸の中)の深いところに広がっている場合は、生まれてから呼吸困難を起こす危険性があります。

原発性胎児胸水では、乳《にゅう》びと呼ばれるリンパ液が胸の中に溜まります。両側の胸の中に大量の胸水が溜まる場合は、肺が十分広がらないために、肺の形成が不良になることがあります。そのため、胎児の胸の中と体の外を連絡させるシャントチューブを、胸の壁に留置するといった胎児治療が行われることもあります。

十二指腸閉鎖症や小腸閉鎖症では、胎児が飲み込んだ羊水を腸で吸収できないため、羊水過多が起こることがあります。閉鎖して行き止まりになった腸管の中に水分が溜まって拡張している像が胎児超音波画像で捉えられます。生まれた赤ちゃんは、手術で腸をつないでミルクが流れるようにすることが必要です(図2)。

生まれつき腹壁の形成に異常が起こり、おへその周りのお腹《なか》の壁から腹部臓器が体の外に脱出してしまう病気に、臍帯《さいたい》ヘルニアと腹壁破裂があります。腹部臓器をお腹の中に戻し、お腹の壁を閉じる手術が必要になります。

お尻から骨盤の中に発生する仙尾部奇形腫《せんびぶきけいしゅ》は、生まれてすぐの赤ちゃんに最も多くみられる腫瘍《しゅよう》の1つです。巨大なものや、腫瘍があまり水分を含まず、腫瘍実質が多い場合は、心不全や大量出血を起こしやすいことが知られています。

図3　出生前診断後の新生児外科診療の流れ

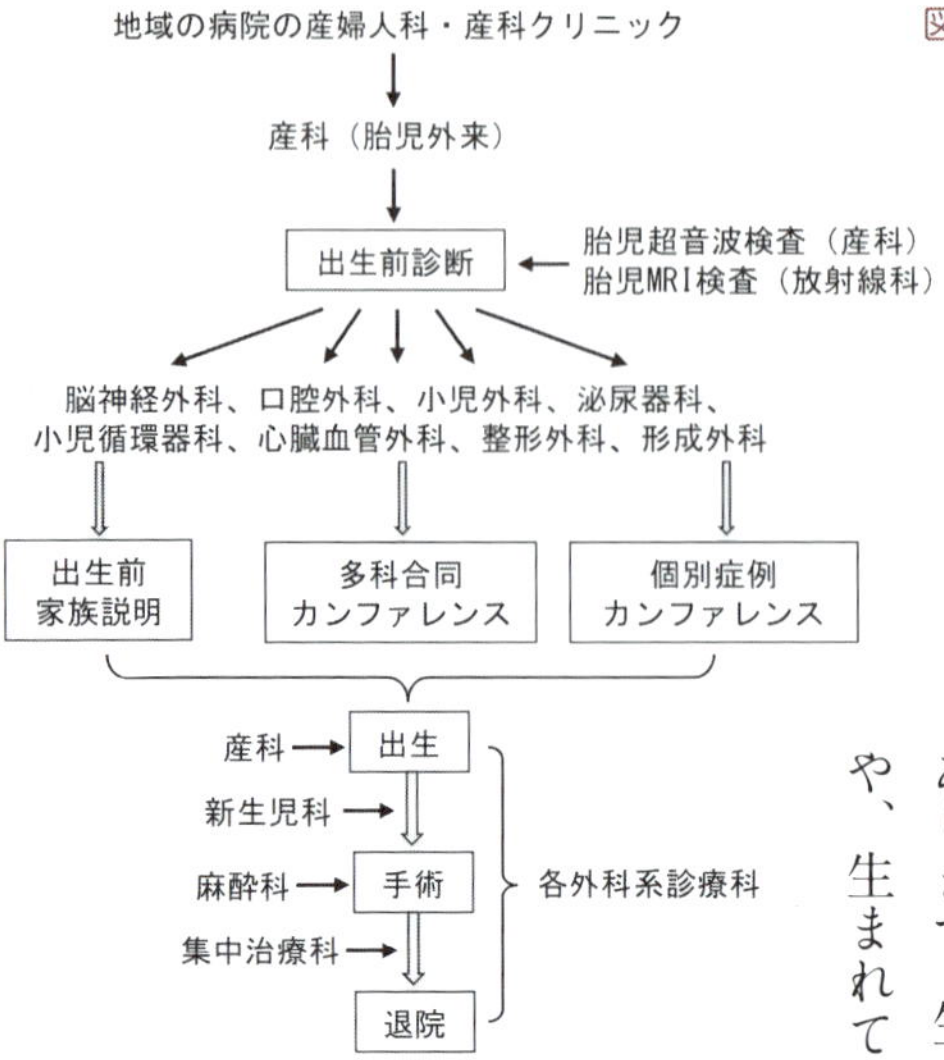

出生前診断された外科的疾患の診療の流れ

地域の病院の産婦人科や、産科クリニックで胎児の形態異常が疑われた場合、妊婦さんはまず、当センターの産科に紹介されます。胎児超音波検査や胎児MRI検査を行って外科的疾患が出生前診断されると、生まれてから治療を担当する診療科に、すぐに連絡します。

赤ちゃんの治療を担当する外科系の診療科は、「図3」に示したようにたくさんあります。生まれる前に、家族に対して担当科の医師から直接病気の詳しい説明や、生まれてからの治療の見通しなどを丁寧に説明することで、家族が安心して治療を受けられる環境をつくっています。妊婦さんを担当する産科や、出生後の赤ちゃんを担当する新生児科とともに、外科的治療を担当する主な診療科は、合同でカンファレンスを行います。このカンファレンスでは、出産前後の管理や治療の方針を話し合うとともに、すでに生まれた症例についても振り返り、治療の評価を各診療科にフィードバックしています。

産科医師のもとで出生した赤ちゃんは、新生児科医師によって蘇生や出生直後の治療が開始されます。その後の手術を中心とした外科治療は、各外科系診療科が主になって行います。手術は麻酔科医師が担当する全身麻酔のもとで行わ

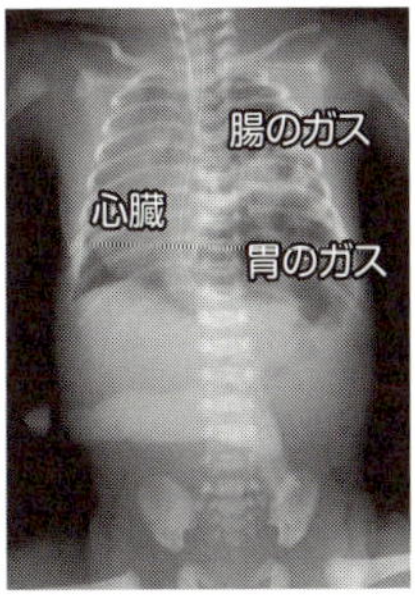

図4　先天性横隔膜ヘルニアの胸部X線写真：心臓は右に寄り、左の胸の中に胃や腸のガスがみられる

れ、集中治療科の医師が手術後の急性期管理を担います（図3）。

チーム医療がとても大切な病気――先天性横隔膜ヘルニア

先天性横隔膜ヘルニアは、多くの診療科がそれぞれの役割を分担し、協同しながらチーム医療で診療することが必要な病気の代表です。この病気は、どのような流れで新生児外科診療が行われているのでしょうか。

まず、地域の病院の産婦人科から、当センターで治療を希望される妊婦さんが産科に紹介されます。産科では画像検査を行い、この病気であることの確定診断を行います。次に、さまざまな指標を使って、病気の重症度を評価します。産科、小児外科、小児循環器科、放射線科が集まって症例カンファレンスを行い、重症度に応じた症例ごとの治療方針を立てます。カンファレンスには、生まれてすぐに蘇生を担当する新生児科、手術前後の呼吸循環管理を担当する集中治療科、手術中の麻酔を担当する麻酔科のほか、病棟や手術室の看護師も一緒に参加します。

先天性横隔膜ヘルニアの重症例では誘発分娩や帝王切開などの計画分娩で出産します。軽症例では自然経腟《けいちつ》分娩で出産します。赤ちゃんが生まれると、新生児科が蘇生を行い、レントゲン検査で病気の確定診断をします（図4）。1～2日間は集中治療科で厳重な呼吸循環管理を行い、安定していることが確認できると、小児外科が横隔膜ヘルニア修復術を行います。赤ちゃんが自分の力だけで呼吸ができるようになるまで、再び集中治療科で管理を行います。やがて赤ちゃんが自

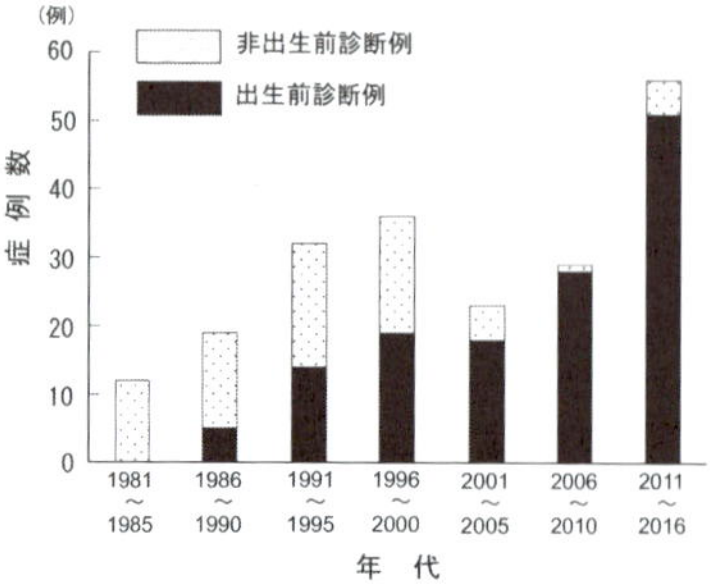

図５　当センターで治療を行った先天性横隔膜ヘルニア症例数の推移

分の力で母乳やミルクを飲んで、体重が増えるようになると、いよいよ退院です。しかし、退院後も小児外科だけでなく、新生児科が発育や発達をフォローアップし、必要に応じて、消化器・内分泌科や子どものこころの診療科などと一緒になって、赤ちゃんの成長を見守っていくのです。

このようなチーム医療により、当センターでは、最近の5年間では年平均10例以上の先天性横隔膜ヘルニアの治療を行うようになりましたが、そのうちの9割以上が、出生前に診断された赤ちゃんなのです（図４）。

チームを組んで赤ちゃんを救命（子宮外胎盤循環下胎児治療）

出生前診断される外科的疾患の中には、咽頭《いんとう》奇形腫や頸部リンパ管腫、先天性上気道閉塞症候群《じょうきどうへいそくしょうこうぐん》のように、口の奥やのどなどの上気道が生まれつき詰まっていて、普通に生まれると息ができない病気があります。このような赤ちゃんは、いくつもの診療科が協力して、チーム医療を発揮しないと助けることができません。

胎児は、子宮の中ではへその緒で胎盤とつながっていて、胎盤を通してお母さんから酸素をもらっているので、肺や気道を使って呼吸する必要がありません。そこで、上気道が生まれつき閉塞した赤ちゃんを助けるためには、へその緒を通した胎盤と赤ちゃんとの血液循環を残したままで、赤ちゃんに対して処置や手術を行って気道を確保し、呼吸ができるのを確認してからへその緒を切って赤ちゃんに生まれてもらうのです。このような治療を子宮外胎盤循環下胎児治療（ＥＸ

図６　子宮外胎盤循環下胎児治療（EXIT）を行う場合の機器と人員の配置

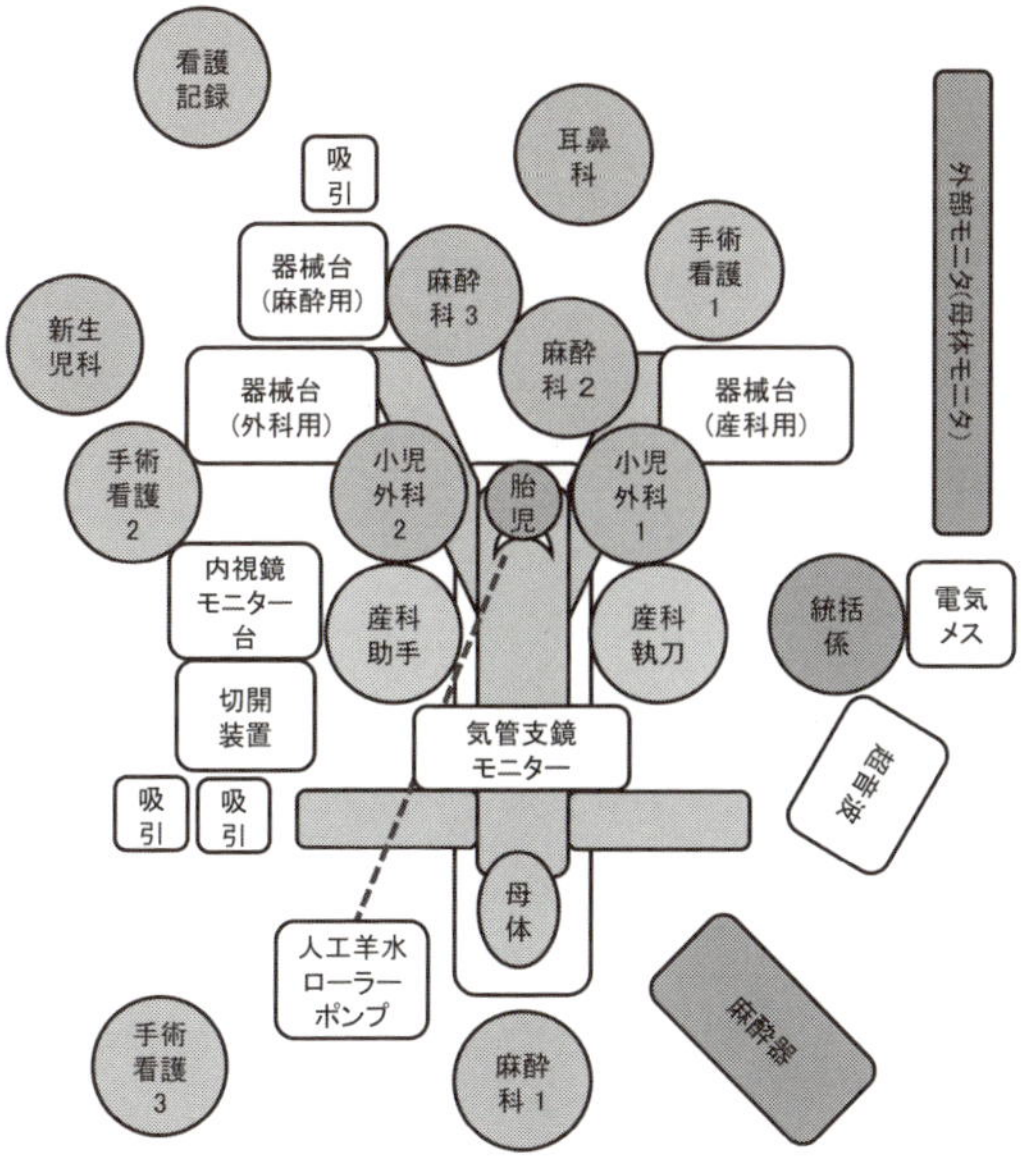

IT）といいます。EXITを成功させるには、十分な機器や人員の準備と、関係する多くの診療科による綿密なシミュレーションが必要になるのです（図６）。

出生前診断が抱えている問題点

最近では、解像度の良い超音波診断装置の普及により、出生前診断される症例が増えるとともに、診断時期も早くなっています。しかし、それは良いことばかりではありません。以前なら、妊娠中に知らなくても問題のなかった赤ちゃんの病気が分かるようになってかえって家族の不安が強くなってしまう場合もあるからです。

また、赤ちゃんの病名を聞くと、病気のことをウェブサイトで調べる家族が増えています。しかし、ウェブサイトの医療情報は、簡単に手に入る半面、内容が間違っていることも多く、一人ひとりの赤ちゃんの状態とは、必ずしも一致しないことがあります。当センターでは、治療法や治療成績についても、最新のデータに基づいた正確な情報を家族に伝え、必要以上に赤ちゃんの将来について、不安を抱かないで妊娠期間を過ごしていただけるように努めています。

パート
1

先天性心疾患に対する包括的医療への取り組み

心臓血管外科 主任部長 盤井《いわい》 成光《しげみつ》　小児循環器科 副部長 髙橋《たかはし》 邦彦《くにひこ》
集中治療科 主任部長 竹内《たけうち》 宗之《むねゆき》

先天性心疾患とは

正常な心臓は4つの部屋からできています（図1）。右の心室（右室）からは血液を肺に流す血管（肺動脈）が出ています。左の心室（左室）からは血液を全身に流す血管（大動脈）が出ています。

では、先天性心疾患とはどんな病気でしょうか？「図2」のように、心臓の壁に穴があいている、血管の位置が反対、血管がくっついている、心室が1つ（単心室）など、生まれつき心臓の構造が正常と異なる病気を先天性心疾患といいます。

先天性心疾患の赤ちゃんは100人に1人の割合で生まれてきます。

先天性心疾患に対する包括的医療とは（図3）

地域の診療所、医院、中核病院などの産科あるいは小児科で、赤ちゃんの心臓に異常がありそうだと疑われた場合、まず当センターのような周産期医療専門施設に紹介されます。そこで詳しい検査（精査）が行われ、さらに診断・治療（心臓手術など）が進められます。無事に治療が終了すると、また地域の医療機関とともに経過観察をしていき、必要があれば在宅療養支援、訪問看護、リハビリを行い、支援学校などの協力も得て、お子さんの成長・発達を見守っていきます。このように

図1　正常な心臓

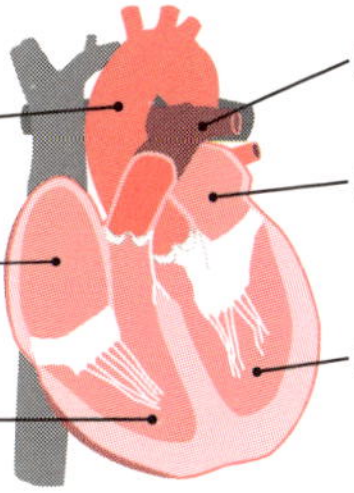

包括的医療とは、医療関係の各職種の人々が協力して、診断から治療、回復後のサポートまで全般にわたって、こまぎれにしないで協同で患者さんを診療していくことをいい、特に先天性心疾患のお子さんにとっては重要な医療システムとなります。

また当センターでは、産科・新生児科・小児循環器科による出生前後の周産期管理から始まり、小児循環器科・放射線科による術前診断、心臓血管外科・麻酔科・集中治療科による手術治療・周術期管理、さらには小児循環器科・心臓血管外科・新生児科などによる術後管理を経て、無事退院できるよう積極的なチーム医療を行っています。

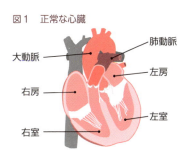

胎児期からの取り組み

私たちは、赤ちゃんがお腹《なか》の中にいるとき（胎児期）から医療を始めています。当センターでは、１９８３年から小児循環器科医による胎児心エコー検査（図４）を開始し、以来、近隣病院との連携により、施行件数は増加の一途をたどっています。最近では年間で３００件を超えるようになり、国内でも有数の先天性心疾患の胎児診断施設となっています。また、超音波診断装置も最新の機種（ＧＥ社Volson E10／Volson Eシリーズの最上位機種）を導入し、非常に鮮明な画像が描出可能となり、診断能力も向上しています。

胎児診断を受けた先天性心疾患の赤ちゃんは軽症から重症までいます。私たち

図２　先天性心疾患の例

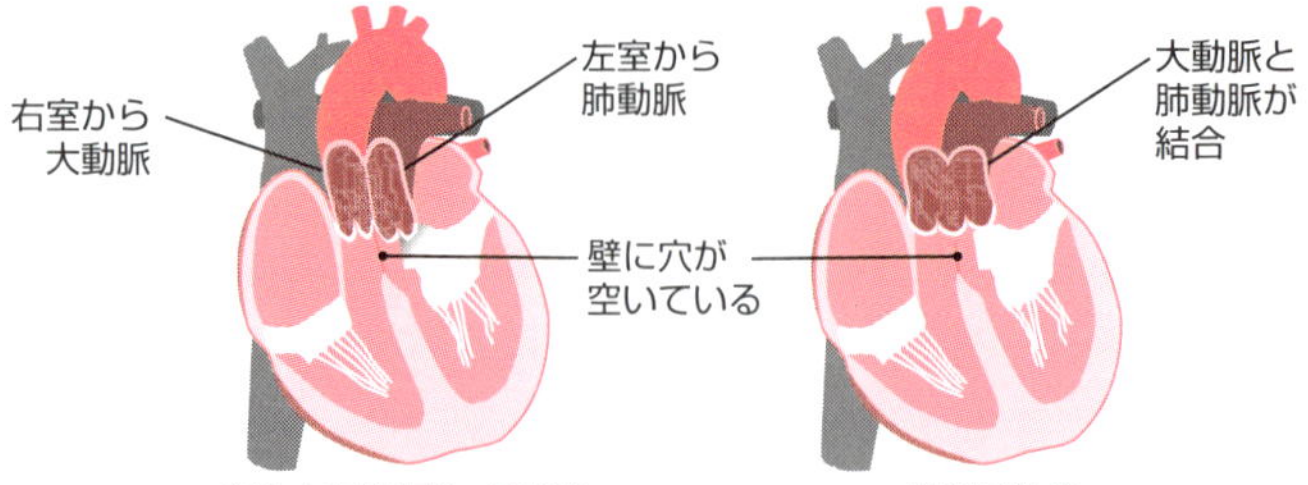

は心疾患の重症度に合わせてレベル分類（表１）を行い、より重症度の高い（レベル３・４）赤ちゃんは出生前に入院・処置・手術の時期を決定し、計画的に周産期管理を行うことでスムーズに対応できるように、すぐに準備を始めます。また、軽症と判断した（レベル１・２）赤ちゃんに関しては、積極的に母児同室を進め、お母さんと一緒に退院できるように努めています。このように胎児期に診断し、専門医から説明を行うことで重症度を把握してもらい、生後どのような治療経過をたどるのか、イメージを持ちながら出産に臨めるため、家族の不安が軽減します。

さらに当センターでは、赤ちゃんだけでなく母親への介入も積極的に行っています。具体的には、検査後の説明時に看護師が同席したり、循環器病棟の見学案内をしたり、家庭用パンフレットの作成・配布、ピアカウンセリング（患者家族間のサポート）や家族会の紹介などの支援を行っています。胎児心疾患の診断を受けた母親への心理的サポートも積極的に行うことで、出生後の育児ストレス軽減にもつながっています。

先天性心疾患に対する治療戦略

先天性心疾患に対する治療戦略の要は心臓手術です。当センターが先天性心疾患の心臓手術に関して、質・量ともに全国でも屈指の施設であることを説明します。

先天性心疾患に対する心臓手術（図５）には、人工心肺装置を用いて心臓内の手

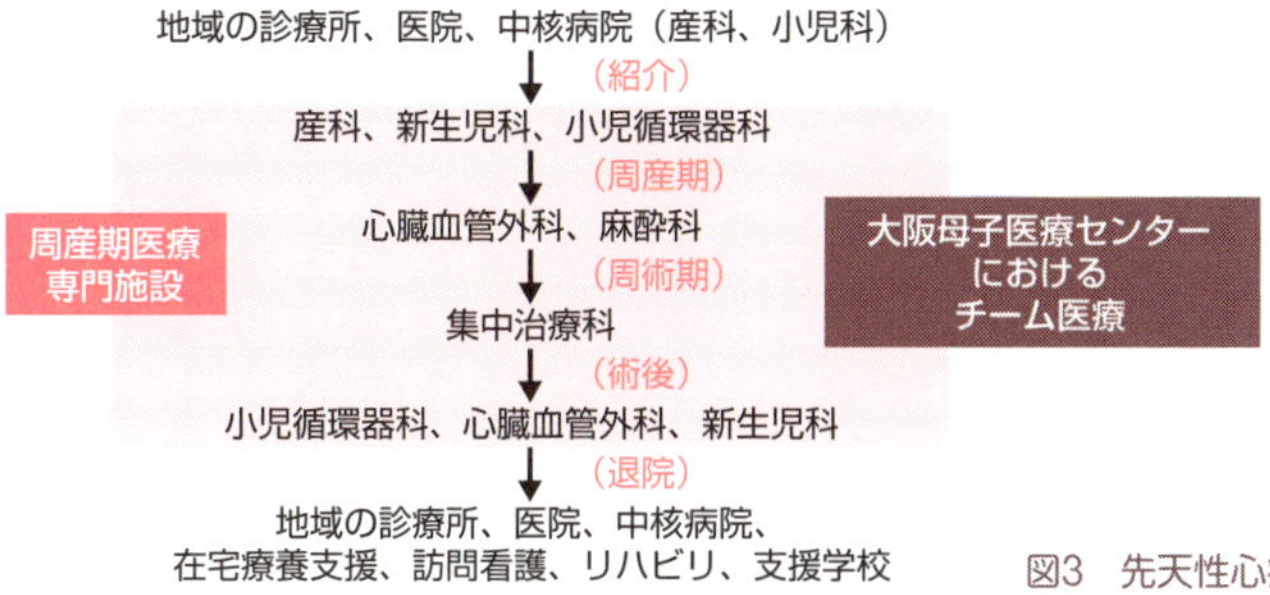

図3　先天性心疾患に対する包括的医療

術操作や大血管修復などを行う開心手術と、人工心肺装置を使用しないで心臓は動いたままの状態で行う非開心手術があります。先天性心疾患に対して開心手術を行っている施設は、全国でも数が限られています。その中でも、心臓手術件数が年間200例を超える施設は、当センターを含めて国内で約10施設です。当センターの手術成績は良好で、手術死亡率（手術後1か月以内に亡くなってしまう率）に関しては全国平均より低く、特に新生児の開心術（人工心肺装置を用いて行う心臓手術）の手術死亡例は2014年4月から、ここ3年間ありません（表2）。

特に重症な心疾患は、生後すぐに手術が必要になることがあります。例えば最も重症といわれている左心低形成症候群という先天性心疾患がありますが、生後早期に人工心肺装置を用いる比較的負担の大きな開心術（ノルウッド手術）を行うと、手術死亡率は約10〜15％（国内統計）くらいあり、その成績は決して良くありませんでした。そこで当センターでは、左心低形成症候群に対する治療方針として、生後数日で負担の少ない非開心術（両側肺動脈絞扼術《こうやくじゅつ》）を行い、生後1か月頃に開心術（ノルウッド手術）を施行するようにして、段階的に外科治療を行うことで手術のリスクを減らしています（図6）。この治療方針で私たちは2012年以降、左心低形成症候群14例を全例救命しています。

また心臓手術を補うように、カテーテル治療にも積極的に取り組んでいます。特に新生児期（生後28日未満）のカテーテル治療にも精通しており、安全かつ効果的に実施しています（表3）。カテーテル治療は、足の付け根や首にある動脈や静脈から、直径1〜2㎜程度の細い管《くだ》（これをカテーテルといいます）を心臓まで挿

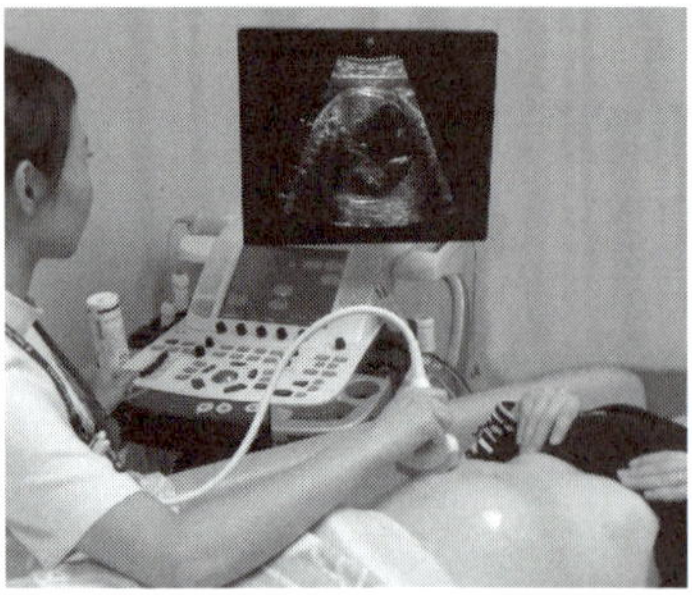

図4　胎児心エコー検査：
胎児心エコーで赤ちゃんの心臓の病気を見つけます

入して行うので、心臓手術よりは低侵襲《ていしんしゅう》（体への負担が少ない）な治療を行うことができます。新生児期に行うカテーテル治療には、バルーン心房中隔裂開術といって血液の循環に必須である卵円孔《らんえんこう》という心房中隔の真ん中にある小さな穴を、風船を使って大きくする治療や、狭くなって血液の流れが悪くなっている血管や弁を風船で膨らませたり（バルーン治療）、ステントという金属の筒を入れたり（ステント留置）する治療方法があります（図7）。

このように心臓手術とカテーテル治療がともに、十分な技術を有しているため、重症な先天性心疾患でも最善の治療計画を立てることが可能となっています。

小児集中治療室（ＰＩＣＵ）

集中治療専門医が専従する小児に特化した集中治療室（ＰＩＣＵ）を有している病院は、国内でも24施設のみとまだ充足していません（小児集中治療協議会２０１６年度データベースより）。その中でも当センターのＰＩＣＵは、ベッド数・専門医を含めた医師数が充実しており（図8）、また体外式膜型人工心肺（ＥＣＭＯ）など特殊医療の経験も豊富です（表4）。手術前後や重症の患者さんの管理は、小児集中治療医が中心となって、各科の協力のもとにチーム医療を行っています。

表1　胎児診断でのレベル分類

	心疾患の程度	生後すぐの治療	入院病棟
Level 1	チアノーゼを伴わない心疾患	正常新生児と同様の対応可能	母性棟
Level 2	チアノーゼを伴う心疾患	経過観察のみ	母性棟、循環器棟
Level 3	複雑心疾患	点滴管理が必要	循環器棟、NICU＊1
Level 4	重症心疾患	呼吸器管理 外科治療 カテーテル治療	PICU＊2

＊1　NICU：新生児棟（新生児集中治療室）　＊2　PICU：小児集中治療室

図5　心臓手術：左下は人工心肺装置です

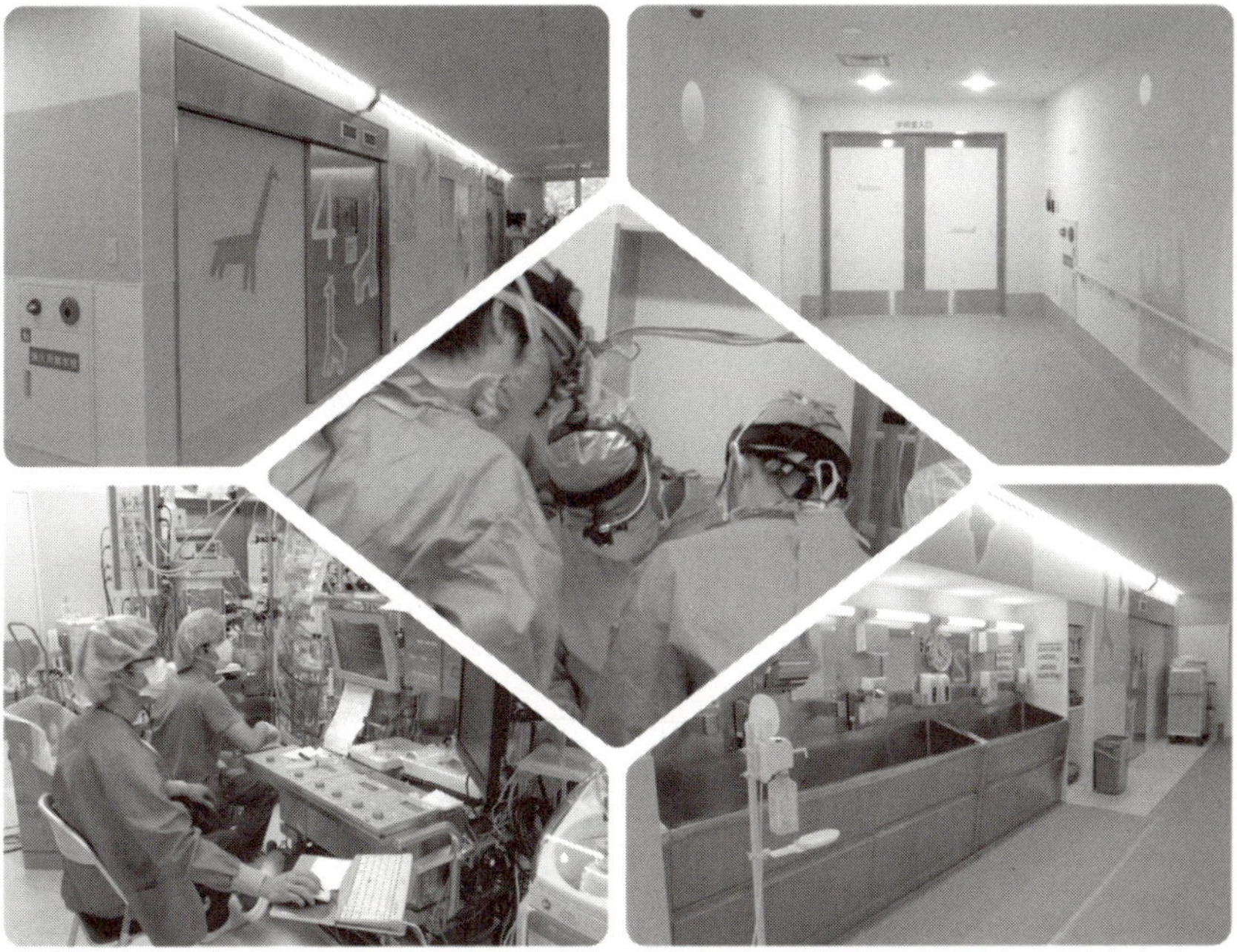

表2　先天性心疾患に対する心臓手術件数とその成績

	当センター		全国調査＊
	(2015年)	(2016年)	(2014年)
手術件数（開心術＋非開心術）	222件	214件	9,366件
全手術件数のうちの1歳未満例	64%	56%	53%
開心術の件数	157件	163件	7,150件
開心術における手術死亡率	0.6%	0%	1.5%
1歳未満開心術症例の手術死亡率	1.1%	0%	2.8%
新生児開心術症例の手術死亡率	0%	0%	6.9%

＊　日本胸部外科学会より

図６　左心低形成症候群

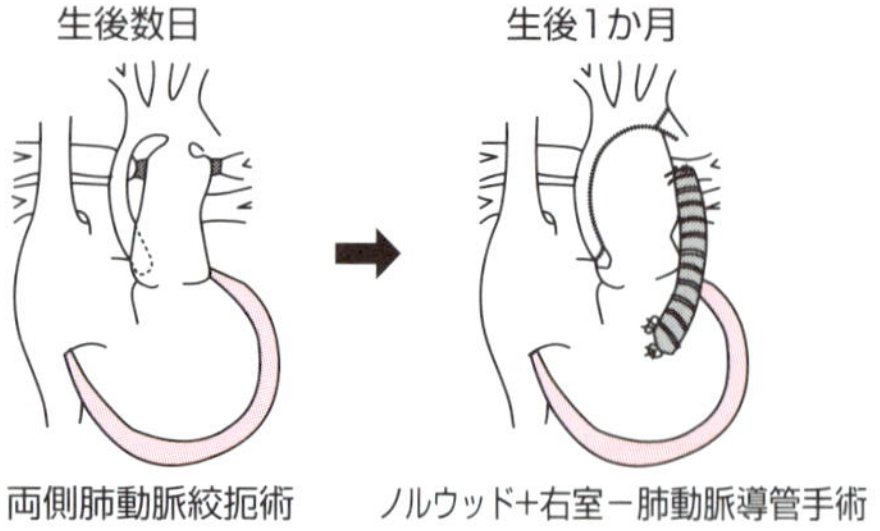

両側肺動脈絞扼術：肺血流を調整し、全身状態を良くする手術
ノルウッド＋右室 - 肺動脈導管手術：人工心肺装置を用いて、全身と肺への血流路を再建する手術

周産期医療専門施設の役割

先天性心疾患の患者さんの中には、心臓以外にもお腹の病気（鎖肛や腸回転異常などの消化器疾患）、肺の病気（気管狭窄《きょうさく》や肺嚢胞《はいのうほう》などの呼吸器疾患）、染色体異常や発達障害などを伴っている方もたくさんいます。そのような合併症のある患者さんに対しても、小児外科、消化器・内分泌科、呼吸器・アレルギー科、遺伝診療科、子どものこころの診療科などが密接に連携して、適切な時期に、適切な治療を行っているのが当センターの特徴です。

周産期医療専門施設である当センターは、赤ちゃんの病気だけを診るのではなく、出生前からの母親や家族のケアから始まり、治療後の子どもの成長・発達まで見守る包括的医療の中心的役割を担っています。

先天性心疾患という、非常に大きな病気を持って生まれてきた子どもたちとその家族に、安心して治療を受けてもらえるように、そして笑顔で過ごしてもらえるように、私たち病院スタッフが一丸となって質の高い医療を提供しています。

表3　最近5年間の新生児期カテーテル治療件数

新生児期カテーテル治療		件数
心房中隔裂開術		63
血管形成術		11
弁形成術	大動脈弁	4
	肺動脈弁	4
ステント留置術		3

図7　カテーテル治療

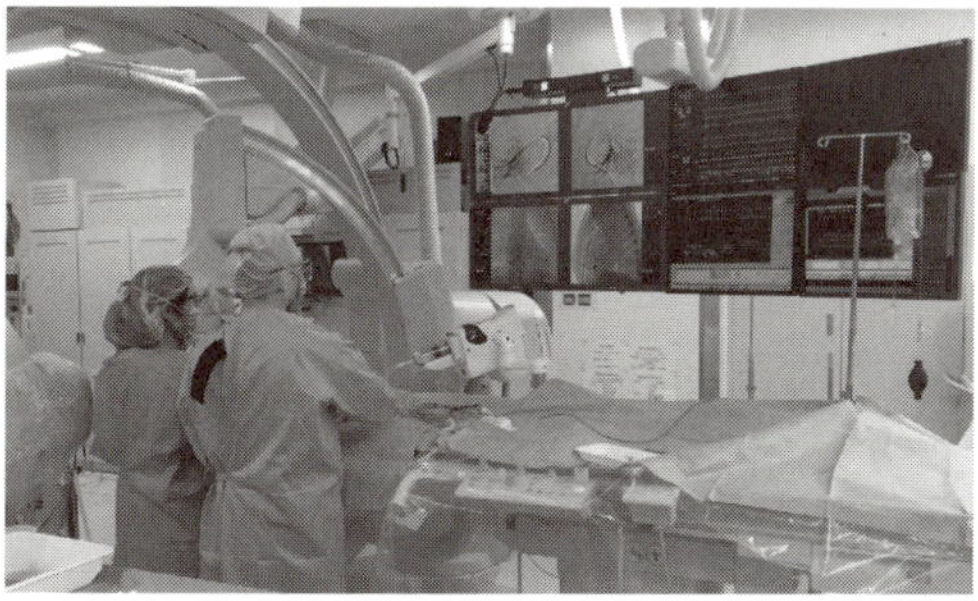

表4　小児専用の集中治療室（PICU）

	当センター（順位）	全国平均＊1
PICU ベッド数	12床　（5位）	10床
PICU 専従医師数	11人　（4位）	6人
集中治療専門医数	6人　（1位）	1.6人
ECMO＊2 施行人数	10人 / 年（3位）	4.0人 / 年

＊1　小児集中治療協議会 2016年データベースより
＊2　ECMO：体外式膜型人工心肺

図8　小児集中治療室

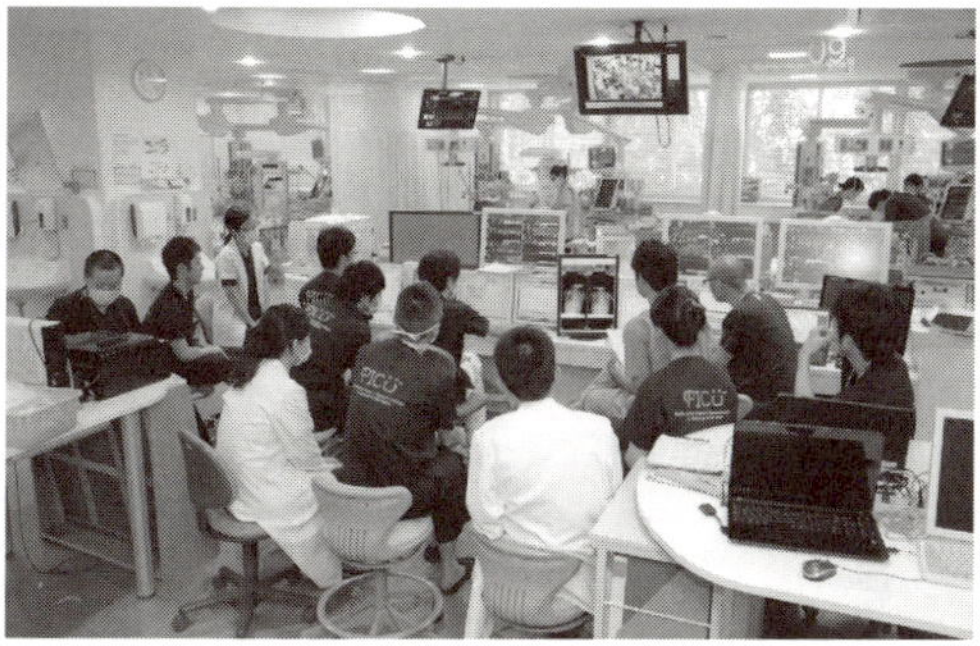

パート1

小児がんについて——小児がん拠点病院としての役割（チーム医療）

血液・腫瘍科 主任部長 井上《いのうえ》 雅美《まさみ》　小児外科 主任部長 臼井《うすい》 規朗《のりあき》
脳神経外科 主任部長 竹本《たけもと》　理《おさむ》　患者支援センター 小児がん相談員 川口《かわぐち》 めぐみ

はじめに

子どもに発生するがんの種類は成人がんと大きく異なり、その発生数は全国で年間２０００~２５００人、大阪府で年間約１５０人です。すなわち、子どものがんは稀《まれ》ながん（稀少《きしょう》がん）なのです。

子どものがん（小児がん）とは

小児がんの約半数（40~50%）を占める白血病、脳腫瘍《のうしゅよう》はともかく、神経芽腫《しんけいがしゅ》、網膜芽細胞腫、ウィルムス腫瘍、胚細胞腫瘍、肝芽腫、軟部組織腫瘍などは、病名を見ただけではどのようながんなのか把握するのが難しいかも知れません（図１）。

子どもの白血病のほとんどが急性白血病で、慢性白血病は少数です。神経芽腫は副腎や交感神経節に発生するがんです。網膜芽細胞腫は、視覚に大きな役割を果たす網膜に発生する小児がんで、乳幼児期に診断されます。ウィルムス腫瘍は腎臓に発生しますが、成人に発生する腎がんとは異なります。肝芽腫は肝臓に発生しますが、成人の肝がんとは別のものです。

成人がんは、喫煙と肺がんの関係が示されているように、生活習慣病として位置づけられる場合がありますが、小児がんの発生と生活習慣に関連性はまったくありません。

図1　小児がんの種類と頻度（推計）

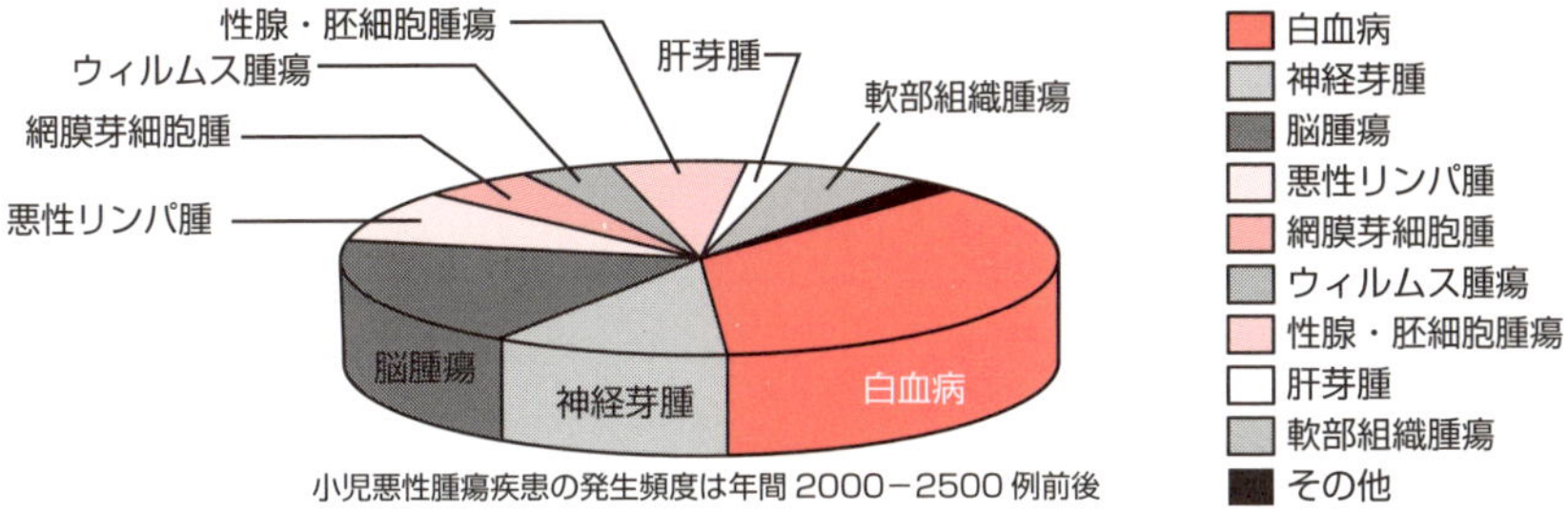

小児悪性腫瘍疾患の発生頻度は年間 2000－2500 例前後

新しい抗がん剤の開発、手術法や放射線治療の進歩、骨髄《こつずい》移植に代表される造血細胞移植の導入など、この数十年間における治療法の進歩によって、がんは不治の病ではなくなりつつあります。特に小児がんにおける治療成績の向上は著しく、小児がん全体で約70％の治癒が見込めるようになりました。すなわち、適切な治療を行えば、小児がんは治せる時代になったといえます。

日本小児がん研究グループに参加

小児がんの治療成績の向上に大きな役割を果たしてきた仕組みが多施設共同研究です。

前述したように、小児がんは稀であり、診療を行うそれぞれの病院が治療する小児がんの子どもたちが少人数にとどまることから、どのような治療法が最善か、ある病院1施設だけで検討することは困難でした。そこで、複数の病院が協力し、より多くの子どもたちを同じ方針で治療することで、その成績を評価することが可能になりました。

欧米を中心に複数の研究グループが、小児がんの正確な診断法、より良い治療法を開発する研究を進めてきました。国内においても複数の研究グループがこのような役割を果たしてきましたが、２０１４年12月にオールジャパンの体制で取り組みを進めるべく日本小児がん研究グループ（Japan Children's Cancer Group／ＪＣＣＧ）が設立されました。国内の小児がん治療・研究を専門とする大学病院、小児病院、総合病院の200施設以上がJCCGに参加しており、当センターも参加しています。JCCGの取り組みは始まったばかりですが、今後の成果が期待されます。

小児がんの課題

治療法の進歩によって約70%の小児がんの子どもたちが治るようになったということは、翻せば命を救えない子どもたちが約30%いるということです。小児がんの子どもたち全員を治せるように新しい治療法の開発に取り組み続けることはもちろん、積極的治療を諦めざるをえない状況にある治せない子どもたちを支える医療(緩和医療)も重要です。また、小児がん治療終了後に生じることがある、さまざまな治療関連晩期合併症への対応も重要な課題です。

1．緩和医療

抗がん剤治療、手術、放射線治療など、最大限の治療を施してもがんを治せない場合があります。そのような場合、医師、看護師だけでなくさまざまな職種が協力して、本人が子どもらしい時間を過ごせるよう、そして家族ぐるみで良い時間を過ごせるように工夫することになります。緩和医療は単に痛みを和らげる医療ではなく、患者さんと家族を全人的(身体・心理・社会的立場などあらゆる角度から)に支える医療です。

2．晩期合併症への対応

がんに対する治療が成功した後、一定期間（通常、約5年ほど）が経過すれば、ほぼ再発を心配しなくてもよくなりますが、治療による影響（治療関連晩期合併症）が発現することがあります。抗がん剤や放射線治療の影響で身長の伸びが停滞したり、二次性徴（思春期）の発現が遅れたり、不妊になることがあります。治療の内容や強さによって、その影響は一定ではありませんが、治療終了後も定期的に受診して、診察や検査を受けることが必要です。

AYA世代のがん治療

子どもと大人の狭間《はざま》にある思春期や若年成人は、Adolescent and Young Adult（AYA）世代と呼ばれています。AYA世代は、就職、恋愛、結婚など社会的な節目を迎えて自立する時期にあることから、子どもや大人と異なる配慮が必要な世代として注目されるようになりました。また、AYA世代のがんは、乳がんなどの成人がんも発生しますが、子どもに多い白血病、リンパ腫、脳腫瘍、軟部組織腫瘍の発生も少なくありません。これらのがんに対して小児科が行っている治療法を行うことで良好な治療成績が得られると報告されています。このような背景から、本来、小児科医は子どもを診療する医師ですが、AYA世代のがん診療にも関与することが求められています。

小児がん拠点病院

2012年6月8日に閣議決定したがん対策推進基本計画に、小児がんに対する具体的な施策が示されました。小児がん拠点病院を整備し、小児がんの中核的な機関の整備を開始することが明記されたのです。

1. 小児がん拠点病院の認定

小児がんを診療している全国の主な施設が、小児がん拠点病院認定を受けるべく申請し、検討会で実績や診療体制などについて厳正な審査が行われた結果、2013年2月に15施設が選定され、全国7ブロックにそれぞれ小児がん拠点病院が配置されることになりました(表1)。近畿ブロックは5施設、大阪府は大阪市立総合医療センターと当センターの2施設が認定されました。

2. 小児がん拠点病院の責務

厚生労働省は、小児がん拠点病院に「表2」に示すような課題に取り組むことを求めています。すなわち、複数診療科(小児科、外科、脳神経外科、放射線科など)や多職種(医師、看護師、コメディカル〈医療従事者〉など)が協力して行う集学的治療を確実に行うことはもちろん、地域における施設間協力・連携体制を充実させることや、治療終了後の長期フォローアップ外来についても言及しています。

表1　小児がん拠点病院、15施設

地域ブロック	都道府県	医療機関名
北海道	北海道	北海道大学病院
東北	宮城	東北大学病院
関東	埼玉	埼玉県立小児医療センター
	東京	国立成育医療研究センター
	東京	東京都立小児総合医療センター
	神奈川	神奈川県立こども医療センター
東海・北陸・信越	愛知	名古屋大学医学部附属病院
	三重	三重大学医学部附属病院
近畿	京都	京都大学医学部附属病院
	京都	京都府立医科大学附属病院
	大阪	大阪母子医療センター
	大阪	大阪市立総合医療センター
	兵庫	兵庫県立こども病院
中国・四国	広島	広島大学病院
九州	福岡	九州大学病院

表2　小児がん拠点病院が担うべき課題

1. 集学的治療および標準的治療の提供	・チーム医療 ・コメディカル（保育士、臨床心理士、チャイルドライフスペシャリストなど） ・再発がんおよび難治がんへの対応 ・患者が増えた場合の対応 ・思春期がん患者への対応 ・緩和ケアチーム
2. 地域連携	・他の拠点病院および小児がん診療病院との役割分担 ・患者を受け入れる主な地域 ・自施設で十分対応できない疾患および病態への対応 ・長期フォローアップ ・連携の具体的方法

3. 近畿地方、大阪府における協力・連携体制

近畿地方の小児がん拠点病院5施設と、拠点病院以外の小児がん診療病院約30施設は、定期的に会合を開いて意見・情報交換を行っています。大阪府は、大阪市立総合医療センター、当センターが中心となって奈良県、和歌山県の小児がん診療施設と協力・連携し、阪奈和小児がん連携施設連絡会（13施設）を組織して、定期的に勉強会、会合を開催しています。

当センターにおける小児がん診療（チーム医療）

当センターは、小児がんの子ども一人ひとりの診断・病状に応じて最適な治療を行っています。小児がんに携わる組織として小児がんセンターを２０１４年５月に立ち上げました（図２）。小児がんセンターには多部門・多職種が参画しており、最善の小児がん医療を実践するために病院全体が一致協力して取り組んでいます。

具体的な取り組みは以下の通りです。

1. キャンサーボード（検討会）

週1回、関係する複数診療科・多職種のメンバーが集まり、小児がんの子ども一人ひとりの診断・治療方針について話し合い、チーム医療を実践しています。どの診療科・部門にも優秀なスペシャリストが配置されています。

2. 難治症例、再発症例に対する治療

標準治療では治癒を目指せないような難治症例や再発症例を積極的に受け入れ

図2　当センターにおける小児がん診療（チーム医療）

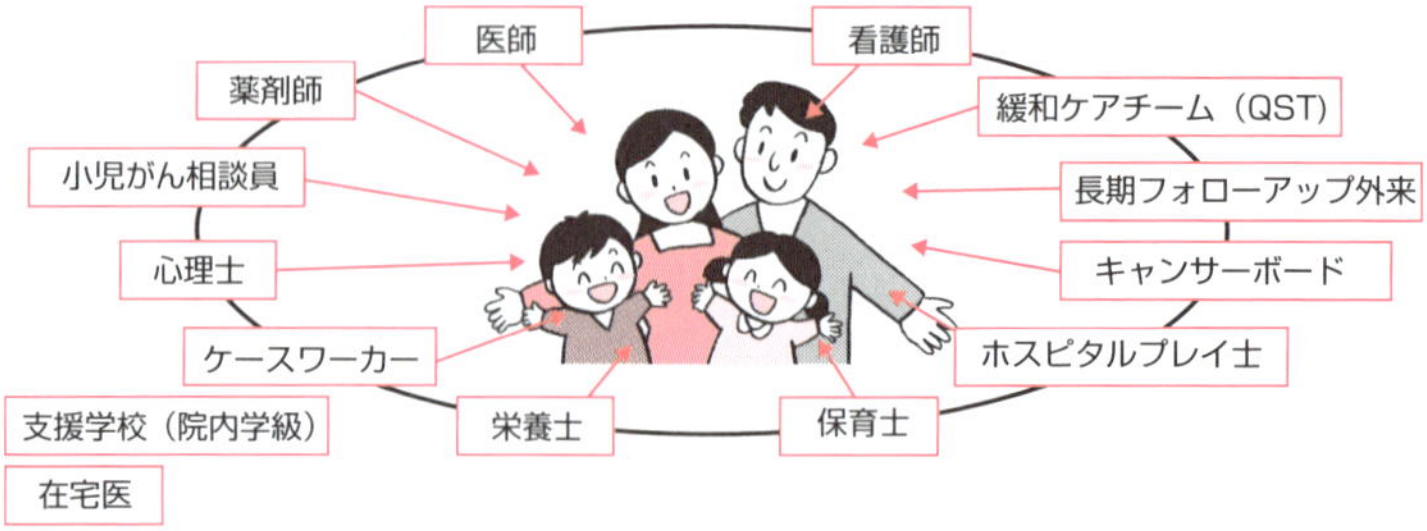

ており、造血細胞移植をはじめとする高度先進医療を行っています。子どもを対象とする造血細胞移植の実績は全国1位です。従来型の全身放射線照射と大量化学療法を組み合わせて前処置とする移植では、成長障害や内分泌障害などの晩期合併症を避けがたいため、当センターでは骨髄《こつずい》非破壊的移植（通称／ミニ移植）に積極的に取り組んでいます。ミニ移植の成績は従来型の移植と比較して遜色がなく、むしろ良好な成績が得られており、晩期合併症の頻度《ひんど》を低く抑えることができています。

3．AYA世代（思春期・若年成人）への対応

ＡＹＡ世代に発生するがんは、白血病・リンパ腫、肉腫、脳腫瘍など小児がんと同じ病型のがんが多く、小児と同じ方針で治療を行うことが良好な治療成績につながるといわれています。このような観点から、当センターはＡＹＡ世代を受け入れています。

4．緩和ケア

緩和ケアは終末期医療だけではありません。がんと診断したときから疼痛《とうつう》緩和などの緩和ケアを開始するのが最近の考え方です。当センターはＱＳＴ（QOL Support Team）を組織しており、子どもに苦痛を我慢させることなく、子どもらしい生活を維持しながら治療を受けられるよう、子どもだけでなく家族を含め、全人的に支える仕組みを構築しています。

5．長期フォローアップ外来

がん治療が終了し、再発の心配がなくなっても、がんそのものの影響や強い治療のために、成長障害、内分泌機能障害、不妊などの晩期合併症に悩まされるこ

とがあります。週1回の長期フォローアップ外来を開設し、治療終了後も子どもたちの成長を支えるために複数診療科・多職種がかかわっています。

6．小児がん相談

小児がんの子どもが初めて入院した場合、まず小児がん相談員（看護師）と心理士が、すべての子どもたちおよび保護者と面談し、患者会、相談窓口、各種補助、ファミリーハウス（当センター敷地内に設置している家族用宿泊施設）などについて紹介するとともに、退院後の生活を含めた心理社会的支援を行います。当センターを受診されていない方の小児がん相談にも対応しています。

おわりに

成人がんの場合、患者さんは治療が成功して元通りの体になり、発病前の社会生活に戻れることを希望されます。小児がんの子どもたちは元通りに戻るだけでは不十分です。がんに対する治療が終わった後、成長して成人し社会人となって自立し、地域社会の一員となることが必要です。

当センターは母と子の健康を守る病院です。赤ちゃんから思春期・若年成人に至るまで、子どもの成長に応じてきめ細やかな診療を行うのみならず、子どもたちの成長を支えるための充実した仕組みが整っています。当センターのキャッチフレーズである「子どもたちに勇気、夢そして笑顔を」を実現することが使命だと思っています。

パート
1

性分化疾患：DSD（disorders of sex development）に対するチーム医療

泌尿器科 部長 松本《まつもと》 富美《ふみ》　消化器・内分泌科 主任部長 惠谷《えたに》 ゆり

性分化疾患ってどんな病気？

多くの皆さんにとって「性分化」とは、あまり聞きなれない言葉だと思いますが、この場合の「性」は男女の性別を、「分化」は生まれる前の身体の成り立ち、発達の過程を示します。例えば、生まれつき心臓が普通と異なる赤ちゃんは先天性心疾患に分類されるように、性別に関する身体的な特徴が典型的でない場合は、性分化疾患と呼ばれます。性分化疾患の頻度《ひんど》は、4500人に1人程度といわれており、決して稀《まれ》なわけではありません。通常、赤ちゃんが生まれると、性別は外性器の形から判断されますが、性分化疾患では見た目では男女の判別が難しい場合があります。

性別の判定が困難な外性器とは？

①おちんちんがあるように見えるけれど、曲がってずんぐりとしている、②男の赤ちゃんは包茎で生まれるのに、包皮がむけていたりして、よく見るとおしっこの出口が先端にない、③陰嚢《いんのう》も小さくてしわが少なく、中身（睾丸《こうがん》＝精巣）も見あたらない、④女の子なのにクリトリスが大きくて、割れ目が浅く、膣口《ちつこう》がはっきりしない、全体が黒ずんでいる。このような外性器は、ambiguous genitaliaと呼ばれ、男の子とも女の子とも見た目では簡単に識別することができません（図）。ぱっと見た印象で早合点せず、慎重に対応することが重要です。

図　ambiguous genitalia

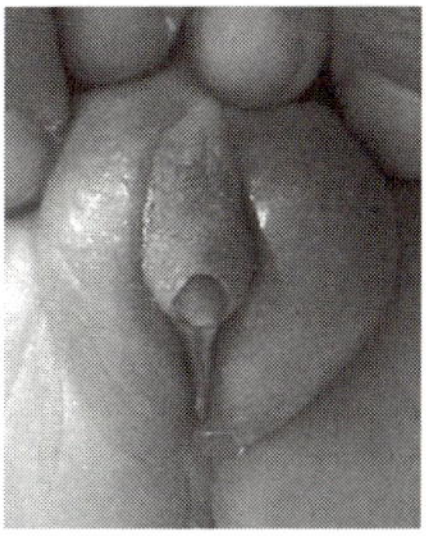

判定が困難な外性器だったらどうするの？

性別の判定は、お子さんの一生を左右する重大事です。性分化疾患の多くは生命にかかわるような危険はありませんが、性別を判定し確定することは社会的に急を要するため、判定が難しい場合は、新生児の救急疾患として慎重に対処するべきです。

的確な診断には、検査と多くの専門家の知識や技術を要します。男女の成り立ちには、染色体（遺伝診療科）や性腺（小児内分泌科、小児泌尿器科）が重要な役割を持ち、その結果、内性器（放射線科、小児泌尿器科）や外性器（小児泌尿器科）が形成されていくため、それぞれがどのような状態であるかを調べる必要があります。性ホルモンの働きや、将来子どもを持てるかどうかといった妊孕性《にんようせい》の問題（小児内分泌科、泌尿器科、婦人科）も性別の判定には大きな要因となります。

※（　）の中は担当の科を示しています。

当センターでは、全国に先駆けて1991年に関連各科から成る専門チームによる性別判定会議を立ち上げました。院内出生に加えて性別判定の必要な赤ちゃんの搬送も積極的に受け入れています。上記のような多くの診療科に加えて看護師や臨床心理士、医療ソーシャルワーカーなど多職種が連携し、包括的な診断、治療、支援を継続する体制を整えています。

出生届は性別と名前を書き入れて戸籍法（第49条）により、生後2週間以内に提出するのが原則ですが、理由を届け出ることで延期できます。当センターでも、子どもに戸籍がないと医療費の補助が受けられないなどといった誤解から、慌てて診断を待たずに戸籍を提出された例もありますが、一度提出した戸籍は変更しても記録が残り、将来、何かの折に本人の目に触れる可能性があります。当センターでは、医療ソーシャルワーカーがチームの一員として従事しており、事務的な支援を行っています。

必要な検査の進め方

性分化疾患の原因の特定を進める際は、①それが男性化の過程で障害を受けたものか、②女性化の過程で過剰な男性化を受けたもの（男性化女性）か、③もしくはその他、の3通りに大別すると理解が容易です。外陰部所見のみで原疾患を特定することは不可能ですが、著明な色素沈着がみられる場合は、副腎皮質刺激ホルモン（ACTH）の上昇を示し、男性化女性の代表疾患である先天性副腎皮質過形成（CAH）を疑います。また、正常男児に比べて陰茎や陰嚢の発育が著しく未熟な症例では、なんらかのアンドロゲン（男性ホルモン）合成障害や作用異常の関与がうかがえます。

a．染色体検査

Y染色体の同定はFISH法で1～2日のうちに結果が得られますが、詳細なG－band法を行うには24時間以上の培養と標本作製に時間がかかるため、設備の整った実験室を有する施設でも結果を得るまで数日を要します。

b. 性腺の診断

最初に入念な触診にて性腺（通常男児なら精巣、女児なら卵巣）を確認します。一側でも正常な精巣が確認できればＣＡＨに代表される男性化女性は除外されます。しかしながら、性腺の触診は熟練を要し、触知可能であっても硬さや形態に異常があれば形成不全精巣や卵精巣の可能性があり、生検が必要です。また、一側がいかに正常と思われる精巣であっても、もう片方が不明な場合は、混合型性腺形成不全（ＭＧＤ）などの可能性があり、安易に男児の診断を下してはなりません。

c. 内性器の検索

女性内性器（子宮と膣の奥半分）の検索には、超音波検査や尿生殖洞造影、ＭＲＩなどの画像診断が有効ですが、尿道と膣の分岐部の位置（尿生殖洞の長さ）を同定し、男性化の重症度分類を確実に行うには内視鏡検査が必要です。同時に子宮口の有無や膣の大きさを観察して、女性内性器の状態を確認します。また、悪性化の危険を考慮して、性腺の位置と性状の確認（生検）は性別を決める前に行うようにします。性腺の生検は開腹で行われる場合もありますが、最近では腹腔鏡が頻用され、内性器の観察を兼ねて非常に有用です。

d. 内分泌学的検査

性腺機能検査として、正常の男児では生後2〜3か月の乳児期早期には性腺刺激ホルモンの１つであるＬＨや、男性ホルモンの一時的な上昇がみられるため、これらの基礎値を測定することによって精巣機能の有無を知ることができます。

そのほかの年齢では、ＨＣＧ（性腺刺激ホルモン）負荷試験が有用です。ＨＣＧ負荷試験では、テストステロン（主な男性ホルモン）産生能のほかにテストステロンと5α－ダイハイドロテストステロン（ＤＨＴ）比を測定し、5α－リダクターゼ欠損症などのテストステロン代謝異常の検索を行います。また、ミュラー管（女性内性器の基）抑制因子を測定することにより、胎児期以降の機能的精巣の有無を推測できます。なお、5α－ＤＨＴとミュラー管抑制因子の測定は保険適用外で、検査会社で測定してもらえます。

性別の判定

性別の判定には、主に内外性器の男性化の度合いや、テストステロン作用障害の程度、子宮・膣などの有無、妊孕性が重要視されます。手術の難易度は慎重に考慮されるべきです。男性化の一般的な目安として陰茎の長さが用いられますが、新生児期に陰茎長が20㎜以下で、アンドロゲンレセプター異常症などが原因でテストステロンに対する反応が不良な場合は、男児として満足な外性器を得ることは難しいとされています。

また、女性化外陰部形成術は男性化手術に比べて容易であるとの誤った認識を持っている医師や医療スタッフもいまだ少なくありませんが、ミュラー管由来臓器の発育が不良な症例では機能的膣の形成は非常に困難であり、「女児」ではなく「女性」としての長期的視野でＱＯＬ（生活の質）を考えた場合、安易な選択をしてはいけません。近年、「脳の男性化」が注目されていますが、定量することは難しく、性別の判定においてどのくらい重用視すべきかについては、今のところ分かっていません。

性分化疾患の治療と自立までのサポート

各々の性別に応じた外陰部形成術が考慮されます。また、養育性に矛盾する性腺や、悪性化が危ぶまれる性腺に対しては摘除術が行われます。これらの手術は、養育者の精神的ストレスの軽減と社会的状況を鑑み、多くの場合乳幼児期に行われてきました。しかしながら、性分化疾患に対する外科的治療、特に女性化手術は不可逆性であることが多く、手術の時期、適応については議論が絶えません。最近では、侵襲的《しんしゅうてき》な手術は本人が希望するまでは行わず、性別の判定も本人が自ら希望をはっきりと表現できるときまで先送りにするよう勧める意見もあります。

性分化疾患に対して、寛容とは言い難い社会であるわが国においては、養育者のストレスや思春期への対応など、精神面でのサポートも重要です。窓口となる専門看護師の育成やセクシャリテイ支援の充実が大きな課題であり、多職種が連携し、チームで診療にあたる体制作りが急がれます。全国的にみても、性分化疾患に対してチーム医療で取り組むことができる施設は限られており、当センターは診断から治療、お子さんの成育に合わせた自立のサポートができる数少ない施設の1つです。

パート
1

妊婦さんや子どもたちの栄養を支えるNST

栄養管理室 室長 NST 委員長 恵谷《えたに》 ゆり　副室長 西本《にしもと》 裕紀子《ゆきこ》

NSTとは

一人ひとりの患者さんに対して適切な栄養管理を行うことはあらゆる疾患治療の基盤であり、最も基本的な医療ともいえるのですが、国内の医療現場ではあまり注目されることはありませんでした。しかし近年、栄養状態のよい患者さんの方が手術後の回復が早い、治療中に合併症を起こす確率が低いなど、栄養管理を十分行うことが、疾患の予後を左右することが明らかとなり、多くの病院で患者さんの栄養サポートに取り組むようになりました。

この栄養サポートを行うために組織されているのが「ＮＳＴ」です。ＮＳＴとはNutrition《ニュートリション》 Support《サポート》 Team《チーム》の略で、医師や管理栄養士、看護師、薬剤師、臨床検査技師などの多職種のスタッフが連携し、それぞれの知識や技能を生かしながらチームとして患者さんの栄養支援を行います。

当センターにおけるNST活動

当センターではＮＳＴを２００５年に設立し、２０１０年から回診、カンファレンス（対象患者さんの栄養状態の評価や栄養プランの検討などを行う会）を週に１回実施しています。すべての入院患者さんに対して病棟看護師が栄養スクリーニング（体格や症状などから栄養的に問題がないか判別すること）を行い、主治医

図1　NST 介入の流れ

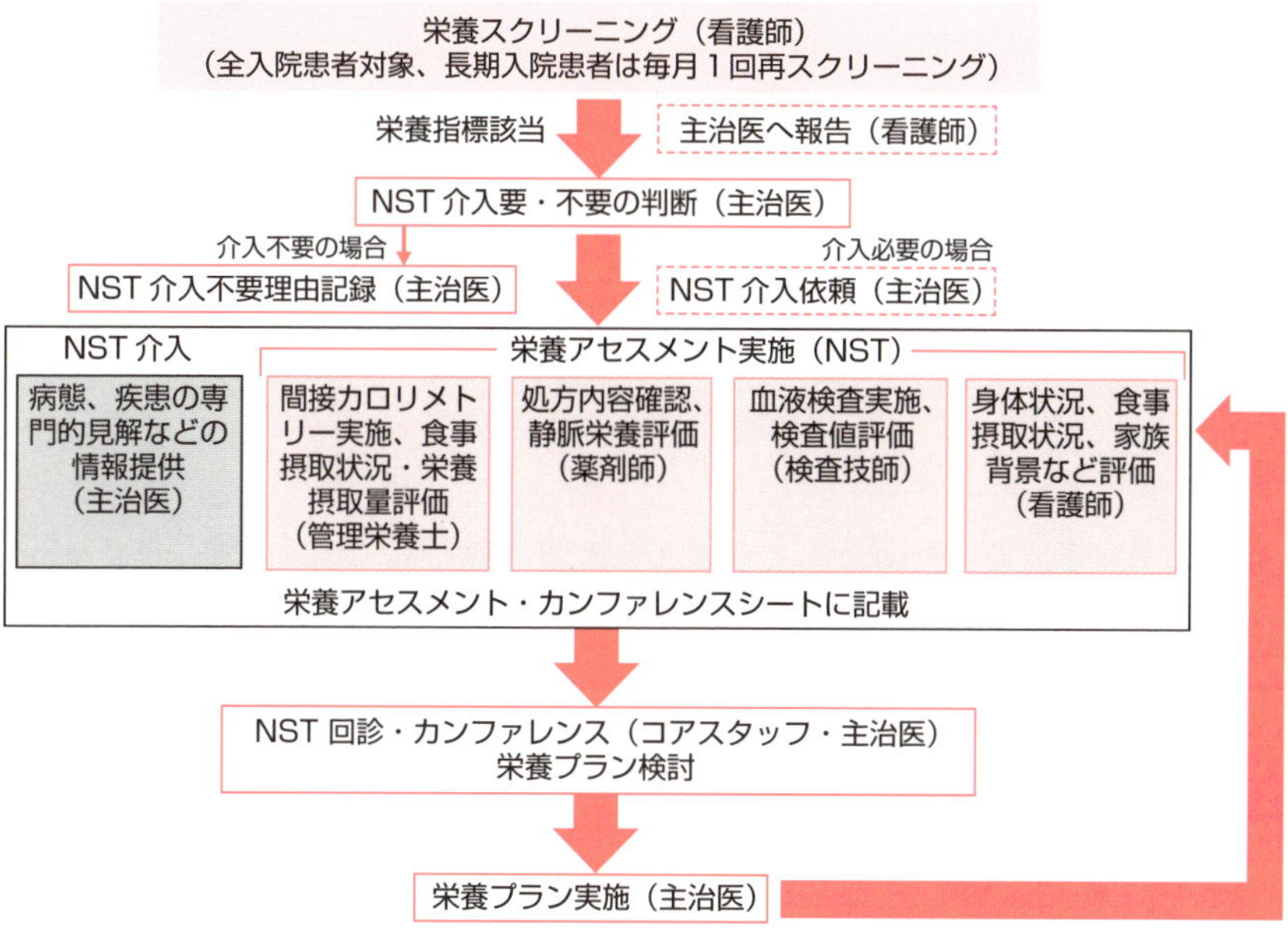

の依頼によりＮＳＴが介入します。ＮＳＴ介入の流れを「図1」に示します。

サポート対象となる病気はさまざまですが、産科では重症悪阻《おそ》（つわり）で入院している患者さんについて、個別対応食による摂食支援を行ったり、輸液による栄養補助を勧めたりしています。

小児では、腸の働きが十分ではない腸管機能不全の患者さんや、嚥下《えんげ》（食物などを飲み込むこと）障害や嘔吐《おうと》がある重症心身障害児、あるいは重度の心疾患や腎不全などの基礎疾患をもつ患者さん、悪性疾患に対する抗がん剤治療の副作用で、食事摂取困難となっている患者さんなど、さまざまな病気で十分に栄養を摂《と》ることが難しい場合に介入しています。また、年齢や体格、基礎疾患によって必要とする栄養量が大きく異なるので、どの程度の栄養摂取を目標にするのかを決めるのが難しいこともよくあります。当センターでは、できるだけ間接カロリーメトリーという機械によって安静時エネルギー消費量を測定して投与熱量を設定し、身体発育や血液検査による栄養マーカーの推移、全身状態をモニタリングしながら栄養摂取量を適宜調整しています。

また、投与する経腸《けいちょう》栄養剤には、通常の乳児用ミルク以外に多くの治療乳や半消化態栄養剤があり、病気の状態に応じて適切なものを選択します。市販の経腸栄養剤に適度のとろみをつけることで、誤嚥《ごえん》（食物などが、誤って気管に入ってしまうこと）や嘔吐を減らすことができる場合もあります。さらに投与する経路については、鼻から胃に入れるチューブだけではなく、胃瘻《いろう》や腸瘻《ちょうろう》（胃や腸に小さな穴をあけて栄養剤を注入するためのチューブを留置したもの）、静脈からの栄養補充も考慮します。実際にＮＳＴの介入により、栄養投与量を増量することができて、栄養状態、発育の改善が得られている患者さんがたくさんいます。

当センターならではの取り組み

市販の栄養剤にはさまざまな工夫がされており、大部分の栄養を補うことが可能ではありますが、やはり単一の製剤だけでは限界があります。そこで当センターでは、長期間の経管栄養が必要な患者さんについては、胃瘻を増設してミキサー食を併用することを積極的に勧めています。ミキサー食を作る際に、当センターの栄養管理室が考案したごはんを液状に加工した「ベースライス」を使うと、非常に栄養価が高くなるだけではなく、適度な粘度になり、投与も容易で便性も改善するケースを多数経験しています。

当センターでは開設以来、多様な病気をもつ患者さんに対してきめ細かな栄養指導を行ってきました。その貴重な経験を基に、『こどもの心と体の成長・発達によい食事』をⅠ妊娠期・乳児期、Ⅱ幼児期、Ⅲ学童期・思春期の3冊に分けて２０１６年に出版しました（図２）。「年齢に応じたバランスの良い適切な食事」を摂るための栄養士の作成した多数のレシピや、医師による栄養に関するコラムなどを掲載していますので、手にとってみていただければ幸いです。

図２　こどもの心と体の成長・発達によい食事（kinpodo）

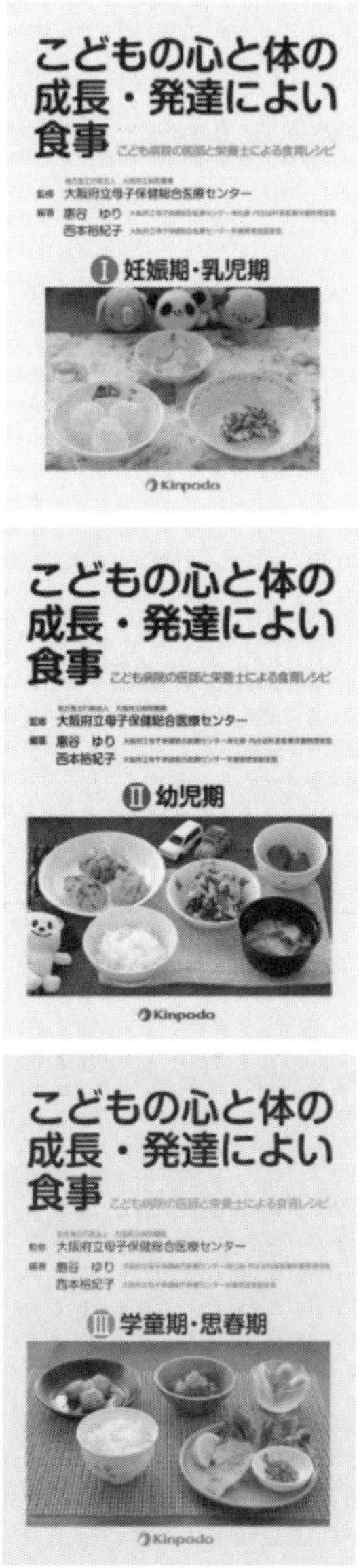

パート
1

CAP(育児支援)チームの意義
——なぜ育児支援が虐待予防になるのか

子どものこころの診療科 主任部長 小杉《こすぎ》 恵《めぐみ》　母子保健調査室 保健師 仁木敦子《にきあつこ》
患者支援センター 小児看護専門看護師 川口《かわぐち》めぐみ　患者支援センター 医療ソーシャルワーカー 中川紋子《なかがわあやこ》

CAPとは?

ＣＡＰ(キャップ)は、Child Abuse Preventionの頭文字を取った院内名称です。Child Abuseは日本語に訳すと「子ども虐待」で、この言葉には「子どもを虐《しいた》げること、子どもに暴力を振るうこと」という意味があります。Preventionは「防止、予防」と訳されます。

当たり前のことですが、子どもは、養育者による「育児」なしには成長・発達していくことができません。虐待はさまざまなマイナスの要因が重なった結果、養育者が子どもに向けて行う間違った育児と考えられます。逆に考えると、マイナスの要因が重ならなければ、養育者も虐待につながる間違った育児を行わなくてすむのだともいえます(表)。

そして、子どもや家族を取り巻くマイナスの要因のどこかに支援ができれば、そのような間違った育児を予防できる可能性があります。

このことから、子どもと家族を取り巻くさまざまな要因のどこかに働きかけることを広い意味で「育児支援」ととらえ、育児支援が虐待予防になる、虐待予防は家族の心身の健康にとって最優先の課題であるとの考えから、私たちＣＡＰチームは活動しています。

表　育児に影響するさまざまな要因

養育者側の要因	体調が不安定、心配が多い、相談するのが苦手　など
子ども側の要因	まだ小さくて目が離せない。元気過ぎてどこに行くかわからない。退院後すぐで体力がない、食が細い　など
育児環境の要因	経済的な問題、引っ越しすぐで知り合いがいない、育児支援者が少ない、きょうだいが増えて手がかかる　など

当センターにおけるCAPチームの歴史

当センターでは、１９９６年から、ＣＡＰの院内組織が立ち上がりました。各病棟や診療部門から看護師が委員として参加し、医師、コメディカルスタッフと一緒に、入院中や通院中の子どもや家族について、どのような育児支援が親子にとって必要だろうかと考えながら検討を重ねてきました（図）。２００６年からは正式な委員会としての体制を強化し、気になる子どもや家族を、院内で継続して支援できるような仕組み作りを始めています。２００８年頃からは妊産婦さんの相談が増え、子どもが生まれる前の妊娠期からの継続支援を行っています。またＰＩＣＵ（小児集中治療室）の増床に伴い、より高度な医療的ケアが必要な子どもと家族についての支援の必要性が高まっています。

現在は約30人の院内スタッフがＣＡＰ委員として活動し、事例についての相談は約10人の中心となるメンバーが行っています。

CAPの活動を紹介します（事例は架空のものです）

生後9か月乳児の頭部外傷について、地域医療機関から連絡がありました。自宅にて転倒し、嘔吐《おうと》と痙攣《けいれん》があるため近くの病院を受診したのですが、緊急のＣＴ検査では、急性硬膜血腫《きゅうせいこうまくけっしゅ》が認められ、精査加療が必要とのことで小児専門病院

図　CAP活動概念図

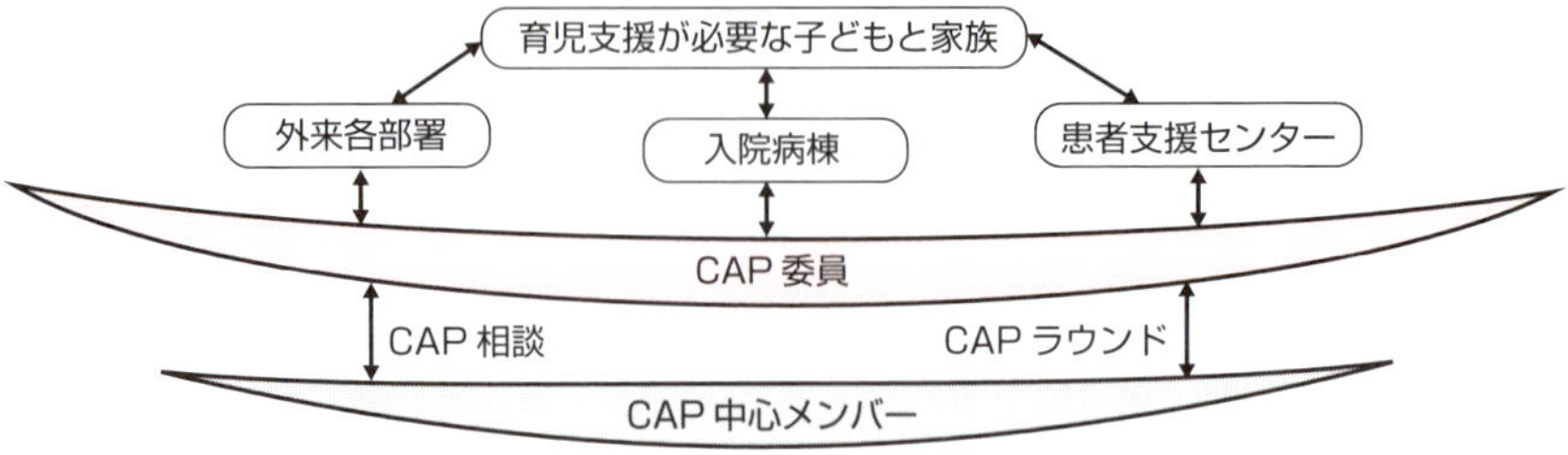

である当センターに搬送されてきました。受診時は母親と2人で救急車にて来院、子どもは眠っており、母親は疲れた様子でした。入院後、X線検査にて後頭骨骨折、CT検査にて硬膜下血腫が確認されました。母親によると、テレビ台につかまり立ちをしていて、勢いよく後方に倒れたとのことでした。

搬送当日にCAP委員と主治医、病棟看護師、コメディカルスタッフ（ケースワーカー、保健師）が集まり、緊急の話し合いが行われました。子どもが小柄で動きが多いこと、食が細く体重が増えにくいこと、日中は母子2人で過ごすことが多いようであることなどが確認されました。

話し合いの中で、今回の受傷は家庭内での不慮の事故であり、退院後、再発を予防するための支援が必要であることが確認されました。院内保健師が母親と面談し、地域保健師の家庭訪問の受け入れを提案しました。家庭訪問で家庭内の事故予防の観点から、母親自身ができる工夫についてのアドバイスをしてもらうことになりました。初めての子育てでの不安や疑問についても訪問時に相談できることを院内保健師から母親に伝えました。また、子どもの体重については、院内消化器内分泌科の診察と栄養相談を受けることになりました。

CAP相談（育児支援が必要な子どもについての話し合い）

毎週決まった時間に、医師・看護師・コメディカルスタッフ（ケースワーカー、保健師、心理士）が、院内スタッフからの育児支援が必要と考えられる子どもや家族の相談に対応しています。外来や入院で気になった子どもや家族について、現在の状態と今後の支援について、よりタイムリーな対応ができるように工夫しています。

〈ある日のCAP相談〉

外科疾患で入院中のAちゃん、退院が間近になっています。退院後に家庭での医療処置もあり、病棟スタッフは毎日でも面会に来てもらって退院後の生活について考えていきたいと思っていますが、まだ3歳のきょうだいもおり、面会時間が夜になったり短時間になったりしています。きょうだいの育児とAちゃんの医療的ケアを含めた育児の両方をこなしていくために、家庭内で調整できるもの、地域資源（訪問看護の利用・育児ヘルパーの利用・保育所の利用など）として利用できるものについて検討を行いました。

相談には、主治医、担当看護師、ケースワーカー、病院保健師、CAP相談担当者（医師、看護師）が参加しました。

話し合いの中では、母親が1人でAちゃんの医療的ケアと2人の育児を抱え込もうとし過ぎているようであること、働きかけによっては父親や母方祖母もケアに参加してもらえそうであることなどが明らかになりました。また母親は、以前から地域保健センターの保健師とは関係があり、Aちゃんの外泊中にでも家庭訪問してもらうことができそうだと分かりました。次回面会時に主治医から両親に家族で医療的ケアを学んでもらうことの必要性、地域保健師の家庭訪問の必要性について説明すること、地域の社会資源や制度の利用についてケースワーカーに相談してもらうことを提案することが決まりました。

CAPラウンド（病棟などに出向いての相談）

毎週決まった時間に、CAPチーム員が、病棟や外来などを訪問し、それぞれの部署で育児支援が必要な子どもや、家族について相談にのっています。また、以前にCAP相談で話し合った子どもが入院している場合や、外来で通院中に変化がみられた場合、より良い支援につながっているかを確認します。

〈ある日のラウンド〉

外科疾患を持ち、退院間近でCAP相談で話し合ったAちゃんが、外泊を終えて帰院していました。病棟看護師からは「外泊中に地域保健センターの保健師さんの家庭訪問もあったようです。休日は父親が、平日の昼間は母方祖母や訪問看護師がAちゃんのケアを手伝ってくれて、母親の気持ちにも少しゆとりがみられるようになっているとのことでした。3歳のきょうだいも、平日は保育所の利用が可能になり、母親の育児負担軽減ができそうです」と報告があり、退院後は外来受診時に外来看護師が母親の相談にのっていくこと、何か状況に変化があればまたCAP相談につないでいくことなどが話し合われました。

今後に向けて――CAPの目指すところ

私たちは、

①院内で働くすべての職員が、育児支援の視点から子どもや家族をみることができること

②育児支援が必要と考える子どもや家族を見つけたときには、どのような支援につなげることができるかを前向きに話し合える場所として、ＣＡＰ相談やＣＡＰラウンドを活用してもらえること

③自分たちの支援を地域支援につなぎ、子どもたちが社会でしっかりと育っていけるように、見守っていけること

を目指しています。

パート
1

重篤小児患者受入ネットワークの拠点病院――子どもたちの命を守るPICU

集中治療科 主任部長 竹内《たけうち》 宗之《むねゆき》　総合小児科 主任部長 位田《いだ》 忍《しのぶ》
ICU 看護師長 竹森《たけもり》 和美《かずみ》

小児集中治療とは

小児集中治療とは、中学生以下の子どもの体のいろいろな機能がうまく働かなくなったときに、集中的かつ迅速に治療を行うことです。対象となるのは、大きな手術（例えば心臓手術など）を受けた子どもたち、病院の内外を問わず、病気やけがなどが原因で状態が悪くなった子どもたちなどです。多くの場合、これらの子どもたちは、自分で呼吸が十分にできなくなっていることが多く、人工呼吸（図1）を必要とします。また、血圧を維持したり、痛みや不安を取り除いたり、抗生剤を投与したりするために、たくさんの種類の薬を用います。ポンプを用いて、1時間あたり1ml程度の速度で、厳密に体に注入していく薬も多くあります。注入するためのポンプは多いときには20台以上になります（図2）。

（図1）人工呼吸とは、自分自身の力で十分に酸素を肺に取り込めなくなった患者さんに対し、口や鼻から気管に入れた管《くだ》や、顔にフィットさせたマスクを通して、圧をかけて肺に酸素を送り込む方法です。管を用いる場合には、その不快さを軽減するために、眠り薬や痛み止めを併用します。

PICUとは

小児集中治療室（pediatric intensive care unit／PICU）は、前に述べたよう

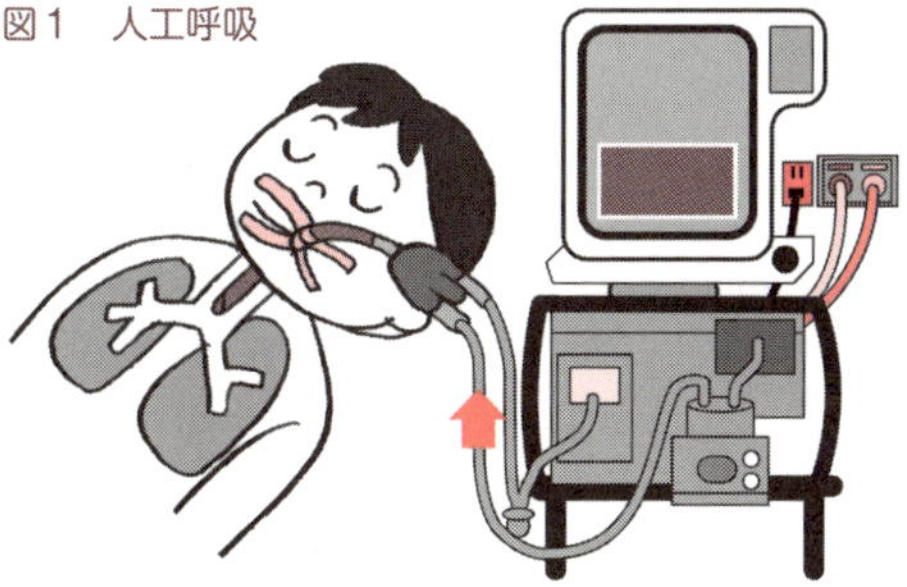
図1　人工呼吸

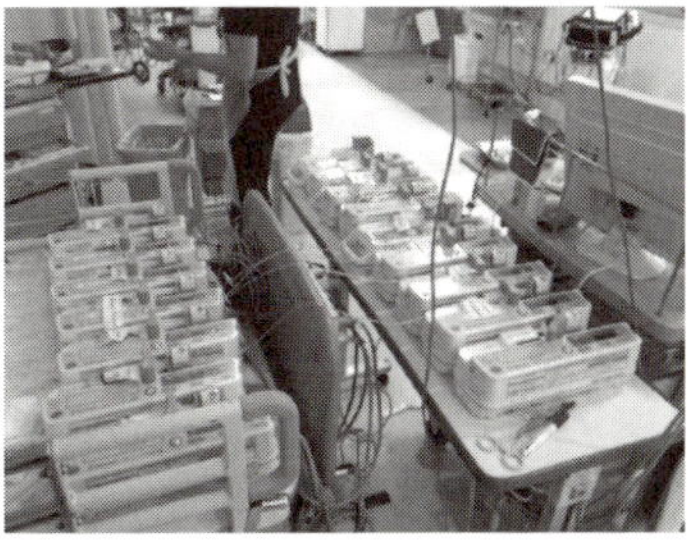
図2　薬を注入するためのポンプ

な集中治療が必要な子どもたちを、原因疾患にかかわらず1か所に集めて治療・看護を行う場所です。重篤な子どもたちには治療上の共通点が多いので、1か所に集めることで治療の効率が良くなり、治療成績が上がることが期待できます。

　ＰＩＣＵでは、小児集中治療を専門にする医師や看護師だけで治療・看護を行うこともありますが、多くの場合、複数の科の医師が専門的立場から治療に参加しつつ、臨床工学技士、薬剤士、放射線技師などさまざまな職種の医療スタッフとも協力をして、チームで１人の子どもの治療を行うことで治療効果を上げていきます。

ＰＩＣＵ医とは

小児集中治療を専門としている医師を小児集中治療医（ＰＩＣＵ医）といいます。ＰＩＣＵ医は、ずっと患者さんのベッドサイドにおり、時々刻々と変化していく重篤な子どもたちの状態をいち早く把握し、その症状に対し、最も適切であると考えられる治療を迅速に選択・実行していきます。残念ながら、治療全部をテレビドラマのイケメンのスーパードクターのように自分で行うわけではありません。病院にはたくさんのいろいろな専門家がいますから、必要な場合には、その地域なり病院なりで、最も質の高い医療を選択し、提供することに努めます。

　２０１７年度の当センターのＰＩＣＵの病床数は12床で、ＰＩＣＵ医は12人です。この12人の医師で24時間３６５日、ＰＩＣＵをカバーしています。昼間は医

図３　５歳未満の小児死亡率（対 1,000 出生）

（資料：GLOBAL NOTE　出典：WORLD BANK）

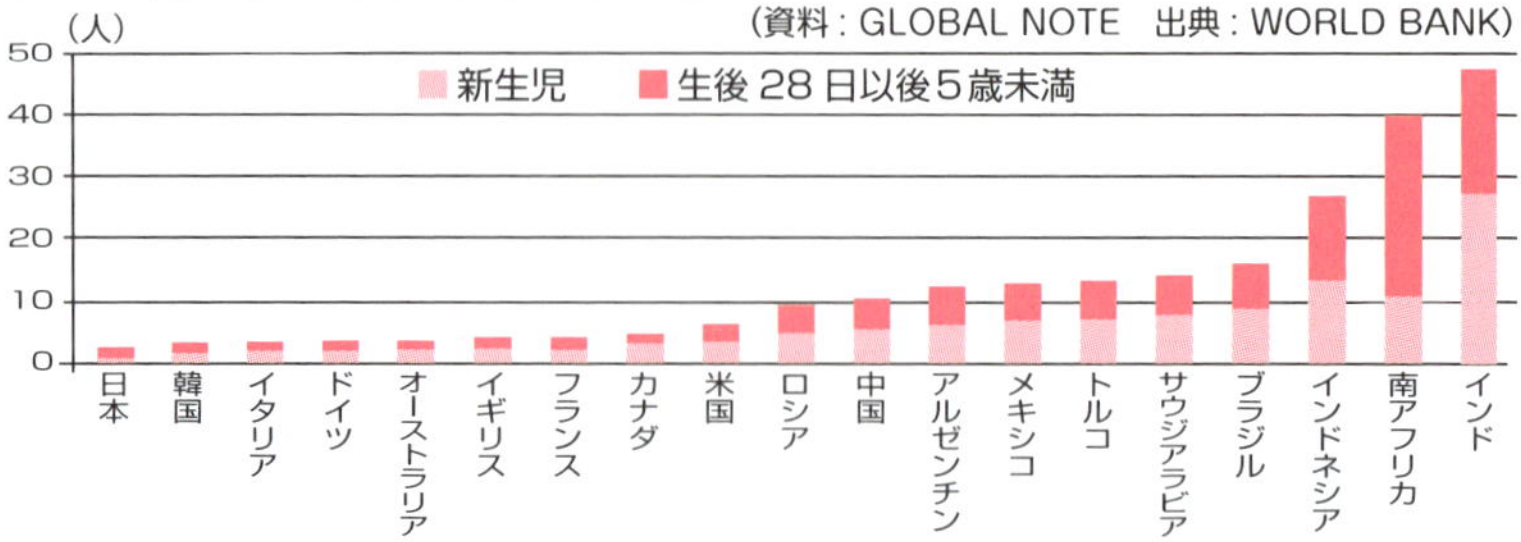

師は５人以上、看護師は12人以上、夜には医師は２～３人、看護師は６人が勤務しています。

国内におけるPICUの現状と課題

医療のニュースなどに少し詳しい方ですと、「日本の小児の死亡率は諸外国に比べて高い」という残念なニュースを聞いたことがあるかもしれません。それは本当なのでしょうか？　２０１５年の国別の死亡率の統計によると、５歳未満の死亡率は、G20（先進国に新興国を加えた主要20か国）参加国の中では最も低く、１０００出生に対し２・７人となっています（図３）。アメリカが６・５人ですから、その低さが分かると思います。では、なぜ「日本の小児の死亡率は諸外国に比べて高い」といわれるのでしょう？

日本は、新生児医療が進んでいることが知られています。ですので、国内の５歳未満の死亡率の低さはそのおかげであって、新生児を除く小児の死亡率は高いのではないかと疑ってみます。するとどうなるでしょう？「図４」の生後28日以後５歳未満の死亡率をみてみると、G20の中で最も低いのはイタリアで１０００人に対し１・４人です。G20以外を含めると、世界で最も低いのは、フィンランドやデンマークの１・０人です。それに対し、日本は１・８人ですから、これらの数値と比較すると、やや高いのは事実です。しかしその原因は、保険制度の違い、死生観の違い、社会情勢など、いろいろな背景があると考えられ、確かに目標は世

図４　生後28日以後５歳未満の死亡率（対1,000出生）
（資料：GLOBAL NOTE　出典：WORLD BANK）

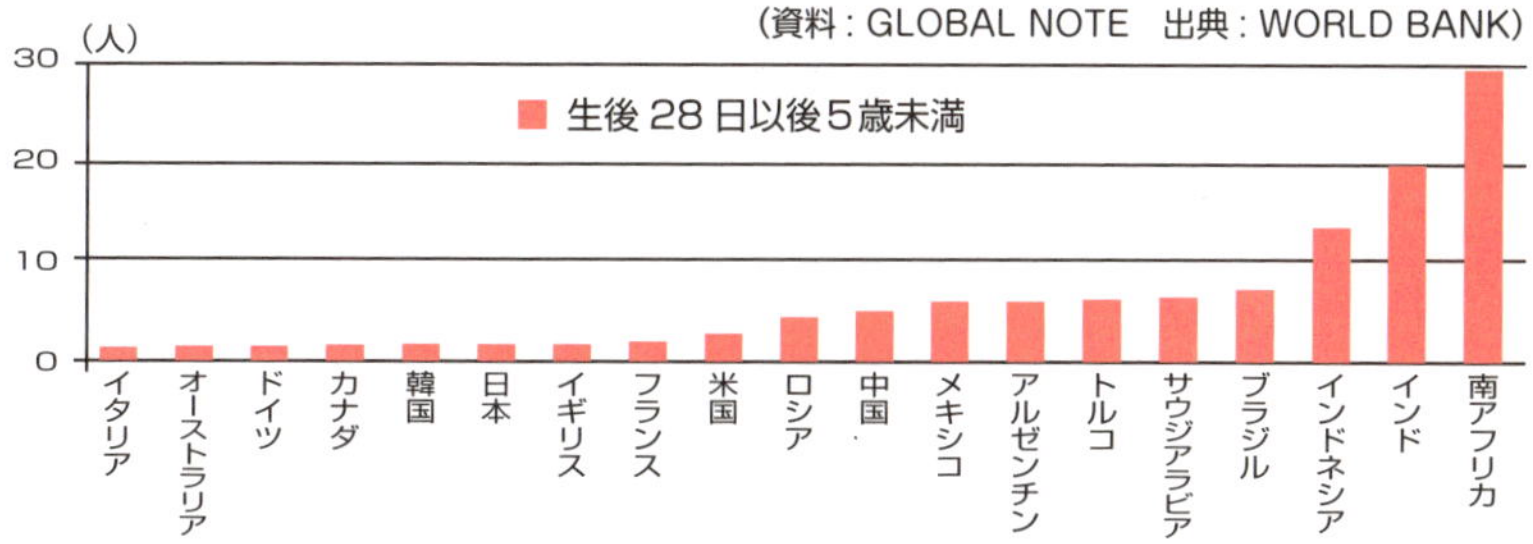

界一ですが、世界最低の数値でないからといって、「日本の小児の死亡率は諸外国に比べて高い」と悲観するほどのことはないのではないでしょうか？

ただ、小児の死亡率が少しだけでも減少し、入院中の子どもたちのＱＯＬ（生活の質）を改善し、小児科や救急の医師たちの労働を少しでも軽減するために、ＰＩＣＵの整備が重要視されているのです。

では日本には、あとどれくらいのＰＩＣＵ施設が必要でしょう？　欧米の基準を基に算定すると、最低４００床くらいのＰＩＣＵが必要と考えられています。２０１５年の小児集中治療連絡協議会の調査によれば、子ども専用の集中治療室は全国に２６３床しかありませんので、あと１５０床くらいが足りません。しかし、新しい施設をつくるのは、大きな資金が必要ですし、また、そこに働く人材を確保していくのも大変です。では、その１５０床分をどこに確保すればよいのでしょう？

①現在あるＰＩＣＵを増床する

現在全国に28施設あるＰＩＣＵの平均病床数は1施設当たり9床です。1年間で診る子どもの数が多いほど、治療成績は向上することが知られていますから、これを少なくとも1施設当たり12床にすれば、全国で80床ほどが増床できますし、治療成績向上にもつながると思われます。

②主に成人を診ている集中治療室も利用する

大学病院や救命センターなどの集中治療室ではＰＩＣＵでなくても、相当数の重篤な子どもを診ていることがあります。例えば、移植医療、交通外傷など成人医療の経験が小児医療にとっても重要な医療は、小児病院やＰＩＣＵだけでは良

図５　重篤な患者を受け入れるネットワーク

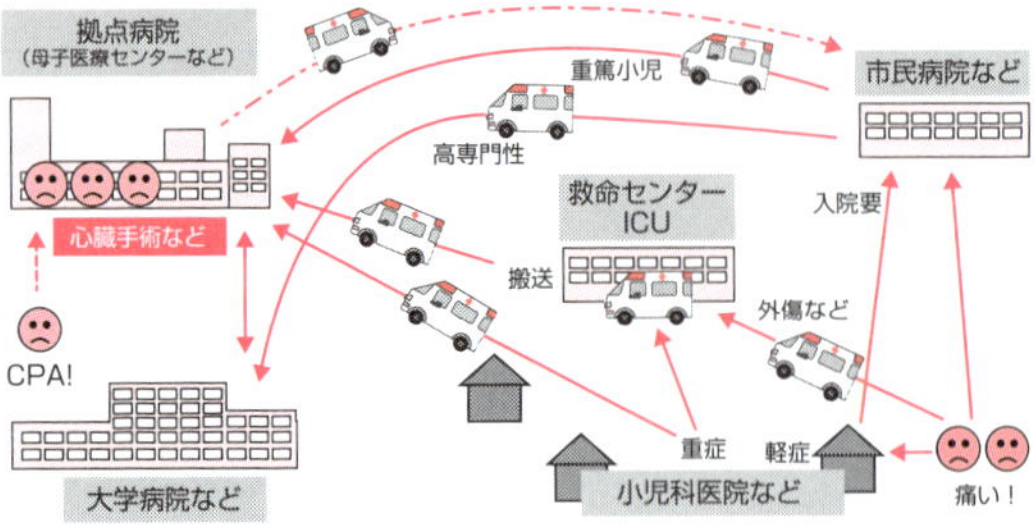

い治療は行えません。こうした施設の小児医療を充実させることも重要です。

③病院間の連携を密にする

自分の子どもが熱があるとか、咳《せき》がひどいときなど、通常は近くの小児科医院や、総合病院を訪れると思います。重篤な子どもを1か所に集めて管理することは、小児集中治療の成績を向上するには大切なことですが、例えば呼吸不全があるからといって、必ずしもＰＩＣＵに転院させる必要はありません。大事なのは、その施設の管理レベルを超える状態になったときに、すぐにその子どもを受け入れるバックアップ体制があることです。病院間の連携を密にしておけば、やや重症な子どもを、家族にとって距離的に近いとか、よく知った先生がいるとかいう利点を生かしながら、ＰＩＣＵ以外の場所でも対応できるのです。

④ＰＩＣＵ医を育てる

これまでに述べたことを達成するためには、ＰＩＣＵ医が必要です。小児集中治療を実践するには、ＰＩＣＵ病床数に対し同じくらいの数のＰＩＣＵ医が必要なので、日本には４００人程度のＰＩＣＵ医が必要ですが、２０１５年の小児集中治療連絡協議会の調査によれば、日本全国にＰＩＣＵ医は１７４人しかいません。まだまだＰＩＣＵ医が不足しているのです。重要なことは、施設をつくることではなく、ＰＩＣＵ医を育てることなのです。

表　当センターのPICUの変遷

年	2010	2012	2015
患者数	319	366	607
人工呼吸患者数	248	277	402
ECMO患者数	2	7	10
他院からの搬送入院数	5	23	60
専属医師数	5	8	11

大阪における当センターPICUの役割（重篤小児患者受入ネットワークの拠点病院）

大阪府の統計によれば、２０１５年の大阪府の５歳未満の死亡率は出生１０００人当たり、２・５人であり（全国２・７人）、１〜４歳に限っても０・７人（全国０・８人）で、一定以上の水準には到達しているといえます。しかし、さらに死亡率を改善するために、all Osakaで大阪の子どもたちを守る体制が作られ始めています。

重篤な子どもに対する大阪府と当センターの動きとしては、２０１２年５月に、「大阪府重症小児救急患者への医療提供体制検討会」が設置されたことに始まります。この検討会からの提言は、既存の施設を利用し、それぞれの長所を最大限に活用し、ネットワーク化し、大阪全体で子どもたちの命を守っていくというものです（図５）。この提言後、大阪の多くの小児病院が関連する重篤小児患者受入ネットワークが立ち上がりました。

現在当センターは、大阪市立総合医療センターとともに、そのネットワークの中で重篤小児患者拠点病院として活動しています。当センターのＰＩＣＵでは、このネットワーク開始後、徐々に他院からの搬送受入数が増加しています（表）。今後も、大阪の重篤な子どもたちを１人でも多く救い、１日でも早く元の元気な状態に戻すために、私たちは大阪の小児医療に貢献していきます。

パート
1

OGCSとNMCS——妊婦と新生児の搬送システム

産科 主任部長 光田《みつだ》 信明《のぶあき》　新生児科 主任部長 和田《わだ》 和子《かずこ》

OGCSって何ですか？

ＯＧＣＳは産婦人科診療相互援助システムのことです。大阪府では１９８７年から活動を開始していますので、今年で満30年です。このシステムは、お産で問題が発生した場合や、妊娠中に妊婦さん・赤ちゃんが急変した場合に専門的な病院に紹介する体制です。現在、大阪府には６か所の総合周産期センターと18か所の地域周産期センターがあります。ＯＧＣＳにはこの24か所とその他11か所の病院が加盟しており、24時間３６５日稼働しています。

１か所の施設ですべての患者さんを診ることはできませんので役割分担があります。１０００g未満の赤ちゃんの場合、心臓病の赤ちゃんの場合、妊婦さんが病気の場合と、状況に応じて受け入れ病院が決まります。本来ならば、１１９番通報で救急隊がやってきて適切な施設に搬送されるのが理想です。しかし、お産関連の妊婦さん、赤ちゃんの緊急時に、１１９番の消防で受け入れ病院を決めていくことは困難です。そこで、都道府県単位で地域の実情にあった母児搬送システムが必要になり、大阪府の妊婦さんのための救急システムがＯＧＣＳです。全国で一番古くから活動しており、実績（年間の母体搬送は約２０００件）をあげています。大阪府内すべての妊婦さん、赤ちゃんの頼りになる組織です。

ＯＧＣＳの中での当センターの役割とは？

ＯＧＣＳが開始されたときから、当センターはその中心となり、ほかのＯＧＣＳ加盟病院との各種調整の役割も担っています。年間の受け入れ件数も約２５０件でトップクラスの実績です。

当センターは、大阪府で最初に総合周産期センターの認定を受けました。総合周産期センターというのは妊婦さん・赤ちゃんに高度な周産期医療を提供できる施設です。一般の産科施設以外に、ほかの周産期センターからの緊急搬送も多数受け入れています。また、他府県からの胎児医療のための緊急搬送依頼にも対応しています。さらには、ほかの周産期センターで母体搬送の受け入れが困難な場合には、その妊婦さんの受け入れ先の病院を探す役目をしています（年間、約２００件）。

ＮＩＣＵ（新生児集中治療室）って何ですか？

リスクのある赤ちゃんを24時間３６５日守ります。

ＮＩＣＵとは、生まれた直後から高度な医療が必要な赤ちゃん、すなわち、早産、低出生体重児、呼吸障害、感染症、先天性心疾患や新生児外科疾患、低酸素性虚血性脳症《きょけつせいのうしょう》（いわゆる仮死《かし》）などの赤ちゃんを治療するところです。ＮＩＣＵでは最新の高度な医療機器を整備し、24時間体制で常時、専任の医師、看護師が治療にあたります。

現在は、全国に周産期医療ネットワークが構築されており、出生1000に対して約3床のNICUが整備されています。

NMCSって何ですか?

NMCSとは、新生児診療相互援助システムのことです。大阪府ではNICUを持つ28の施設が連携し、NMCSとして活動しています。

NMCSの設立は1976年です。ハイリスクの赤ちゃんを必ずNICUに受け入れ、救うことに情熱を傾けた大阪府にある7施設の医師たちが、情報を集め、新生児専用車で搬送したのがはじまりです。NMCSは、非常にうまく運営され、全国の先駆けとなり、その後、日本の新生児医療の発展に大きく寄与しました。

NMCSの中での当センターの役割とは?

当センターもNMCSの基幹施設です。多くのハイリスク新生児を受け入れるだけでなく、情報センターとして搬送要請と入院先をマッチングさせ、新生児専用車での搬送を行い、大阪の新生児医療に貢献してきました。

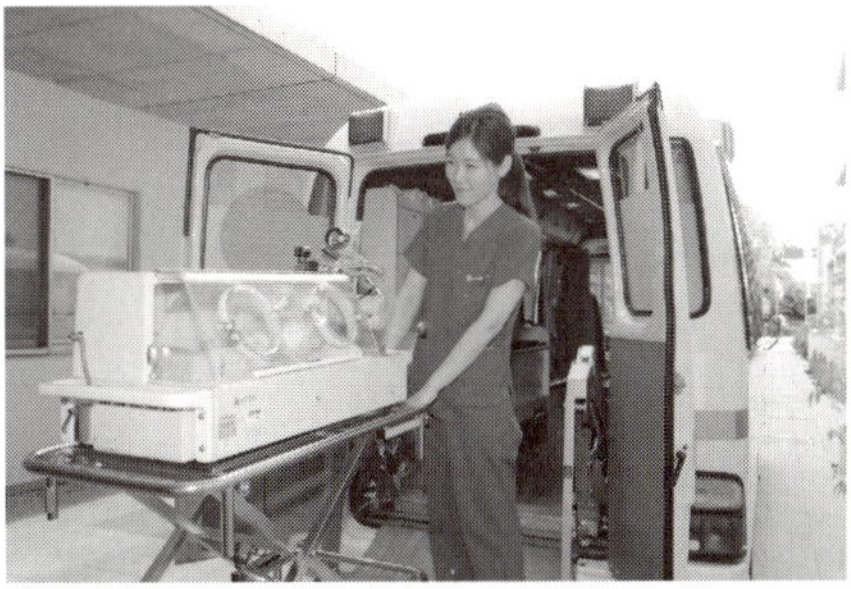

図　新生児を運ぶドクターズカーと搬送用保育器

新生児搬送、三角搬送とは?

ハイリスク新生児の搬送には、新生児診療を専門とする医師と保育器を搭載できる専用の救急車が必要となります。現在は、周産期センターで診療すべき症例は、あらかじめ母体紹介、母体搬送されることが増えてきましたが、それでも予期せぬハイリスク新生児が減ることはありません。分娩を取り扱う施設から要請があれば、できるだけ早く迎え搬送に出動します。救急車には、診療に必要な薬剤や呼吸器を含む医療機器を備え、搬送中から診療を開始できるようになっており、動くＮＩＣＵと呼ばれています（図）。もし自施設のＮＩＣＵが満床で、受け入れが困難な場合は、ＮＭＣＳ内で空床がある施設に運びます。例えば、当センターの救急車がＡクリニックから呼吸障害の赤ちゃんをＢ病院のＮＩＣＵへ搬送する、という場合です。これを三角搬送と呼びます。

ＮＭＣＳでは、２０１６年の1年間で８４５件の新生児搬送が行われ、このうち当センターでは１８２件、うち三角搬送は79件でした。こうして、大阪府下のハイリスク新生児は、遅くても約2時間以内には、必ずどこかのＮＩＣＵに入院することが可能となっています。

このようにＮＭＣＳは、大阪の新生児医療のため、互いに協力しあって日々努力を積み重ねています。

パート
1

在宅医療(Home medical care)

患者支援センター センター長 位田《いだ》 忍《しのぶ》 患者支援センター 副看護師長 峯《みね》 一二三《ひふみ》

在宅医療とは

在宅医療とは、患者さんとその家族のQOL(生活の質)の向上を目的として、自宅で適切な医療と医療的ケアを行うことです。

医療的ケアとは、経管《けいかん》栄養や吸引など、患者さんの日常生活に必要な医療的な生活の援助行為であり、治療行為としての医療とは区別しています。病院での「安全」であること主体から「生活や成長発達」の視点も取り入れた医療体制が在宅医療です(図1)。

在宅医療を受ける子どもが急増しています

医療技術の進歩に加えて、国が「慢性の疾患や障がいを持った子どもたちや成人ができるだけ住み慣れた場所で自分らしく生きる」在宅医療を推進していることもあり、医療的ケアが必要な在宅患者さんは急増しています。大阪府内での重症心身障がい児者数は2015年7月1日の時点で8284人で、その90%以上が在宅生活をしています。

全国で医療的ケアが必要な子どもたちが急増しています。当センターでもNICU(新生児病棟)から慢性肺疾患、染色体異常、重度先天性障害などを持つ子どもたちがそれぞれの地域に戻り、小児病棟から先端医療で救命された先天性心疾

図1　医療ケアが必要な子どもたちへの在宅医療支援に求められるもの

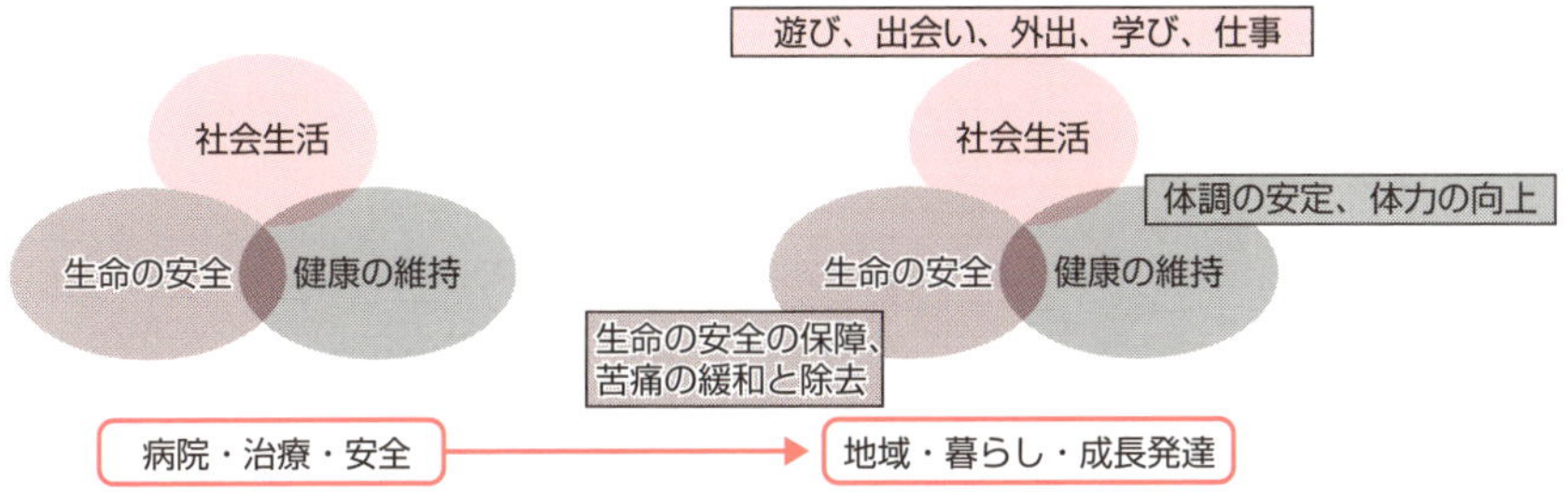

患、ヒルシュスプルング類縁疾患、短腸症候群などを持つ子ども、ミトコンドリア病などの代謝異常症や先天性免疫疾患を持つ子ども、溺水などの事故から救命されたものの、後遺症を残した子どもたちが退院して地域に戻ります。また、このような子どもたちが成長し20～30歳代になると、気管切開や呼吸器などの医療的ケアが必要になります。

3次病院である当センターを退院し在宅医療を行っている子どもたちの数も年々増えて、在宅呼吸器患者数は60人に達しています（図2）。

大阪府の小児在宅医療政策のための事業に協力しています

たくさんの子どもたちが医療的ケアを受けていることから、在宅医療はもはや個人の問題ではなく、政策としてのルールが求められます。

医療的ケアには気管切開、人工呼吸器、導尿、経管栄養、酸素療法、腹膜透析などがあります。以前から福祉関係・看護関係・医師会関係・教育関係などそれぞれの関係機関がいわば「縦割り」の制度と活動で医療的ケアを支えてきました。しかし、医療が複雑化し、1つの機関だけでは十分に医療への対応ができなくなり、また病院の医療だけでは在宅生活を支えることもできなくなっています。在宅医療の子どもと家族にとって大阪が住みやすく、生きやすくなるための「横糸の役割」を担う組織や体制が必要です。

当センターは大阪府の事業に協力し、その結果が大阪府の政策に反映されてい

図２　当センターの在宅医療患者数の推移

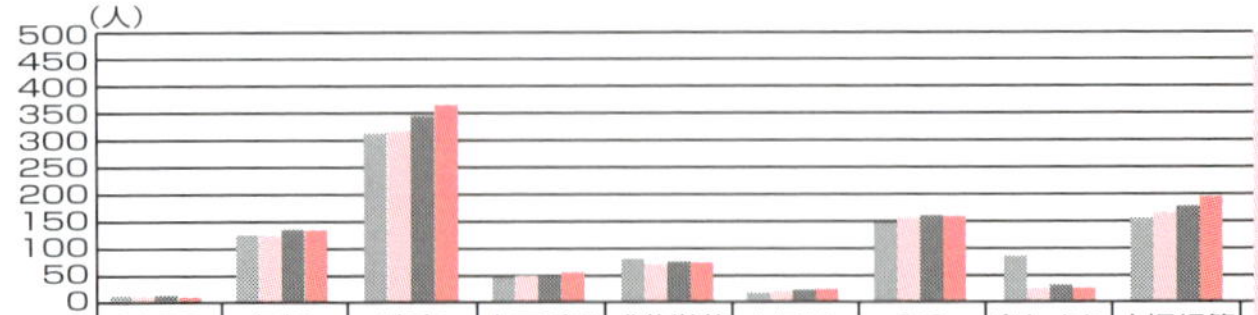

	CAPD	気切	酸素	人工呼吸	成分栄養	HPN	CIC	寝たきり	小児経管
2012	14	126	315	47	82	20	149	88	158
2013	14	127	320	49	74	24	160	32	172
2014	14	137	346	53	77	25	164	35	181
2015	13	138	367	60	76	27	164	32	199

栄養療法
334 ／ 1076 名

酸素療法を除くと
709 名 47％に
栄養療法が必要

ます。在宅医療について、横糸の役割と体制を２００９年から６年かけて検討しました。そして、「高度専門病院における小児在宅移行支援体制を整備する事業」として、府内の高度専門５病院（高槻病院、淀川キリスト教病院、愛染橋病院、大阪市立総合医療センター、大阪母子医療センター）の多施設、多職種チームで話し合いを重ね、２０１４年にその成果を「大阪発～こないするねん！ 小児在宅医療移行支援」という具体的な支援方法にまとめました。その結果は大阪府のホームページに掲載しています。

この事業を通して、医療（医師、看護師）と福祉（医療ケースワーカー）や心理士による応援チームが子どもや家族の相談にのること（エンパワーメント）や、地域の医療・教育・福祉機関と連携し、コーディネートすることで高度の医療的ケアを必要とする子どもが家に帰ることを後押し、在宅医療生活を支えるのに役立つことが分かりました。

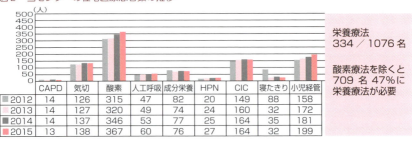

「大阪発～こないするねん！ 小児在宅医療移行支援」パス利用による効果

この横糸を分かりやすく見える化するツールとして、小児在宅医療移行支援パスを作成しました（図３）。パスの構成として、縦軸は関係諸機関、横軸は諸機関の意思統一のためのカンファレンスをもとにした時間軸であり、多職種の関係者

図3　小児在宅医療移行支援パス

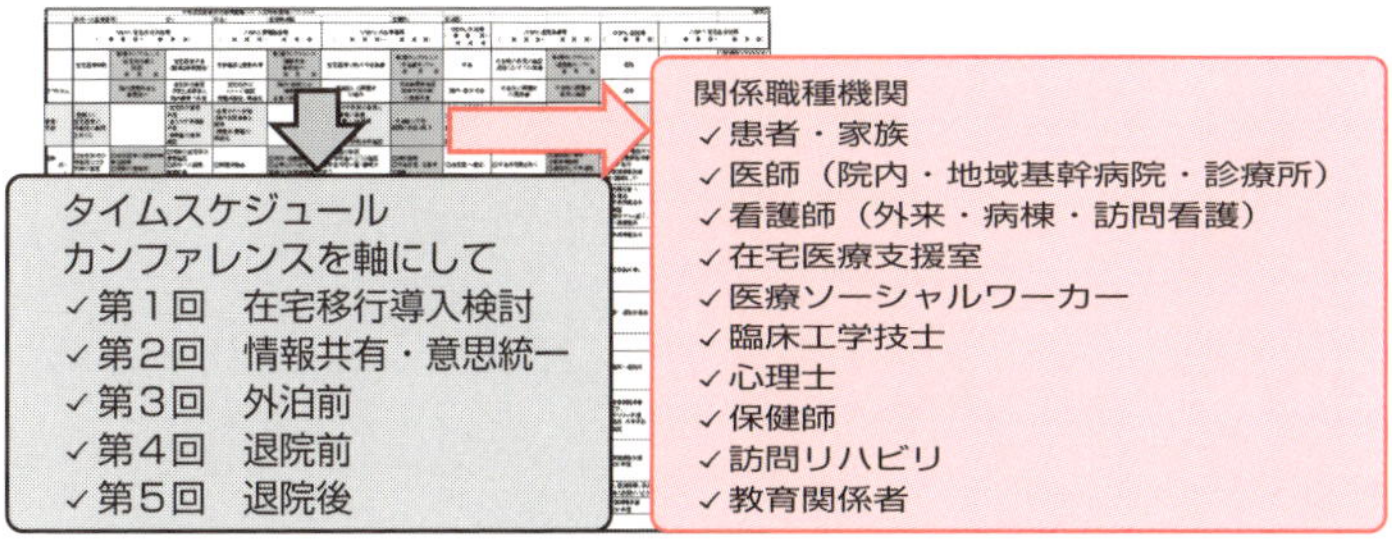

が、いつ何をしたらよいかを示したものです。患者さんが入院生活から在宅生活に軟着陸して、生活していくことを支えるための、いわゆるロードマップです。

パスのメリットとして初期の段階で情報共有ができ、それぞれの役割が決まっているので、無駄な動きがない、今後の見通しが立つ、ケアの標準化ができて、経験の少ない関係者でも在宅移行支援ができる、臨床心理士などが相談にかかわることにより、家族や患者さんの思いをより深く理解できる、入院中から地域のかかわりがあるので、退院後の家族の不安が軽減できるなどがあります。

実際に多職種の応援で、より早期の退院が可能となり、6か月以上の長期入院の子どもは減少し、入院から2年までにはほぼ全員が退院し在宅に移ることができています。退院後の調査からも、家で一緒に過ごせる、自分で子どもの世話ができる、家に帰れるような状態(安定したこと)になったこと、子ども(子どもの表情)が楽しそうにしている、子どもの変化・成長がみられる、兄弟姉妹の交流が増えたなどの意見がありました。

大阪小児在宅医療連携協議会主催「大阪小児在宅医療を考える会」

大阪府内で小児の在宅医療にかかわる医療・福祉・教育・保健機関が一堂に会してテーマに沿って意見交換し、お互いの立場を知りつつ連携を図ることで「横糸の役割をする」を目的に2011年から年1回開催しています。「在宅医療の標準化」「地域連携と役割分担」「医療と福祉の連携」「学校教育」などをテーマにして、毎年200人ほどの参加があります(図4)。

在宅医療継続支援の課題

在宅医療では、24時間365日の在宅ケアが必要であり、家族がこれを担っています。安全と安心な地域生活のために、家族の休憩と定期的な医療評価が必要です。レスパイト(家族の一時休息)の体制整備、在宅かかりつけ医・訪問看護の決定、重症の感染症や急変時の受け入れ体制の確立、障がい児から障がい者へのスムースな移行のためのネットワーク作りなど、継続的な支援が必要です。

大阪府重症心身障がい児者とその介護者を支える仕組み

重症心身障がい児者地域ケアシステムには、医療・福祉・保健などさまざまな分野をつなぐネットワークが必要であり、個別ケア会議を支えるための市町村域、さらに医療基盤整備の基本である2次医療圏域での重層的なケアシステムの整備が必要です。保健所管内で多機関が集まる会議が開かれており、当センターの患者支援センターも積極的に参加し、多機関と顔の見える連携をしています。

図4　小児在宅医療の応援団

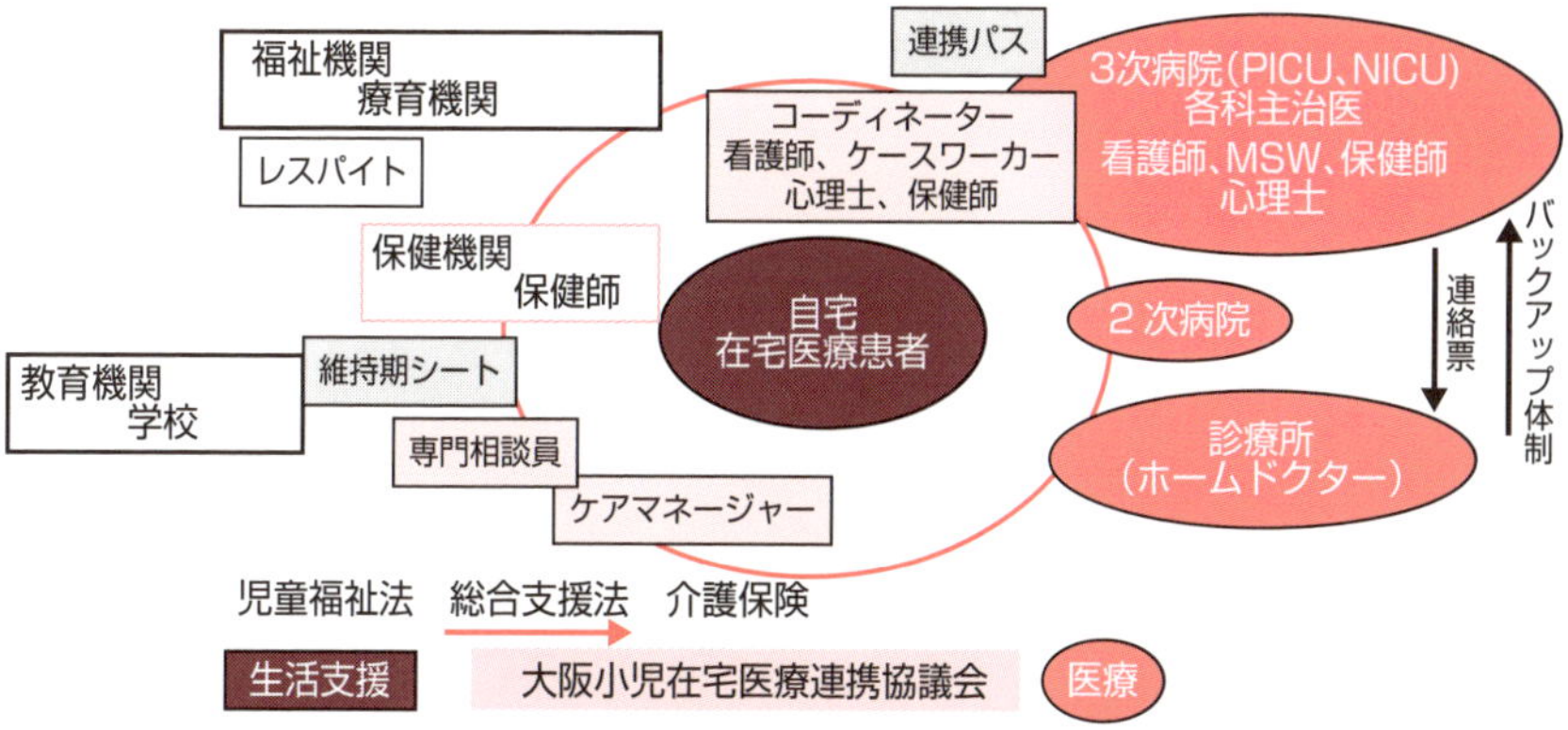

患者支援センター在宅医療部門の役割

患者支援センター在宅医療部門は、大阪府の小児在宅医療支援の中心的役割を担っています。医療的ケアが必要な患者さんの生命を守り、体力をつけて健康増進を促し、そして家族とともに充実した在宅生活を支えるために多職種チームで応援しています。

また、多機関多職種の間のコーディネートの役割を担い、子どもとその家族の在宅医療や在宅生活での困ったことなどに対する解決策を一緒に考えています。具体的には、①看護師による在宅療養での手技や在宅で使用する必要物品の相談、②在宅かかりつけ医や訪問看護ステーションとの連携、③心理士による心や発達の相談、④医療の枠を超えた「医療－福祉－教育－保健」諸機関との連携のための在宅医療研修会の開催、保健機関の連携会議や検討会に積極的に出席しています(図4)。

パート
2
最先端・高度な医療

パート2

胎児治療から新生児医療につながるよそではできない治療

産科 副部長 金川《かながわ》 武司《たけし》　部長 石井《いしい》 桂介《けいすけ》

先天性疾患（赤ちゃんの病気）の頻度と診断方法

どのお子さんも、何らかの生まれもっての病気（先天性疾患または胎児疾患といいます）の可能性が3～5％あります。この頻度《ひんど》は、母親の年齢によって大きく変化しません。母親が高齢になると、胎児の染色体異常が増加することがクローズアップされていますが、染色体異常は先天性疾患のごく一部の原因でしかありません。また、35歳になると急激に増加するわけでもありません。先天性の病気の原因は（図1）、ほとんどが母親の年齢に関係ありません。

先天性の病気は、主に超音波検査で診断されます。超音波とは、音の中でも非常に高い振動数のもので、ヒトの耳では聞くことができません。超音波検査は、超音波をお腹《なか》から当てて赤ちゃんにぶつかったときの反射を利用することにより、見えない胎児を画面に可視化するものです。

日本では、妊婦健診のときに、毎回のように超音波検査が行われています。しかし、短時間の検査では胎児の病気を診断することは難しく、生死の確認や推定体重の計測しか行っていない、もしくは、サービスで行われています。

当センターは、毎回の超音波検査を行っていませんが、希望者に妊娠中期（妊娠18～20週）と後期（妊娠26～32週）に20～30分かけて、先天性の病気がないか、じっくり観察しています。これは、ほかの病院にはない特徴の1つです。超音波検査で、すべての病気が分かるわけではありませんが、50～80％の疾患を生まれる前

院外で検診・分娩を考えている妊婦さん向け精密超音波外来

- 当センターでは、センター以外で健診・分娩を考えている妊婦さんも、胎児精密超音波検査を受けることができます。
- 精密超音波検査とは、超音波診断装置を使用して、赤ちゃんの発育をみたり、羊水量を計測したりすること以外に、赤ちゃんの形態的な異常を発見することで、出生前後の管理・治療につなげることを目的とした検査です。もし、生まれてすぐに治療を必要とする病気がある場合は、生まれる前から万全の準備をして出産することができるので、生まれて調子が悪くなってから慌てて救急車で搬送される、という事態を避けることができます。
- 対象となる妊娠週数は、妊娠 24 ～ 30 週です。単胎で 9600 円です（自費診療になります）。
- 検査は予約制です。当センターの産科セミオープン登録施設を受診されている方は、担当医師を通して予約してください。もしくは、直接、当センターの患者支援センターで予約をとってください。

に見つけることができます。後述する胎児治療の対象となる病気は、超音波検査により見つかり、診断が行われています。

胎児治療とは

胎児治療とは、文字通り、お腹の中の胎児（赤ちゃん）に対して行う治療です。しかし、胎児を直接みることも、触ることもできません。そのため、超音波装置ガイド下や胎児鏡を用いて、間接的に胎児をみながら行います。

胎児治療の対象となる病気は、胎児期に進行し、無治療だと救命が困難なものです。胎児治療によって、赤ちゃんのお腹の中で治ってしまう、もしくは、出生後スムーズな治療に結びつくことができるようになります。しかし、健康な母体にも侵襲《しんしゅう》（体への負担）が加わるため、どの病気にこの治療を行うかは慎重に決める必要があります。

胎児治療ができる施設は全国にあまりありません。当センターは胎児治療ができる、数少ない施設の１つです。実際に、当センターで行っている胎児治療の一部を紹介します。

胎児鏡下レーザー凝固術

胎児鏡を用いて、レーザー光線で胎盤の吻合《ふんごう》血管（２人の胎児の血管が胎

図１　先天性疾患の原因

・出生児の３～5%は、先天性疾患を認める
・先天性疾患の中で染色体疾患によるものは 25%程度
・ほかに、単一遺伝子疾患、多因子遺伝、環境・催奇形因子などの影響が推定されている

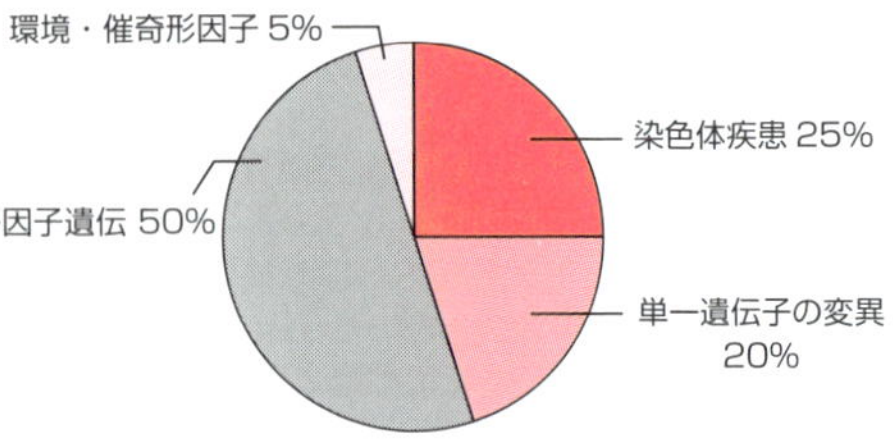

先天性疾患の内訳
（『産婦人科診療ガイドライン 産科編 2017』をもとに作図）

盤の中でつながっていること）を凝固することで血液の移動をとめる治療法です。治療の対象になる主な病気は、妊娠26週未満の双胎間《そうたいかん》輸血症候群です。

●**双胎間輸血症候群（ＴＴＴＳ／Twin-twin transfusion syndrome）とは（図２）**

ＴＴＴＳは、双胎妊娠（ふたご）の中でも一絨毛膜《いちじゅうもうまく》双胎のみに起こる病態です。一絨毛膜双胎とは、１つの胎盤で２人の胎児を育てている双胎のことです。この場合、それぞれの胎児の血管が胎盤の中で複数つながっています（吻合血管）。複数の吻合血管を介して、お互いの血液が両方の胎児の間を行ったり来たりして流れています。このバランスが崩れ血液の移動が一方向に偏ったときにＴＴＴＳが発症します。一絨毛膜双胎の約10％に起こります。もし、妊娠の早い時期に起こり、無治療の場合は、救命が非常に困難になります。また、救命できても神経系の後遺症が起こることがあります。診断は超音波検査で行い、一絨毛膜性双胎で、かつ、羊水過多と羊水過少が同時に認められる場合にＴＴＴＳと診断されます。

●**治療の流れ**

胎児鏡下レーザー凝固術（図３）の方法は、硬膜外麻酔をした後、母体のお腹の皮膚を約５㎜切開し、受血児（血液を過剰に受け取っている方の胎児）の羊水のスペースに金属の管《くだ》（トロッカー）を挿入します。トロッカーから胎児鏡を挿入し、胎盤表面の吻合血管をレーザー光線にて凝固します。すべての吻合血管を凝固した後に、羊水を除去して終了します。手術時間は30分～2時間程度です。

治療が成功した場合、妊娠が継続可能となり、胎児の救命率は改善し、神経学的後遺症は減少します。少なくとも１人の赤ちゃんを救える確率は95％です。２

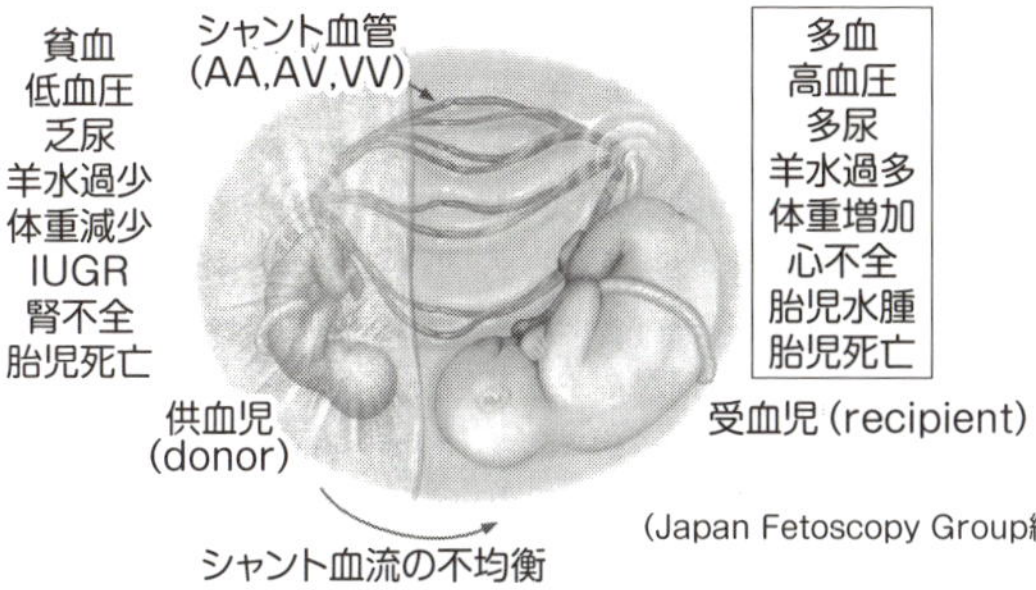

図2　双胎間輸血症候群の病態

（Japan Fetoscopy Group編著、『一絨毛性双胎 基本からのUpdate まで』、メジカルビュー社、2007年、p41より転載）

人の赤ちゃんを救える確率は75％です。出生後の赤ちゃんの神経系に後遺症が出る確率は約2〜6％です。

主な合併症（副作用）として、早産、子宮からの出血、吻合血管の遺残、技術的困難のため手術ができないなどがあります。また、術後に流産となることが約5％あります。

●対象疾患が広がる胎児鏡下レーザー凝固術

胎児鏡下レーザー凝固術は、2012年から保険適用となり、一般的な治療法として認められました。また、健康保険の対象外ですが、妊娠26〜27週のTTTSや重症胎児発育不全を伴う一絨毛膜双胎にも胎児鏡下レーザー凝固術を行い、一定の治療効果があることが分かってきています。

胎児シャント留置術

胎児シャント留置術とは、細いチューブで胎児の体の中に溜《た》まった不要な水を、体の外に出す治療のことです。治療の対象になる主な病気は、胎児胸水や胎児水腫《すいしゅ》です。

●胎児胸水、胎児水腫とは

胎児胸水はさまざまな原因により、胎児の胸に水分が貯留する病気です。胸部だけでなく、腹部（腹水）や皮下（皮下浮腫《ふしゅ》）などの2か所以上で、水分が貯留した場合を胎児水腫といいます。胸水の貯留は肺や心臓を圧迫し、肺の発育を阻害したり、心臓へ

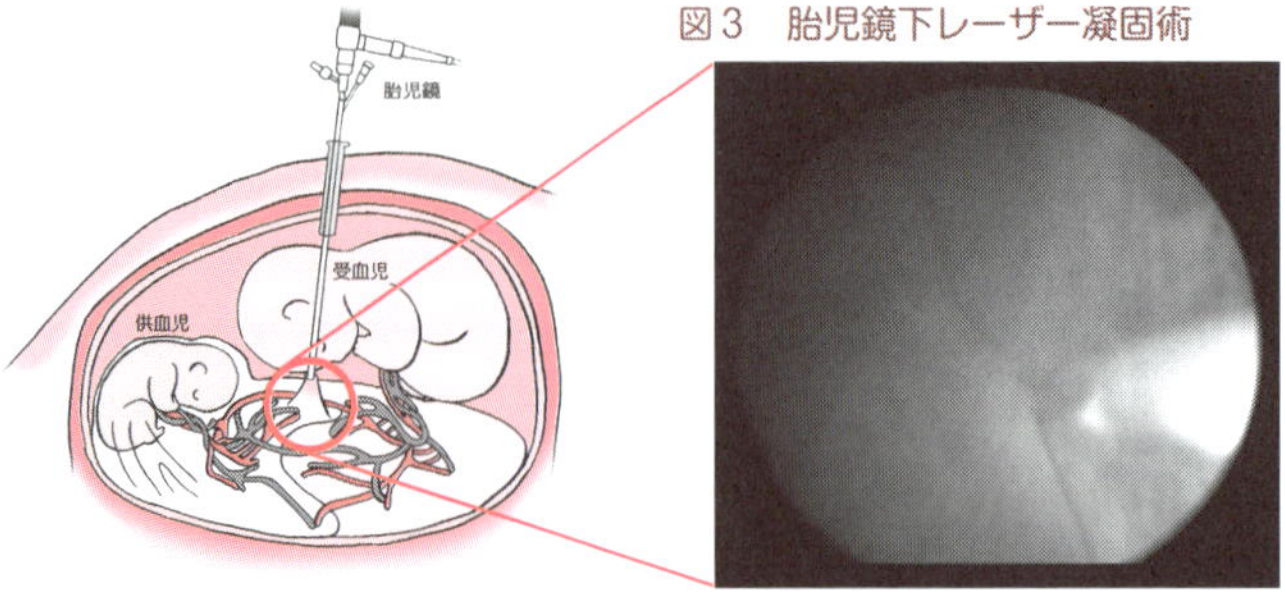

図3　胎児鏡下レーザー凝固術

の血液の戻りを阻害し心不全の原因になったりします。妊娠早期に起こり、無治療では胎児をほとんど救命できません。また、胎児期をなんとか乗り越えても、肺の圧迫による肺低形成（肺の発育不良）が起こり、現在の治療でも出生後の救命が困難な状態になります。胎児胸水や胎児水腫の発症は、胎児の生命が非常に危険な状態です。

●治療の流れ

一定期間、胎児胸水の増減を観察します。自然に胸水が治る場合が約10〜20％あります。しかし、胸水が増悪する場合や持続的な肺の圧迫により、肺低形成が予測される場合には、局所麻酔下に胎児の胸に針を穿刺《せんし》して胸水を抜きます。これを胸水穿刺といいます。胸水穿刺により、胸水の性状が分かり、原因を推定することができる場合があります。また、一度の胸水穿刺により、状態が改善して治ることもあります。しかし、ほとんどの場合は、1週間以内に元の量に胸水がたまってきます。その場合は、胎児シャント留置術（胎児胸腔《きょうくう》－羊水腔シャント留置術、図4）の適応になります。

方法は、硬膜外麻酔や局所麻酔をした後、まず母体のお腹を通して胎児胸腔に1.6㎜のプラスチック製の管（外套《がいとう》）を挿入します。次に、外套を通してシャントを胎児胸部に留置します。手術の時間は通常は30分〜1時間程度です。

治療が成功した場合、生存率は約80％、胎児水腫では約70％が期待できます。主な合併症（副作用）として、破水、早産、シャントチューブの脱落、技術的困難のため手術ができないなどがあります。

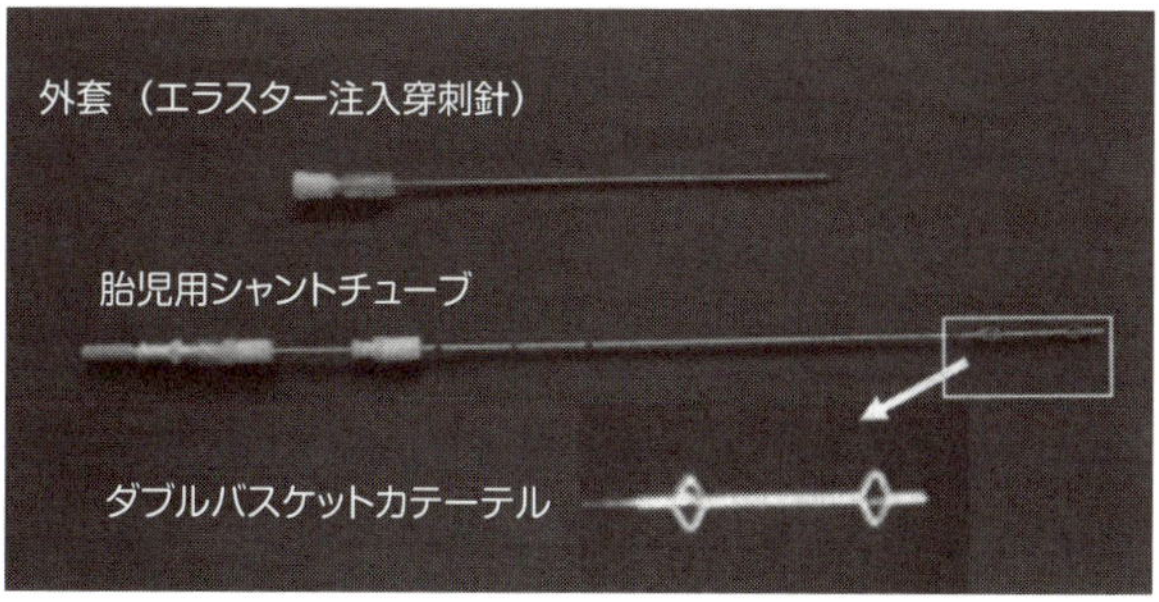

図4　胎児シャント留置術

ラジオ波血流遮断術（RFA／radiofrequency ablation）

ＲＦＡ（radiofrequency ablation／ラジオ波焼灼術）とは、母体腹壁から針を進めてラジオ波を流し血管の血流を遮断する治療法です。治療の対象になる主な病気は、妊娠26週未満の無心体（ＴＲＡＰ／twin reversed arterial perfusion sequence）です。

無心体とは、一絨毛膜双胎に由来する稀《まれ》な合併症の1つで、1つの胎盤に正常児と心臓機能のない無心体が発育したものです。正常児と無心体の間には胎盤の血管吻合があるため、正常児の心臓が余分に働き続けることで、無心体の発育が続くことがあります（このため正常児は「ポンプ児」と呼ばれます）。この状態が続くと、正常児は多尿による羊水過多や、過剰な心負荷による胎児心不全に陥ることがあり、正常児の生存率は50％未満といわれています。ＲＦＡにより、正常児の生存率は90％以上と報告されています。

臍帯穿刺・胎児輸血

臍帯《さいたい》穿刺とは、胎児の臍帯に細い針を穿刺して、胎児血液を採取することです。また、胎児貧血と診断された場合に、臍帯を通して輸血することを胎児輸血といいます。主な対象疾患は重度の胎児貧血で、その原因として血液型不適合妊娠、

図5　EXIT風景（気道確保できたところ）

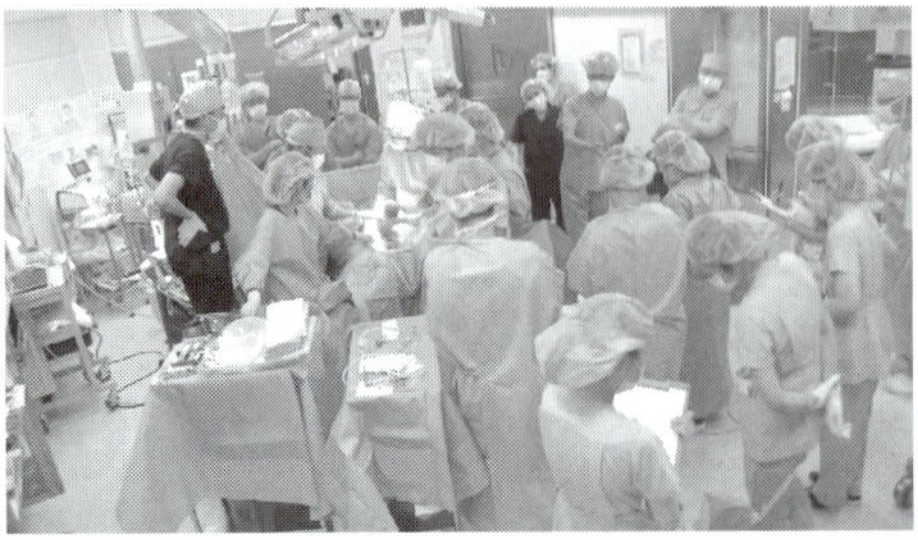

ウイルスによる胎児貧血、母胎間輸血症候群があります。

ここでは、血液型不適合妊娠による胎児貧血については解説します。通常、母体と胎児の血液は混ざり合うことがありません。しかし、何らかの拍子に血液型が違う胎児の血液が母体の体に混じってしまうことがあります。すると、母体に抗体（体に入った異物にくっつき破壊する）が作られます。この抗体が胎盤を通して胎児に入り、赤血球を壊し、胎児が貧血になってしまいます。これが、血液型不適合妊娠による胎児貧血のメカニズムです。重症の場合、胎児水腫になり亡くなることがあります。

血液型不適合の可能性がある場合、抗体量や超音波検査による中大脳動脈の血流速度を計測することにより、胎児貧血の可能性を定期的に調べます。そして、胎児貧血が疑われる場合には、臍帯穿刺によって貧血を診断し、重度の貧血が確認された場合は、胎児輸血を行います。胎児輸血により、生存率は90％以上と報告されています。

経胎盤抗不整脈治療

母体に不整脈を抑える薬を投与して、胎児の不整脈を止める治療です。主な対象疾患は頻脈《ひんみゃく》性不整脈です。頻脈性不整脈とは、胎児心拍数が正常上限である１６０回／分以上の場合をいいます。もし、胎児心拍数が１８０以上を持続する場合は、胎児水腫に進行して、出生前や生後すぐに亡くなることがあります。経《けい》

表　胎児治療の対象疾患、病態、治療法（下線は、当センターで行っている治療）

疾患	病態	治療法
胎児頻脈	不整脈	経胎盤抗不整脈薬
胎児貧血	貧血	胎児輸血
胎児胸水・胎児水腫	胸水による圧迫	胸腔・羊水腔シャント留置術
双胎間輸血症候群	胎盤吻合血管	胎児鏡下レーザー凝固
無心体双胎	逆行性臍帯血流	超音波下ラジオ波凝固
下部尿路閉鎖症	腎不全、肺低形成	膀胱・羊水腔シャント、胎児膀胱鏡下弁解除術
先天性肺気道奇形（CPAM）	腫瘍による圧迫	嚢胞・羊水腔シャント、直視下 CPAM 切除、経母体ステロイド投与
先天性横隔膜ヘルニア	肺低形成	胎児鏡下バルーン気管閉塞
仙尾部奇形腫	腫瘍内シャントによる高拍出性心不全	超音波下ラジオ波凝固、直視下腫瘍切除
左心低形成	大動脈狭窄	超音波下大動脈弁拡張術
脊髄髄膜瘤	脊髄障害	直視下髄膜瘤修復、胎児鏡下髄膜瘤修復

胎盤抗不整脈薬投与により、約80％の胎児で頻脈性不整脈が消失したと報告されています。不整脈が治ることにより、早産や帝王切開を減らすことができ、より良い状態で出産が可能になります。ただし、健康な母体へ薬剤を投与するため副作用の出現には十分な注意が必要です。

子宮外胎盤循環下胎児治療（EXIT／Ex utero intrapartum treatment）

ＥＸＩＴとは帝王切開を行い、胎児の上半身だけを子宮外に露出し、腹部や下半身を子宮内に止めたままで、すなわち胎児は臍帯を通じて母体から酸素をもらっている状態で、気道を確保（例えば気管切開）し、その後に胎児を娩出させる手技のことをいいます（図５）。主な対象疾患は、胎児の気道閉鎖や頸部《けいぶ》腫瘍による気道の圧迫により、出生後直ちに呼吸ができない病気です。

先天性の疾患（病気）はたくさんあります。実は、これらの疾患の中で胎児期に治療が可能な疾患はごくわずかです。しかし、これらの疾患は、今まで治療ができなかったため、胎児は出生前もしくは出生後しばらくして亡くなっていましたが、胎児治療によって、救命できるようになってきました（表）。当センターでは、新生児科、小児外科、小児循環器科、泌尿器科、麻酔科、集中治療部と連携して胎児治療を行っています。

パート
2

流産や早産を経験したことのある妊婦さんへ

産科 副部長 林《はやし》 周作《しゅうさく》　主任部長 光田《みつだ》 信明《のぶあき》

流産と早産

新しい命は受精卵から始まり、子宮の中で成熟した赤ちゃんに育ってから、通常、妊娠37週以降に生まれてきます。それよりも早い時期に未熟な赤ちゃんが生まれてくることを早産といいます。また、赤ちゃんが子宮の外では生きていけない時期（妊娠22週未満）に子宮の中から出てきてしまうことや、子宮の中で心臓の動きが止まってしまうことを流産といいます。

流産や早産は決してめずらしいことではありません。妊娠した女性の6人に1人には流産が起こってしまいます。また、赤ちゃんの20人に1人は早産の時期に生まれてきます。流産や早産の原因はさまざまですが、原因によっては予防が可能な場合があります。当科では流早産予防外来を開設して、反復流早産（流産や早産を繰り返すこと）の予防治療を行っています。

流産の種類と不育症

流産は時期によって、早期流産（妊娠12週未満）と後期流産（妊娠12週以降）に分けられます。また、早期流産を初期流産ということや、妊娠中期（妊娠14週以降）の流産を中期流産ということもあります（図1）。

2回の連続した流産を反復流産、3回繰り返す流産を習慣流産といいます。不

図1　流産と早産の時期

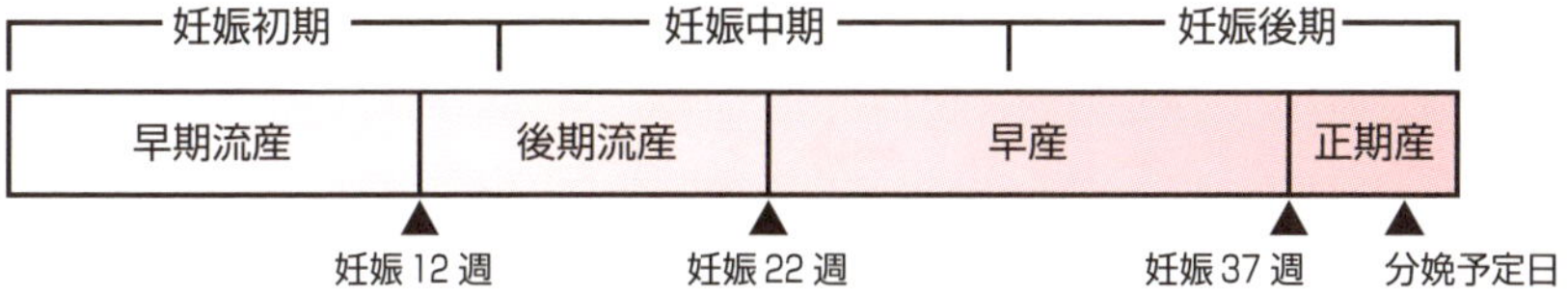

育症は反復流産・習慣流産に加えて、死産や新生児死亡を繰り返したために子どもを持てない場合を含んだ病名です。

流産の原因とリスク因子

早期流産の原因で最も多いのは受精卵の染色体異常です。受精卵の染色体異常の多くは、卵子もしくは精子の染色体数にずれが生じることによって起こります（図2）。卵子もしくは精子の染色体数のずれは、誰にでも偶然に起こり得ることですが、女性の年齢が高くなるにつれて起こりやすくなります。また、夫婦のどちらかに均衡型相互転座という染色体の特徴がある場合には、染色体異常による流産が起こりやすくなります。受精卵に染色体異常がなくても、胎児の病気のために流産となってしまうこともあります。

受精卵・胎児に原因がなければ、母体に早期流産の原因があるのではないかと疑います。母体の糖尿病、甲状腺の病気、膠原病《こうげんびょう》、血栓《けっせん》形成傾向、子宮筋腫《しきゅうきんしゅ》や子宮奇形があると流産が起こりやすくなることが知られています。また、たばこを吸うと流産率が上がります。しかし、抗リン脂質抗体症候群を除くと、これらの病気を持つ女性やたばこを吸う女性が必ずしも高い確率で流産してしまうわけではありません。抗リン脂質抗体症候群は、抗リン脂質抗体（細胞の膜をつくるリン脂質やリン脂質と結合する蛋白質《たんぱくしつ》に対する抗体）が流産や血栓症（血管の中で血が固まる病気）などを起こす病気です。不育症の検査を受けた女性の1割に抗リン脂

図2　卵子・精子と受精卵の染色体

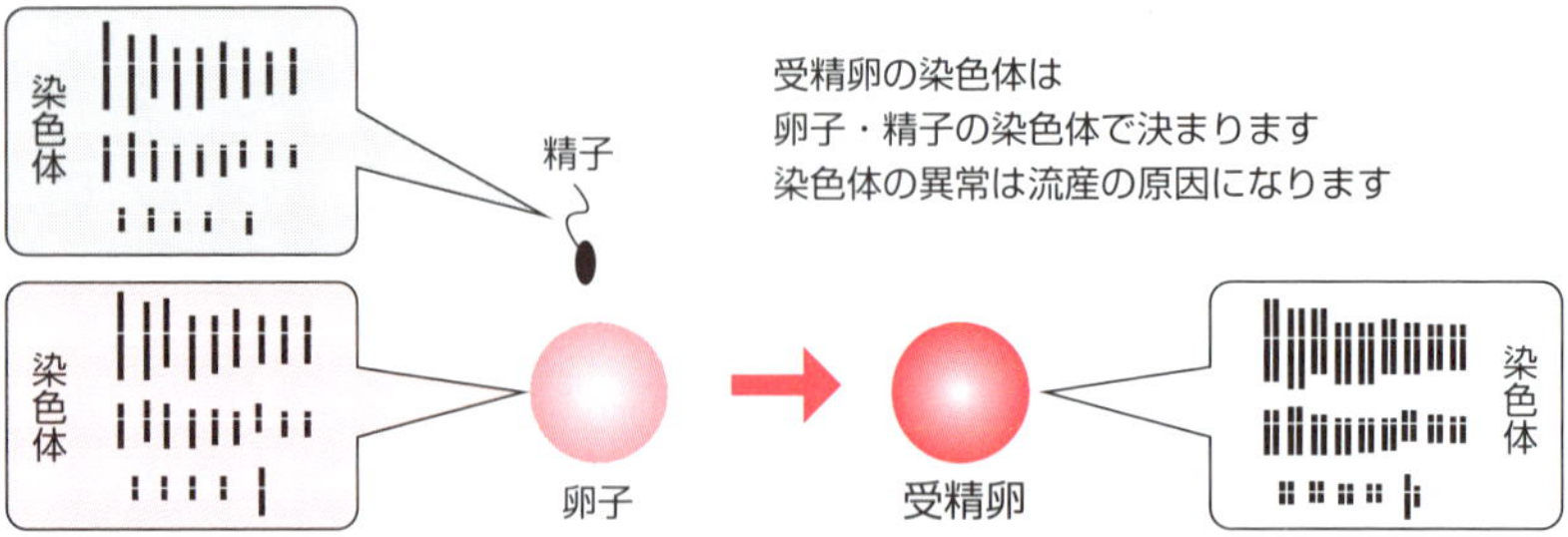

染色体
精子
染色体
卵子
受精卵
染色体
受精卵の染色体は
卵子・精子の染色体で決まります
染色体の異常は流産の原因になります

質抗体を認めます。

後期流産、特に妊娠14週以降の中期流産の原因は自然早産の原因と重なるものが多くなります（「自然早産の項」92ページ参照）。

流産・不育症の検査

早期流産の検査としては、流産で出てきた絨毛《じゅうもう》（胎盤に育っていく組織）の病理検査を行い、追加治療が必要な絨毛性疾患ではないかどうかを確認します。一般的検査ではありませんが、当科では受精卵の染色体に異常がなかったかどうかを確認するために、絨毛を染色体検査に提出することができます。

不育症の検査としては、血液検査（糖尿病、甲状腺の病気、膠原病、抗リン脂質抗体症候群、血栓形成傾向に関する検査）と超音波検査（子宮筋腫・子宮奇形の検査）を行います。遺伝カウンセリングを行った上で、希望される場合には夫婦の染色体検査を行います（4％に均衡型相互転座がみつかります）。また、不育症の検査を行っても、6割の女性には異常が何もみつかりません。

反復流産の予防治療

以前の流産の原因が受精卵の染色体異常であった場合、基本的には反復流産の予防治療は必要ありません。夫婦の染色体に均衡型相互転座がみつかっている場

図3　不育症検査で異常がなかった女性が次の妊娠で赤ちゃんを授かる割合

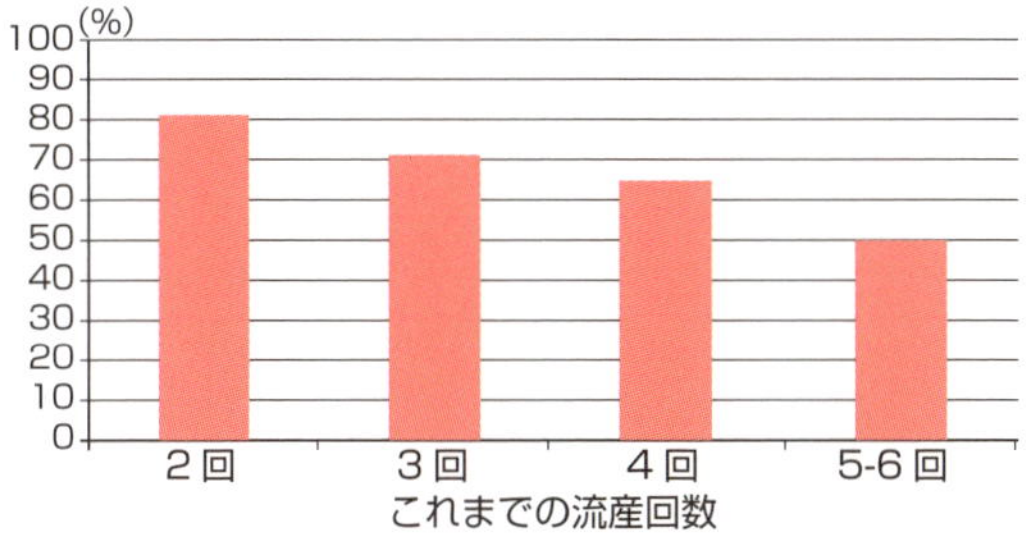

合には、着床前検査を行い、染色体異常のない受精卵を選択することができます（専門施設へ紹介します）。しかし、着床前検査は体外受精を必要とし、経済的・身体的な負担がかかります。着床前検査を行わずに妊娠を重ねることが、赤ちゃんを授かる近道になることもあります。

糖尿病、甲状腺の病気や膠原病などの持病がある場合には、きちんと治療を行って、病状が安定している状態で妊娠することが一番の流産予防治療になります。禁煙をしておくことも大切です。一方、血栓形成傾向があるかどうかを調べる検査で異常値が出た場合に治療を行うべきかどうかは、専門家のあいだでも意見がわかれます。流産を予防する効果が証明されているのは抗リン脂質抗体症候群に対する治療だけですので、当科では検査値の異常のみで抗凝固治療（血を固まりにくくする治療）を行うことは勧めていません。抗リン脂質抗体症候群の妊婦さんは、無治療では9割に流産が起こってしまいますが、抗凝固治療を行うと高い割合で赤ちゃんを授かることができます。抗凝固治療はヘパリン自己注射と低用量アスピリン内服の併用を行います。子宮筋腫・子宮奇形に対する手術が、赤ちゃんを授かりやすくしてくれるかどうかは明らかになっていません。

不育症の検査で異常がみつからない場合には、原則として予防治療は必要ありません。治療を行わなくても次の妊娠で赤ちゃんを授かる可能性が十分にあります（図3）。治療を行わないことを不安に思う妊婦さんもいらっしゃいますが、その不安を解きほぐすことも流早産予防外来の務めです。一方で、ごく一部の女性は、検査で異常がないにもかかわらず、さらに流産を繰り返すことがあります。

図4　早産の原因

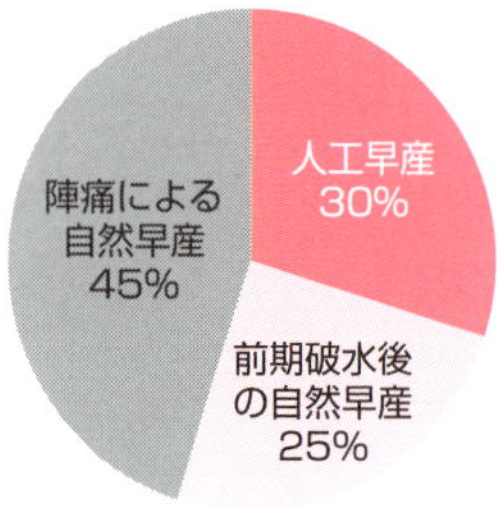

その場合には抗凝固治療を検討します。

早産の種類と頻度

早産の種類には、陣痛や前期破水の後に起こる自然早産と、母児の健康のために治療として行う人工早産の2つがあります。早産の7割が自然早産、3割が人工早産にあたります（図4）。自然早産をしたことのある妊婦さんの16％は、再度自然早産をしてしまいます。流早産予防外来では、その予防に取り組んでいます。

自然早産の原因とリスク因子

自然早産の原因には子宮頸管《けいかん》機能不全、子宮内感染、子宮の過伸展、脱落膜の出血などが挙げられます。子宮頸管機能不全は子宮収縮を伴わずに子宮の出口が短くなったり、開いたりしている状態であり、子宮頸管の手術歴や子宮奇形のある妊婦さんに起こりやすいことが知られています。細菌性腟症《ちつしょう》（腟内の細菌バランスの乱れ）は子宮内感染のリスク因子です。子宮の過伸展は多胎妊娠や羊水過多に伴って起こります。卵膜の一部である脱落膜の出血が早産のきっかけになることがあるため、妊娠中に子宮出血を繰り返した妊婦さんには早産が多くなります。そのほかの早産リスク因子としては、早産の経験や妊娠間隔が短いこと、母体の栄養状態不良・喫煙・膀胱炎《ぼうこうえん》・歯周病・過重労働があげられます。

図5　子宮頸管長の計測

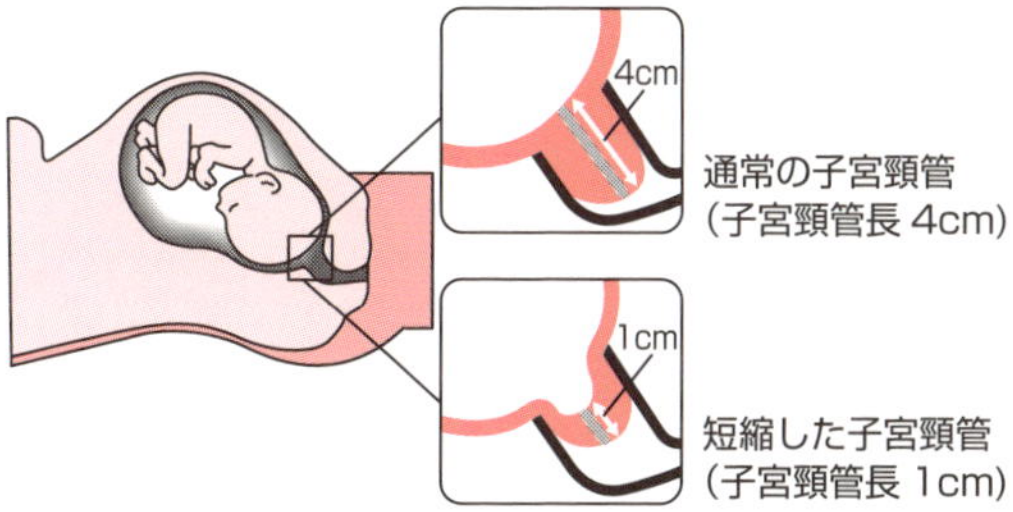

自然早産のリスク因子には生活習慣にかかわるものがあります。そこで、自然早産になりにくい生活を送ることが大切です。たばこを吸わないこと、カフェイン（コーヒー、紅茶、緑茶）を控えること、栄養をしっかり摂《と》って適度に体重を増やすこと、葉酸や不飽和脂肪酸を積極的に摂ること、歯科検診に行くこと、長時間の立ち仕事や夜勤を避けることをお勧めします。

反復自然早産予防の検査と治療

一般の妊婦健診に加えて、無症候性細菌尿と細菌性腟症の検査、こまめな子宮頸管長（子宮の出口の長さ）の計測（図5）を行っています。無症候性細菌尿を認めた場合には膀胱炎になる前に抗菌薬で治療します。また、細菌性腟症を認めた場合も抗菌薬で治療します。通常4㎝ほどの子宮頸管長が、妊娠6か月までに2・5㎝未満に短縮する場合には子宮頸管縫縮術（子宮の出口をくくる手術）を行います。これまでに子宮頸管機能不全による自然早産（もしくは中期流産）を繰り返している妊婦さんには、あらかじめ子宮頸管縫縮術を行うことがあります。

プロゲステロンは妊娠維持に働く女性ホルモンであり、そのプロゲステロンを補充すると反復自然早産は起こりにくくなります。注射のために毎週の通院が必要ですが、希望する妊婦さんにはこの治療を行っています。

パート 2

低体温療法（低酸素性虚血性脳症に対する）

新生児科 副部長 野崎《のざき》 昌俊《まさとし》　主任部長 和田《わだ》 和子《かずこ》

はじめに

〇〇病院から新生児搬送の依頼です。

「妊娠中特に異常のなかったお母さんが、在胎38週で、常位《じょうい》胎盤早《たいばんそう》期剥離《きはくり》の疑いで緊急帝王切開となりました。生まれた赤ちゃんはぐったりして、刺激しても自発呼吸が出現せず、蘇生を行っています。赤ちゃんの筋緊張や反射は回復せず、生後10分経過しても呼吸補助が必要です。新生児集中治療室での管理が必要だと思われます。赤ちゃんを迎えに来て下さい」

このような赤ちゃんに、どのような対応が必要でしょうか？

新生児仮死、低酸素性虚血性脳症

●新生児仮死

生まれたとき、呼吸や心臓、神経系の働きが悪く、泣き声をあげなかったり、皮膚の色が悪かったり、全身がだらんとしている赤ちゃんがいます。新生児仮死と呼ばれ、Apgar scoreで評価します。呼吸、心拍数、皮膚色、筋緊張、反射の5項目に関して、出生後1分、5分、10分の点数をつけて仮死の判断をします。新生児全体の10％は自発呼吸を開始するのに皮膚乾燥や刺激などの介入が必要で、0・1～3％は呼吸補助や心臓マッサージなどの蘇生処置を必要とします。新生児仮

図1　当センターにおける低体温療法施行症例数

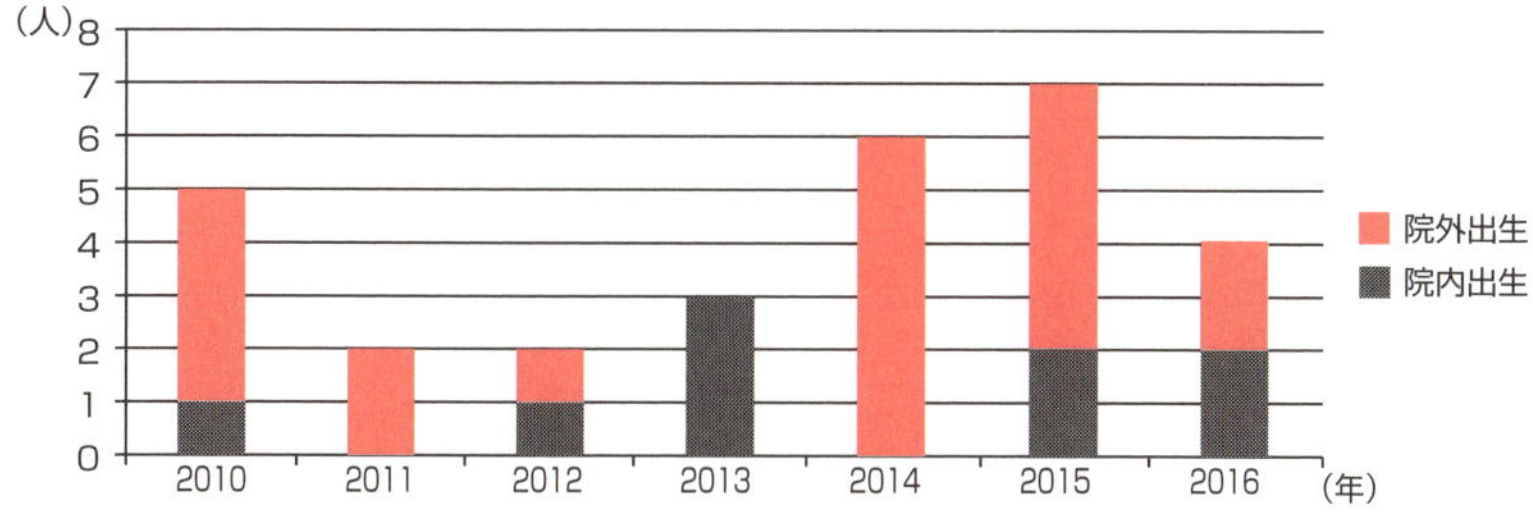

死は出生前から予測することは難しく、どのような分娩経過でも発生し得るといえます。

●低酸素性虚血性脳症（HIE／Hypoxic Ischemic Encephalopathy）

低酸素《ていさんそ》性《せい》虚血《きょけつ》性《せい》脳症《のうしょう》は、新生児仮死が原因となって脳の低酸素と虚血（細胞への血液供給が不良）による神経症状を合併した状態をいいます。分娩１０００例中１～８例といわれています。意識障害やけいれん、反射の異常などを認め、脳性麻痺《まひ》やてんかん、精神運動発達障害などの脳障害を残したり、死に至ることもあります。

●原因・病態

新生児仮死の原因は、常位胎盤早期剥離、子宮破裂、臍帯《さいたい》脱出、母体の血圧低下など、胎盤血流が何らかの理由により遮断され、胎児への酸素の供給が断たれてしまう場合と、新生児自身に疾患がある場合（奇形、神経筋疾患、中枢神経疾患など）があります。

ＨＩＥはこのような脳細胞に対する虚血と低酸素曝露に伴う脳神経細胞のダメージによって起こります。脳神経細胞のエネルギー不足がひきがねとなり、神経細胞に対して有害な物質が多種産生され、神経細胞障害が進行します。

●治療

新生児仮死で呼吸や心臓の動きが不安定なときには、保温、酸素投与、人工換気療法、点滴などの治療を行います。加えて最も大切なのは、ＨＩＥに対して、脳を保護し、障害を残さないように治療を行うことです。脳保護療法として、唯一

図2　低体温療法中の赤ちゃん

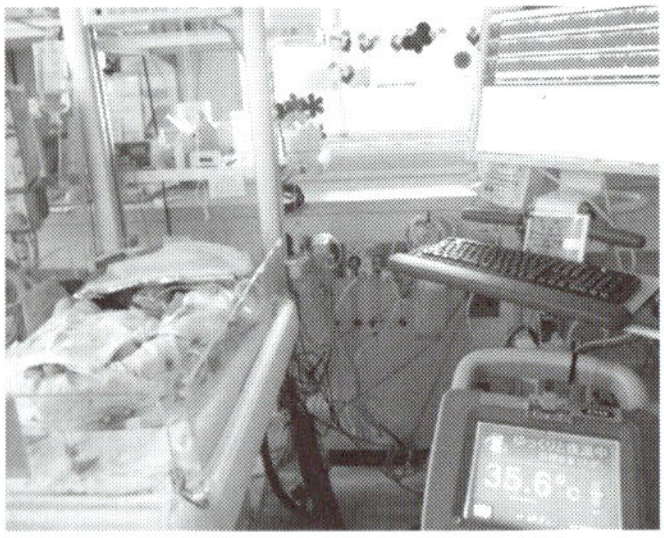

図3　冷却装置　ARCTIC SUN® 5000

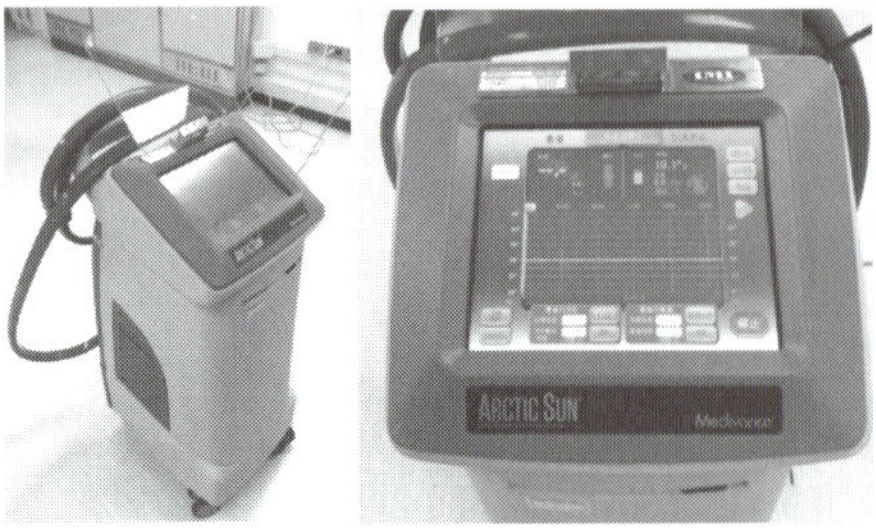

有効とされている治療が低体温療法です。低体温療法を行うことのできる高次医療施設へ赤ちゃんを搬送し、集中治療を行う必要があります。

低体温療法

●低体温療法とは

全身を33～34℃の低体温に冷却し、脳保護を図る治療です。脳細胞の低酸素や虚血が起こった後の、２次的な神経細胞障害に効果があると考えられています。世界的に大規模な臨床試験が行われ、２００５年ごろから新生児のＨＩＥに対する低体温療法の有効性が報告されました。生後18か月時点での死亡率の改善や、ハンディキャップの減少が報告され、さらに追跡調査で、年長児となっても効果が引き継がれる傾向にあることが確認されています。現在では中等症～重症のＨＩＥをきたした新生児に対して、低体温療法が推奨されています。

国内でも低体温療法が可能な施設が全国に広がり、標準化された方法で実施されるようになりました。全国規模での症例登録事業が行われており、蓄積されたデータは、より良い低体温療法を行うために活用されています。全国的には年間約１７０例が登録され、当センターも登録事業に参加しています。当センターでは例年、５例前後の赤ちゃんに低体温療法を施行しています（図１）。

●低体温療法の実際（図2、3、4）

【低体温療法の適応】

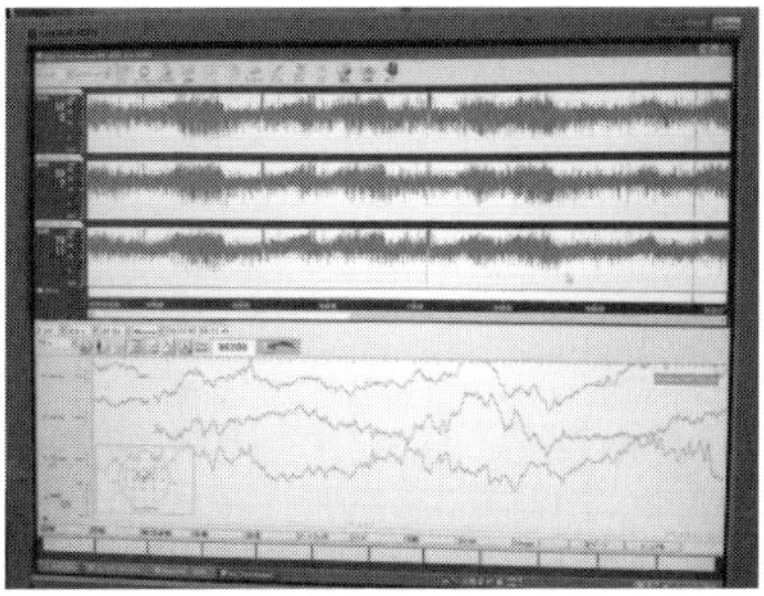

図4　aEEG (amplitude-integrated electroencephalogram)
下段は脳波波形、上段は脳波の振幅の変化を圧縮して表示したトレンドグラフです

低体温療法の導入は、周産期情報、胎児心拍数モニタリング、血液ガス所見、Apgar Score、新生児蘇生の詳細、そして神経学的診察所見を参考に行われます。胎盤所見なども含め、産科医、助産師と協力して、なるべく多くの情報を収集する必要があります。

低体温療法の実施の要件として指針が示されています（図5）。血液ガスやApgar Score10分値、蘇生の必要性などから「重度の全身低酸素・虚血があったこと」を判断します。神経学的な症状から「中等症から重症の脳症を認める」場合には低体温療法の適応となります。aEEG(amplitude-integrated electroencephalogram)（図4）を用いて脳波の異常やけいれんの有無を確認し、脳症の評価の参考にします。

実際の現場では「脳症の存在」を決めることは難しいため、「重度の全身低酸素・虚血があった」と判断した時点で低体温療法が可能な病院へ搬送を考慮する必要があります。冷却の遅れは治療効果を減少させるため、低体温導入は時間との勝負です。速やかに新生児搬送を行い、全身状態の評価、点滴ルートの確保、冷却装置の準備、脳波モニタリングなどを同時に行います。

【冷却開始】

冷却開始は出生後6時間以内、冷却期間は72時間とされています。冷却方法としては全身冷却法と選択的頭部冷却法とがあり、どちらも同等の効果があるとされていますが、選択的頭部冷却法は温度管理が煩雑であるなど、国内では全身冷却が主流になりつつあります。選択的頭部冷却法では、深部体温を34～35℃に、全身冷却法では、33～34℃に維持するようにします。

図5　対象・適応基準
「低酸素・虚血があったこと」「脳症の程度」から適応を判断します

除外基準	・冷却開始の時点で、生後6時間を超えている ・在胎週数36週未満 ・出生体重が1800g未満 ・大きな奇形を認める
低酸素虚血のevidence	・生後10分のアプガースコアが5以下 ・10分以上の持続的な新生児蘇生（気管内挿管、バッグ換気など）が必要 ・アシドーシスの存在＝生後60分以内に計測した臍帯/児血ガスでph<7またはBDZ16mmol/l
中等度以上の脳症の存在	・筋緊張低下 ・「人形の目」反射もしくは瞳孔反射異常を含む異常反射 ・吸啜、moro反射の低下もしくは消失、意識レベルの異常 ・臨床的けいれん Sarnat分類 中等症以上
aEEG所見（可能なら）	・少なくとも30分間のaEEGの記録で、中等度以上の異常を認めるか、けいれん発作波を認める

【低体温維持】

低体温療法中は、綿密な全身管理が必要です。正常酸素・二酸化炭素レベルを目標とした人工呼吸管理を行います。血圧、脈拍の推移や、超音波検査を参考に循環動態を維持します。脳波の持続モニタリングを行い、状況に応じて抗けいれん薬による治療を行います。そのほか、適切な血糖、電解質の管理や、皮膚損傷などの低体温による副作用に注意します。

【復温】

冷却開始後72時間で復温を開始します。復温は1時間に0・5℃を超えない範囲で徐々に平常体温（36・0～37・0℃）に戻します。全身状態が落ち着いたところで頭部MRI（日齢5～14が理想）などの画像検査や脳波検査を行い、脳症の影響を評価します。

●赤ちゃんとの接触

低体温療法を行う場合、赤ちゃんの搬送や、お母さんの体調によっては赤ちゃんと面会できないこともあり、ご家族に不安が強まることも多いです。赤ちゃんの様子を伝え、治療やケアの内容を共有し、医療スタッフとご家族で協同して赤ちゃんをサポートできるよう心がけています。届けていただいた母乳を口腔内《こうくうない》に塗布したり、枕元に置いてあげることも積極的に行っています。ご家族とのつながりは頑張っている赤ちゃんを励ます力になります。

まとめ

冒頭の赤ちゃんは、新生児仮死であり、低酸素性虚血性脳症が重症化していく可能性があります。低体温療法を念頭に新生児搬送を行います。出生病院で可能な限り全身状態を安定させ、高体温を避けて搬送チームの到着を待ちます。搬送後は、出生時の情報、脳症の程度、脳波所見、血液検査などを参考に、低体温療法の速やかな導入を行います。新生児のケアに習熟したスタッフが厳密な全身の集中管理と低体温療法による脳保護を行い、元気に退院できることを目指します。退院後も、小児神経科、リハビリテーション科、心理士など、各専門分野と連携しながら発達、発育をフォローし、お子さんの健全な成長を支援しています。

パート2

糖尿病の最新治療（CGM・カーボカウント・CSII/SAP）を取り入れた妊娠中の血糖管理

母性内科 主任部長 和栗《わぐり》 雅子《まさこ》

糖尿病母体に起こりうる周産期合併症

妊娠中に母体の高血糖が続くと、「表1」に示すように、母体自身だけでなく、胎児や新生児にもさまざまな合併症が生じやすくなります。その起こるメカニズムとしては、母体から胎盤・臍帯《さいたい》を通って多量に運ばれたブドウ糖に対して、胎児の膵臓《すいぞう》からインスリンが多量に分泌され、その高インスリン血症状態が原因の基になっていると考えられています。

妊娠が糖代謝に及ぼす影響

妊娠初期には、悪阻（つわり）により食事摂取が不十分になることや、胎児側へのブドウ糖輸送の開始によりインスリン必要量が減ることで、血糖は低下しやすい状態になります。また、妊娠が進むにつれインスリン抵抗性が増大します。その原因として、インスリンの働きを抑えるホルモン（プロゲステロン、ヒト胎盤性ラクトーゲン、コルチゾールなど）やインスリンを分解する蛋白分解酵素《たんぱくぶんかいこうそ》などの胎盤からの分泌が増えること、アディポサイトカイン（注1）の関与などが考えられています。一方、胎児の成長に伴いブドウ糖消費の増大がみられ、特に妊娠後期では、急速に成長する胎児の糖消費のため空腹時血糖値は低下します。

一般的には、妊娠中期以降はインスリン抵抗性を補うため（インスリンを分泌

表1　母体の高血糖により生じ得る母児合併症

母体の合併症	胎児の合併症	新生児の合併症
流産・早産	先天奇形	低血糖症
妊娠高血圧症候群	過剰発育児・巨大児 *	高ビリルビン血症
羊水過多症	子宮内発育遅延	呼吸障害
尿路感染症	胎児仮死	低カルシウム血症
ケトアシドーシス	子宮内胎児死亡	多血症
網膜症・腎症悪化		心筋肥大

＊　巨大児のため分娩時に肩甲難産（けんこうなんざん）・分娩外傷（腕神経叢麻痺〈わんしんけいそうまひ〉、鎖骨骨折など）になることがある

する）膵β細胞の肥大・過形成が起こり、インスリン分泌が促進されますが、インスリン分泌が低下あるいはほとんどない糖尿病患者さんが妊娠した場合、インスリン抵抗性の方が勝り、インスリン必要量が増えます。同時に、先に述べた「血糖を低下させる状態」もあるときは、それらが複雑に絡みあって血糖が変動しやすくなり、コントロールが妊娠前より難しくなります。

（注1）脂肪細胞から分泌される生理活性物質の総称で、メタボリックシンドロームの発症において中心的な役割を果たしていると考えられています。

糖尿病の最新治療

母体がこのような状態にある中、「表1」に示した母児の合併症を起こさないようにするためには、まず母体において、血糖値を正常に保つために正確な血糖モニタリングをし、その結果を指標として食事・インスリン療法を徹底することが大切になります。

1．血糖モニタリング／CGM

より良い血糖管理のためには血糖自己測定（Self-Monitoring of Blood Glucose／SMBG）が必要です。インスリンを使用している場合では7回／日（毎食前後、就寝前）測定して、悪阻や分娩中の不安定な時期は適宜、測定回数を増やします。低血糖症状があるとき、症状がなくても夜間2～4時頃確認し、8～10回／日測定する場合もあり、妊婦さんの負担になっていることも多いです。

最近、持続血糖モニター（Continuous Glucose Monitoring／ＣＧＭ）が導入されるようになりました。ただ、測定しているのは正確には「血液中」ではなく、「細胞間液中」のブドウ糖（グルコース）濃度であり、「血液中グルコース」とは5～15分程度の遅れがあること、急激な血糖変動時、異常な高血糖および低血糖領域の表示は不確かであることなどが指摘されています。また、ＣＧＭは利用できる施設が限られている、リアルタイムで確認できない、多数の患者さんが継続して装着できない、など問題点も多いですが、妊婦さんにおいても臨床的に許容できる正確性であることは示されています。また、ＳＭＢＧでは予測不可能な時間帯（特に夜間、明け方）での血糖変動を推測することができることにより、糖代謝異常妊婦さんの厳格な血糖管理には非常に有用であると考えられます。実際にＣＧＭで管理した妊婦さんの方が、周産期の血糖管理や母児合併症が改善したことも報告されています。

2．食事療法／カーボカウント

妊娠中の食事療法の特徴は、胎児の発育に必要なエネルギー量を付加すること、血糖の変動を少なくするために分割食（1日の食事を少量ずつ5～6回に分けて食べること）を取り入れることです。

従来、糖尿病患者さんの食事療法のテキストとして広く普及し、適正な量で栄養素を過不足なく摂取できるように作成されている『糖尿病食事療法のための食品交換表』（以下、食品交換表）が用いられてきました。食品交換表には、1日の指示単位（1単位＝80キロカロリー、1600キロカロリーの指示であれば20単位）

表2　糖尿病移行のリスク因子

妊娠前	妊娠中	分娩後
肥満 （BMI≧25、上半身・内臓脂肪型）	GDM の診断時期（早期；≦20 週） 空腹時高血糖（≧92 ㎎/dl） OGTT 1 時間後高血糖（≧180 ㎎/dl） OGTT 2 時間後高血糖（≧153 ㎎/dl） HbA1c 高値（≧5.6%） インスリン初期分泌の低下（II$_{30}$＜0.4）総インスリン分泌低下 プロインスリン - インスリン比高値 早産 インスリン使用（≧20 単位 / 日） GDM 診断時年齢（＜35 歳）	出産後早期の OGTT 異常 出産からの期間 追跡時の内臓脂肪型肥満（ウエスト／ヒップ比）

の配分例（食品を表1～6の6つに分類し、どの分類を食品からどれくらいの割合でエネルギーを摂取するのかを示したもの）を掲載していますが、第7版では、食事に占める炭水化物エネルギーの割合を60％、55％、50％の3通りに分けて掲載し、表1（穀物・イモ類）・表2（果物）・表4（乳製品）の主な食品の1単位中に含まれる炭水化物、糖質、食物繊維の重量も記載しているなど、改訂されています。

栄養素の中で、食後血糖値に最も大きく影響するものは炭水化物（糖質＋食物繊維）であることから、摂取する炭水化物量をカウントし、糖尿病の食事療法に役立てる方法、カーボカウント（Carbohydrate Counting）が、最近取り入れられるようになりました。食事中の炭水化物が血糖を上昇させることや、炭水化物を多く含むものが何かを知って、食事中の炭水化物量を調整し、摂取糖質量を一定にすることによって血糖コントロールしようとする「基礎カーボカウント」と、摂取糖質量に応じてインスリン量を調整する「応用カーボカウント」の2つに分けられます。

妊娠中は妊娠週数や体調によって食事摂取量が変わり、インスリン必要量も変わります。また、妊娠週数が進むにつれ、より顕著にみられる糖質摂取後の急峻な血糖上昇に対応できるカーボカウントは、非常に有効と考えられます。

3. インスリン療法／CSII、SAP

インスリン頻回《ひんかい》注射（Multiple Daily Injection／MDI）で暁現象（注2）がみられるような例や、コントロール困難な低血糖発作があるような1型糖尿病では、持続皮下インスリン注入療法（Continuous Subcutaneous Insulin Infusion／CSII）が有用です。実際に1型糖尿病合併の妊婦さんにおいて、MDIよりCSII

一言メモ

妊娠中に血糖が高いといわれた方へ

妊娠中に早期発見・診断、管理が大切

妊娠中期以降にはインスリン抵抗性の状態の方が勝るため、今まで糖代謝異常がなかった場合でも、妊娠してから血糖が上昇しやすい状態になり、妊娠糖尿病（Gestational Diabetes Mellitus：GDM）を発症することがあります。また、潜在的に軽度の糖代謝異常がある場合、糖尿病家族歴・肥満・巨大児出産・GDMの既往・加齢（35歳以上）などのリスク因子を持っている場合は、さらにGDMが発症しやすいです。GDMでも血糖管理が不十分な場合、「表1」のような母児合併症を起こすことがあります。（続きは105ページ）

の方が母体の血糖管理に有用であった、という報告があります。一方、妊娠中の血糖コントロールと妊娠結果に差はなく、ケトアシドーシスと網膜症頻度は、CSIIにおいて有意差はないが高い傾向にあったという報告や母体の体重増加が大きい、巨大児出生が多かったとする否定的な報告もみられ、安易にCSIIで管理すればいいというわけではなく注意が必要です。しかし、CSII機器の機能面の向上から今後は妊娠中の使用についても好成績が期待できます。

SAP（Sensor Augmented Pump）は、インスリンポンプにパーソナルCGM機能を搭載したシステムです。パーソナルCGMで細胞間液中のグルコース濃度を測定し、随時ポンプへ送信、ポンプの画面に測定値が随時表示されます。モニターにリアルタイムにグルコース変動が表示され、異常な高血糖・低血糖時はアラームで知らせてくれるため、血糖値の変化に基づいて即座にインスリンの調整や低血糖時の対処ができるようになり、より緻密な血糖管理が可能になりました。厳格な血糖管理が必須である1型糖尿病妊婦には非常に有用と考えられます。実際に血糖コントロール不良の1型糖尿病において、MDIではヘモグロビンA1c0・2％しか低下させなかったのに対し、SAPでは0・8％低下させ、その血糖コン

出産後のフォローアップも大切

GDMだった女性の出産後の追跡調査では、20論文・14か国での解析で7.4倍2型糖尿病を発症しやすいことが報告されています。同様の報告は多くあり、正常例に比べGDMから糖尿病に移行する率は明らかに高く、特に「表2」に示すようなリスク因子を持つ例では、より糖尿病になりやすいことが分かっています。分娩後必ずブドウ糖負荷試験による再診断を行い、その結果のタイプ別（正常型、境界型、糖尿病型）に次回の検査・診察時期、管理内容などを決めています。

先に述べたリスク因子を持っている場合は、妊娠中GDMにならないように、将来糖尿病にならないように、普段から体重、食事、運動など自己管理を続け、定期的に検査を受けることを勧めています。

トロールに対する有用性が証明されています。また、血糖コントロール不良の1型糖尿病を合併している妊婦さんにおいて、ＳＭＢＧのみの管理ではヘモグロビンＡ１ｃの数値が悪化し、巨大児（出生児体重４０００g以上）も生まれましたが、ＳＡＰ装着例ではヘモグロビンＡ１ｃの数値は改善し、出生児体重もすべて基準内であったという報告もあります。ＳＡＰは費用が高いこと、装着用のテープによるかぶれ、血糖変動が激しい場合はＳＭＢＧ結果との誤差が大きくみられるときがあるなど、注意点も多いですが、今後この機能を活用して管理する例は増えると思われます。また、海外ではＣＧＭとＣＳＩＩが完全に連動し、ＣＧＭの血糖データに応じてインスリン量を変化させるclosed-loop delivery systemがすでに使用され、1型糖尿病の妊婦さんにおいても安全性・有効性が報告されており、今後は国内での導入も期待されています。

当センターでは、このような最新の治療法（ＣＧＭ・カーボカウント・ＣＳＩＩ／ＳＡＰ）を取り入れ、妊娠中の血糖管理を行っています。

（注2）深夜3時頃から朝方にかけて、血糖値が自然に上昇していくこと。この時間帯にインスリンの働きを抑えるホルモンの分泌が増えており、特に成長ホルモンの影響が大きいといわれています。

パート
2

造血細胞移植――子どもにとって最適な移植を目指す

血液・腫瘍科 主任部長 井上《いのうえ》 雅美《まさみ》

はじめに

白血病や再生不良性貧血など血液疾患に対する画期的な治療法として骨髄《こつずい》移植が開発されたのは1970年前後です。開発の中心的役割を担った先駆者の1人がシアトルのE. Donnall Thomas博士で、彼はその功績から1990年にノーベル賞を授与されました。

その後数十年間を経て、移植医療は著しく進歩しました。骨髄だけでなく、末《まっ》梢血幹細胞《しょうけつかん》、臍帯血《さいたいけつ》も移植に用いられ、造血細胞移植と総称されるようになりました。今日、白血病や再生不良性貧血などの血液疾患だけでなく、先天性免疫不全症、先天代謝異常症など多種多様な難治疾患に対しても造血細胞移植が行われています。

また、神経芽腫《がしゅ》など難治性固形腫瘍《しゅよう》に対して、患者さん自身の造血細胞を用いる大量化学療法－自家移植も行われています。

造血細胞移植の実際

造血細胞移植は、移植前処置と呼ばれる治療を行った後、健康なドナーから提供される造血細胞を輸注し造血・免疫を再構築する治療です。つまり、造血細胞移植は、移植前処置と造血細胞輸注がセットになっている治療です（図1）。病名、

図1　造血細胞移植

標準的(古典的)造血幹細胞移植：HLA 一致同胞からの骨髄移植

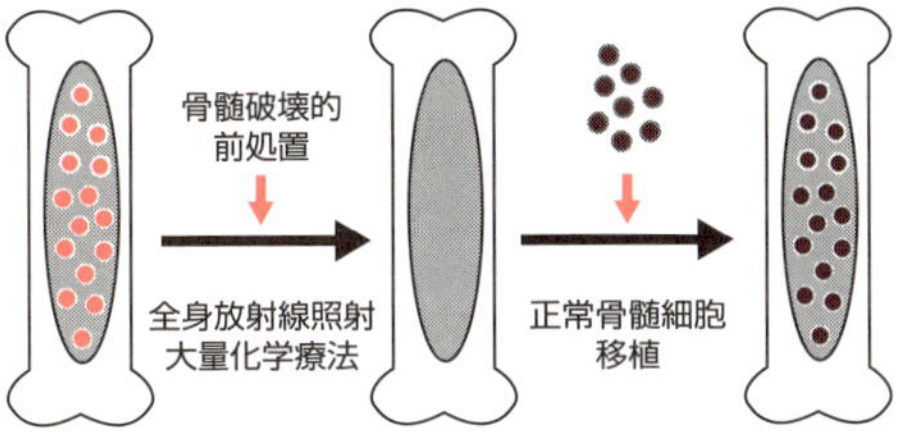

病気の状態などを考慮して、どのような移植前処置を行い、どの造血細胞を選択するのか、慎重に判断することが必要です。

1. 移植前処置

全身放射線照射と大量化学療法を組み合わせる方法が一般的ですが、全身放射線照射を使わない方法も行われています。大量化学療法に用いる薬剤としてブスルファンやシクロフォスファミドが一般的ですが、それ以外の薬剤も使われており、移植前処置はさまざまな工夫が重ねられてきました。移植前処置を行うことによって白血病(がん)細胞を駆逐するとともに、患者さんの免疫細胞や正常造血細胞も根絶される(total cell kill)ので、造血の場である骨髄にスペースができて、移植される造血細胞が患者さんの体に根付く(生着《せいちゃく》)ことが可能になります。

2. 造血細胞輸注

移植前処置を行った後に健康なドナーから提供された造血細胞を輸注します。輸血と同じように血管内に輸注することで、造血細胞は骨髄に根付いて増殖し血液細胞をつくるようになります。患者さんとドナーは血液型が一致していなくても移植可能ですが、自己と他者を見分ける(免疫)ための印といえる組織適合抗原(HLA)が一致していることが基本なので、HLAが一致しているきょうだいが理想のドナーです。

免疫抑制療法の進歩とともに、HLAが一致していないドナーからも移植が行われるようになっています(HLA不一致移植)。HLA不一致移植においては、生着不全(拒絶)やドナー由来免疫細胞が患者さんの体を攻撃する移植片対宿主病《いしょくへんたいしゅくしゅびょう》

表1　造血細胞の種類による特徴

	骨髄（バンク）	さい帯血（バンク）	末梢血幹細胞（血縁）
利用可能性	調整困難あり	可能性↑	可能性↑
提供までの期間	数か月	迅速（最短数日）	迅速（最短数日）
生着	基準	遅延 拒絶・生着不全↑	迅速
GVHD リスク	基準	低い HLA 不一致移植可	慢性 GVHD↑
感染症リスク	基準	頻度↑	頻度→

（ＧＶＨＤ）のリスクが高くなることに注意が必要です。

少子化の今日、理想ドナーであるＨＬＡ一致きょうだいが得られないことが多いですが、骨髄バンクやさい帯血バンクから非血縁者間移植を行うことが可能です。臍帯血移植においては、臍帯血に含まれる免疫細胞が未熟であることからＧＶＨＤが生じる可能性が低いのでＨＬＡ不一致移植が可能です。その一方で、生着不全（拒絶）の頻度《ひんど》が高いことが知られています（表1）。

造血細胞移植後早期の対応

移植前処置を行うことによって、患者さんは一時的に造血不全（汎血球減少《はんけっきゅう》）の状態になります。ドナーの細胞が根付いて造血・免疫が再構築されるまで、赤血球輸血、血小板輸血が必要となり、好中球やリンパ球がほぼ消失して感染に対する抵抗力が弱る状態になるため、さまざまな感染症に対する監視、予防、治療が必要です。好中球が増えて安定する移植後約1か月までは得に細菌感染症に対する注意が必須で、好中球が増加した後もリンパ球の働き（免疫の力）が不十分な状態が続くため、移植後半年から1年間はウイルス感染症や真菌感染症に対する監視が重要です。

ＨＬＡ一致きょうだいからの移植であっても、ＧＶＨＤは発症することがあります。発疹《はっしん》、下痢、黄疸《おうだん》が主な症状である急性ＧＶＨＤは重症化すると治療が難しいことが多く、免疫抑制剤によるＧＶＨＤ予防を移植後半年から1年間行うこ

表2　造血細胞移植関連晩期合併症（小児）

内分泌	成長ホルモン分泌不全（低身長） 甲状腺機能異常 性腺機能異常（思春期遅発・早発、無月経、無精子症）
代謝	メタボリック症候群
その他	呼吸機能低下 心筋障害 白内障、ドライアイ 難聴 骨塩量減少、骨頭壊死 歯牙形成不全 難治性てんかん
二次がん	

とが一般的です。移植後１００日以降は自己免疫疾患（膠原病《こうげんびょう》）のようなさまざまな症状が現れる慢性ＧＶＨＤに注意することになります。

造血細胞移植の成績

病名、病気の状態、移植前処置、移植する造血細胞の種類など、さまざまな要因によって移植成績は左右されます。再発や移植関連合併症のために命にかかわることがあるため、造血細胞移植全体としての移植後長期生存率は６～７割です。造血細胞移植を行わなければ助けられない状態の患者さんが対象になっていることを考えると、この生存率は高く評価すべき良好な成績と考えられます。

子どもに対する造血細胞移植の実績

国内において、20歳未満の年間移植総数は最近10年間で大きな変化がなく、約６００例です。このうち自家移植（骨髄、末梢血）は約１００例、同種移植は５００例前後行われています。同種移植における最近の動向として、臍帯血を用いる移植が増加する傾向にあります。

２０１４年の1年間の病気別の移植数（15歳以下、自家・同種）によると、急性リンパ性白血病・１０１例、急性骨髄性白血病・70例、骨髄異形成症候群・36例、再生不良性貧血・27例の順で、白血病が多数を占めていました。子どもに特徴的な病気

表3　造血細胞移植疾患内訳（20016年）

疾患	移植数
急性骨髄性白血病	8
急性リンパ性白血病	6
その他の白血病	1
悪性リンパ腫	6
骨髄異形成症候群	4
神経芽腫	1
EBV関連リンパ増殖症	11
再生不良性貧血などの造血障害	5
計	42

※自家移植2例を含む

については、先天性免疫不全症・25例、先天代謝異常症・18例、先天性骨髄不全症候群・11例が報告されています。自家移植が大多数を占める固形腫瘍については120例でした。

造血細胞移植後の晩期合併症

移植を受けた子どもは移植後5年以上経過すれば、もとの病気の再発をほぼ心配しなくてよくなりますが、さまざまな晩期合併症（表2）が現れる可能性があります。成長、二次性徴、妊孕性《にんようせい》（妊娠のしやすさ）に関係する内分泌合併症は頻度《ひんど》が高く、子どもにとって特に重要な問題です。成長ホルモン分泌不全、甲状腺機能低下、性腺機能不全への対応が必要になる場合があります。

永久歯萌出《ほうしゅつ》（永久歯が生えること）前に移植を受けた場合、歯への影響は深刻です。永久歯の無形成・形成不全が低年齢ほど高頻度に現れており、移植を受けた子どもたちの50％以上に何らかの歯の異常がみられています。

発達・発育途上にある子どもが、さまざまな移植関連合併症を抱えながらも、進学、就職、結婚など人生の節目を経て次の世代を担う社会人として自立できるよう、支援する必要があります。

当センターの実績・取り組み

図2　同種造血細胞移植数の推移

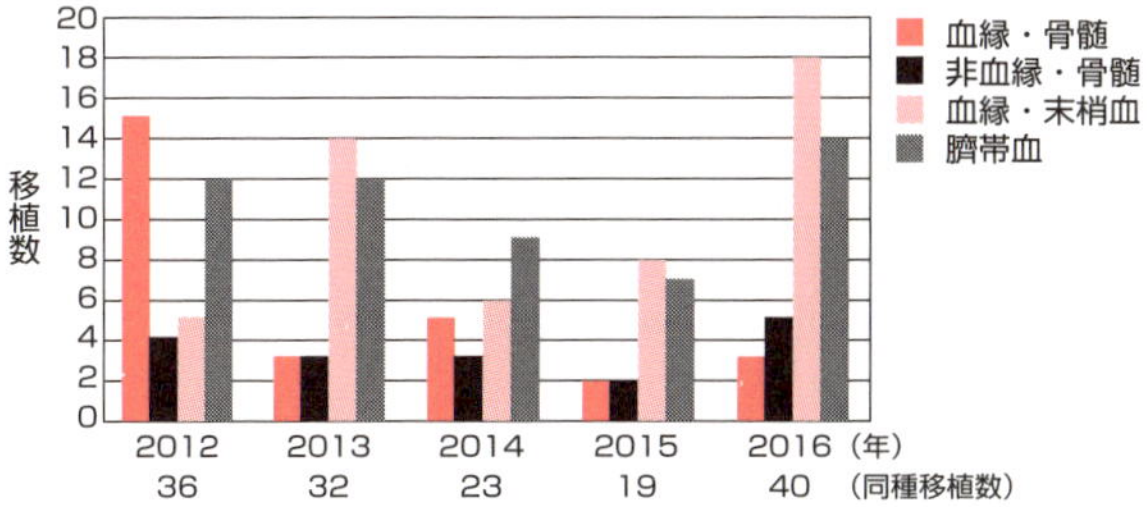

当センターは、例年30例前後の造血細胞移植を行っており、２０１６年の造血幹細胞移植は42例（自家移植2例、同種移植40例）でした。その内訳は「表3」に示すように、多種の血液疾患、固形腫瘍を対象に移植を行っています。慢性活動性ＥＢウイルス感染症（ＣＡＥＢＶ）に代表されるＥＢウイルス関連リンパ増殖症に対する移植は11例で、内科・小児科を合わせて全国1位の実績です。

最近の同種移植数の推移を「図2」に示します。血縁、非血縁、骨髄、末梢血、臍帯血のいずれに偏ることなく移植を行っています。当科は基本的に同種移植に対して骨髄非破壊的前処置を用いるミニ移植（後述）を行う方針です。

ミニ移植は、全身放射線照射などによる従来型前処置に起因する合併症を軽減することが期待される前処置法で、移植後の成長障害や不妊を回避できることが明らかになりつつあります。当科は全国に先駆けて子どもに対するミニ移植を導入しました。また、移植後の再発や非寛解期など極めて難しい状態にある患者さんを対象とする親・きょうだいからのＨＬＡ半合致移植にも積極的に取り組んでいます。１９９１年に当科がオープンして以来２０１６年末までの移植（自家、同種）総数は９４１回です。

1. 長期フォローアップ外来

造血細胞移植後、晩期合併症に限らず子どもたちを全人的（身体・心理・社会的立場などあらゆる角度から判断すること）に支えるためには、移植医（小児血液・腫瘍医）が単独で長期フォローアップを行うことには無理があります。当センターは関連分野の専門医が参加する長期フォローアップチームを組織し、意思統

図3　ミニ移植

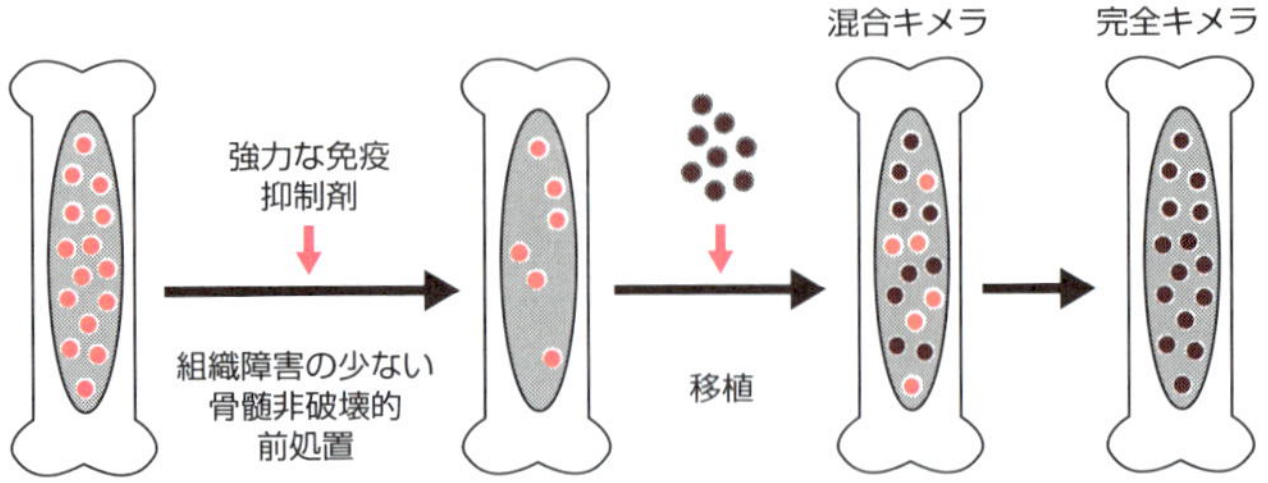

一を図りながら集学的医療として長期フォローアップを行っています。

また、移植・フォローアップ情報を記載した「治療の記録」というノートを活用しており、これは患者さん本人と家族が体調に留意する自覚を促すとともに、初めて受診する医療機関に重要な情報を伝達する方法として有用です。

2. ミニ移植の導入

2000年前後に、Thomas博士が開発した従来の造血細胞移植とは異なる移植前処置を用いる造血細胞移植法が報告されました。患者免疫担当細胞や造血細胞を根絶する（total cell kill）移植前処置ではなく、細胞毒性が軽度な薬剤、あるいは照射線量を大きく減量した少量全身放射線照射を用いる前処置（骨髄非破壊的前処置）を行い、拒絶に働く患者細胞の免疫能を抑え込んで移植を行う方法です（図3）。すなわち、患者細胞が残存する状態でドナー細胞を輸注するので、移植直後は患者細胞とドナー細胞が混在する状態（混合キメラ）になりますが、最終的にはドナー細胞が患者細胞を駆逐します（完全キメラ）。

この移植法は、前処置に起因する細胞毒性・組織傷害を軽減することにより、従来型の移植法の適応にならない高齢者や臓器障害などの合併症を有する患者さんにも造血細胞移植を可能にする方法として開発されました。現在ではミニ移植という親しみやすい名称で呼ばれて、造血細胞移植を行う場合の選択肢の1つとして、さまざまな工夫が加えられ普及しています。その移植成績は、従来型の移植法と比較しておおむね同等と報告されています。

当センターは、ミニ移植の細胞毒性が従来型移植と比べて軽度であることか

図4　月経周期の回復率（従来型移植 vs ミニ移植）

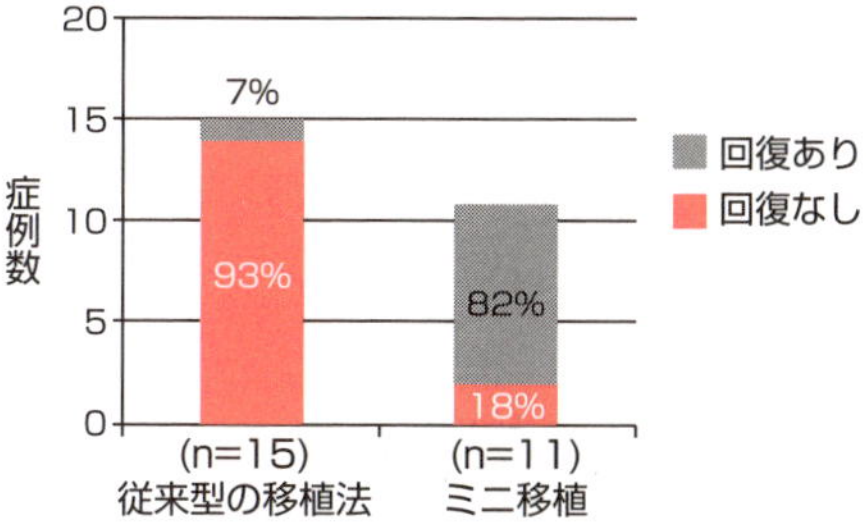

ら、移植後晩期合併症を軽減できると考え積極的に行っています。移植前に初経（初潮）を迎えていた女子を対象とする比較を行ったところ、従来型移植を行った15人のうち移植後月経の再発来を認めたのは1人のみでしたが、ミニ移植を行った12人中9人（82％）に月経の再発来を認めました（図4）。ミニ移植後に女性、男性ともに子どもを授かった患者さんが続いていることは、有意義な成果と受けとめています。

最後に

造血細胞移植は多部門が協力して成り立つ集学的医療です。当センターには小児医療における多分野の専門家が在籍し、子どもたちにきめ細かな医療を実施しているという基盤があるからこそ、造血細胞移植という最先端医療を可能にしています。一人ひとりの子どもに造血細胞移植を計画し実施すること、そして造血細胞移植を受けた子どもたちの移植後の人生を豊かなものにするためには、多職種による多くの支えが必要で、それを可能にしているのは当センターの総合力です。

血液・腫瘍科のスローガンである「晩期合併症なき治癒を目指す」ことを実践するために、子どもにとって最適な造血細胞移植に取り組み続けます。

パート
2

慢性活動性EBウイルス感染症

血液・腫瘍科 副部長 澤田《さわだ》 明久《あきひさ》　主任部長 井上《いのうえ》 雅美《まさみ》

難病でも基本は常に「敵を知る」ことです

慢性活動性EBウイルス感染症(CAEBV)は、難病(発症がまれで、診断や治療が大変難しい病気)として注目を集めています。しかし難病といっても、仕組みを理解し、症状から検査・診断を進め、治療をやり遂げるという道筋は、ほかの病気と変わりありません。放置すれば死を免《まぬが》れない病気ですが、治療すれば約9割の人が(延命ではなく)根治《こんち》できます。続いて、この病気を解説します。

EBウイルスの感染の仕組み

EBウイルスはいったん人に感染すると、その後はたいてい何の症状も起こさないまま、その人が死ぬまで体内に住み続けます。成人の9割が感染済みです。主に乳幼児期や思春期に、唾液を介してのどに感染します。感染直後は人によって、きついのど風邪にも似た伝染性単核球症《たんかくきゅうしょう》を起こすことがあります。

血液中には、たくさんの白血球が流れています。白血球の役割は、バイ菌(細菌)や風邪ウイルスなどの病原体をやっつける兵隊のようなものです。白血球にはいくつもの種類があり、その1つがBリンパ球です。EBウイルスはのどに感染した後、数あるBリンパ球のほんの一部に移り住み、体内の血液やリンパの中にひそみ続けるのです。

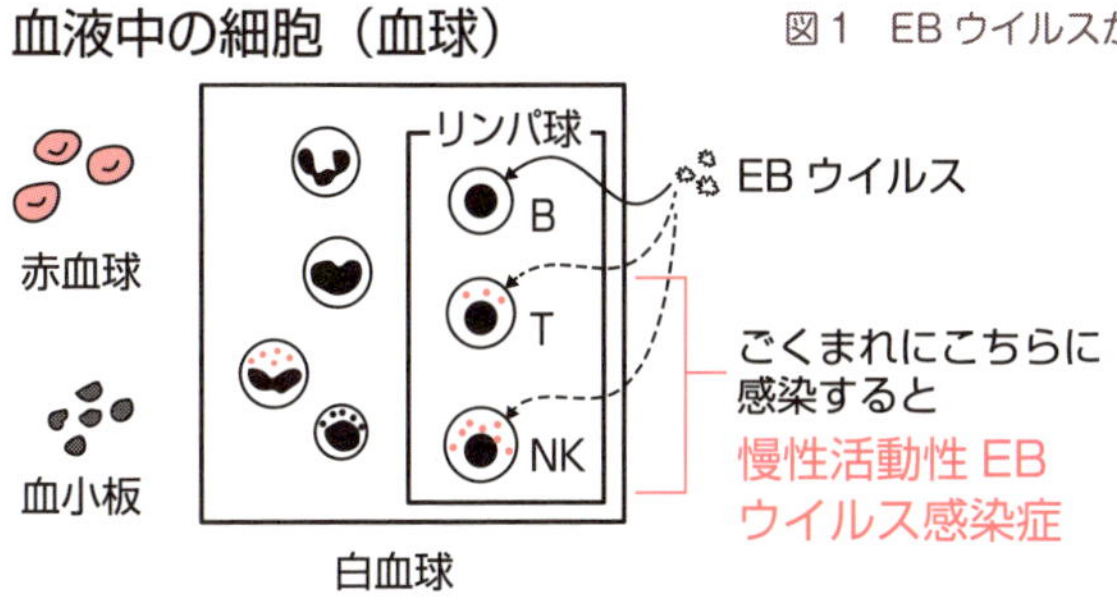

図1 EBウイルスが感染するリンパ球

CAEBVの発症の仕組みと症状

CAEBVは、EBウイルスがたまたまBリンパ球とは違うリンパ球、つまりTリンパ球やNKリンパ球に感染してしまうことに根本的な原因があります（図1）。そしてこの病的なリンパ球が際限なく数を増やし、症状を起こしてくるのです。CAEBVを発症するのは、1年で約40人と見積られています。

さて、EBウイルスに感染されたTリンパ球やNKリンパ球は、本来の兵隊としての統制を失います。すなわち血液やリンパの中で増殖を続けますので、やがて発熱や倦怠感《けんたいかん》を反復し、リンパ節も腫《は》れます。また体内のいろいろな組織へも浸潤《しんじゅん》（しみ入《い》るように広がっていくこと）します。肝臓に浸潤すれば肝機能障害を起こします。皮膚に浸潤すれば、蚊に刺されたり日光を浴びたりすると皮膚に水《すい》疱《ほう》や潰瘍《かいよう》（崩れてできた傷）を起こし、あとに残った瘢痕《はんこん》（傷あと）は長年にわたって消えません。さらに、まれですが、消化管や心臓、大きな動脈の壁に浸潤すれば、下痢や血便が見られたり、心不全や動脈瘤《どうみゃくりゅう》を起こします。

CAEBVは疑ってこそ診断できる

一般的な血液スクリーニング検査（無症状の人を対象に、その病気の疑いのある人を発見することを目的に行う検査）だけでCAEBVと診断することは不可

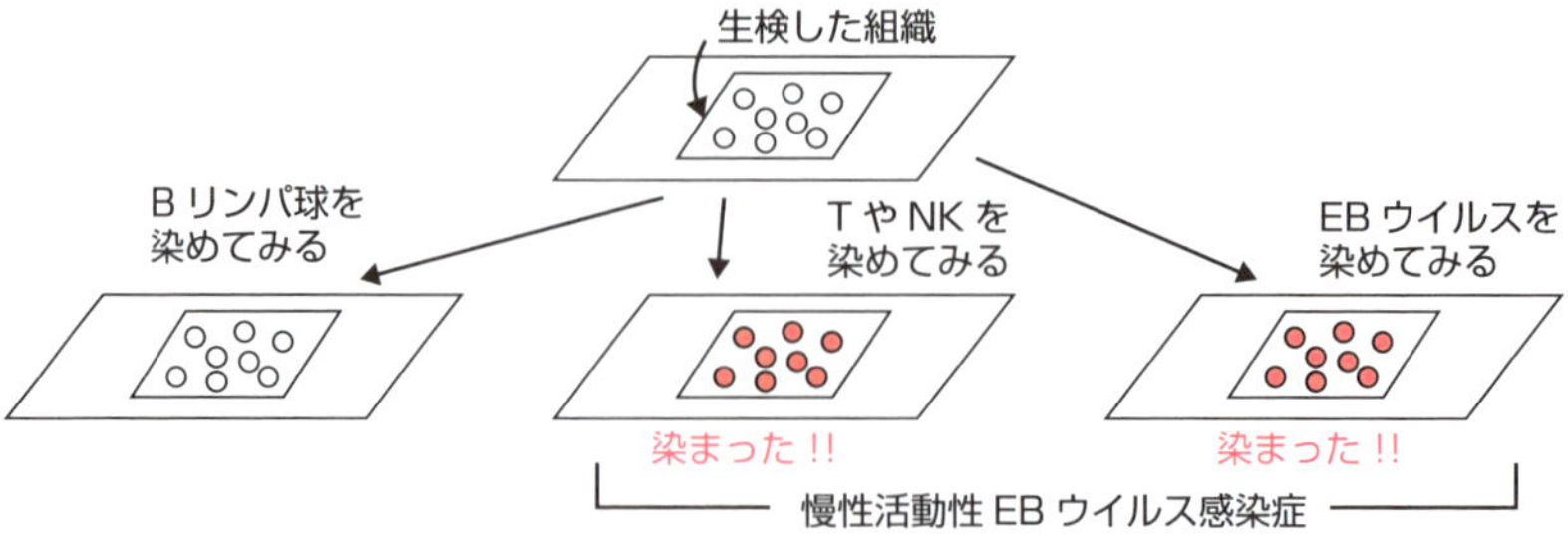

図2　病理検査による診断法

能です。CAEBVと診断するためには、EBウイルスの検査を行う必要があります。一時的な発熱や倦怠感、リンパ節の腫大《しゅだい》は日常的によくある症状ですから、それだけでCAEBVを疑うことにはなりません。しかしそのような症状や、スクリーニング検査で認められた肝機能障害などが長引いたり反復する場合、医学的に説明がつかないならば、CAEBVの可能性を疑うことになります。

EBウイルスの最も一般的な検査は、抗体価《こうたいか》（EBウイルスに対する身体反応を見る検査値）です。もし異常な高値であれば、いよいよCAEBVの診断に近づきます（高値とならないこともしばしばあります）。その結果からEBウイルスに感染したばかりだと分かれば、むしろCAEBVとは症状が似ていても、別の病気である伝染性単核球症（EBウイルスの急性感染症）と診断することになるかもしれません。

CAEBVを確定する検査

病気は通常、組織（臓器）に存在します。CAEBVで病気のリンパ球がよく浸潤する部位はまず肝臓、そして皮膚です。肝機能障害が続けば、肝臓を生検（太めの針やメスで臓器の一部を採取し、顕微鏡で観察する病理検査）をすることになります。皮膚は見ただけで病気の診断に近づくこともありますし、皮膚や消化管でも生検が可能です。ただ、ここでもCAEBVを疑う必要があります。疑って初めて、EBウイルスを染め出す病理検査も行うことになります。TまたはNK

第１ステップ　ステロイドなど
第２ステップ　化学療法
第３ステップ　造血細胞移植

図3　CAEBVの治療法

リンパ球が組織中に多数認められ、それらにEBウイルスが認められれば、CAEBVの診断が確定します(図2)。ただ生検は、気軽な検査とは言えません。

近年は、血液からでもCAEBVの診断を確定できるようになっています。血液中のEBウイルスの量が多ければ、CAEBVの診断に近づきます。さらに特殊な技術でリンパ球をBとTとNKに分け、TまたはNKリンパ球の中にEBウイルスが認められれば、CAEBVの診断が確定します。ところが、これらの血液検査は日本の保険制度では認められていない検査です。医療費の出どころがなく、検査会社に委託しなければならなかったり、さもなければ特殊な技術のある施設で、ある意味ボランティアとして実施してもらう必要があります。

CAEBVを根治する移植治療とは

当科の治療法についてお話しします。施設により多少の違いはありますが、治療の流れにおける根底の考えが同じであれば、本質的に差はないはずです。当科では基本的に3つのステップで入院治療をしています(図3)。その最後を締めくくる根治療法(第3ステップ)が、骨髄《こつずい》移植に代表される移植治療です。

まず移植準備用の抗がん剤を点滴投与し、CAEBVの元凶である病気のリンパ球を根こそぎ消滅させますが、このとき患者さんの健康な血球やリンパ球も失われてしまいます(図4)。その後に別の健康な方(ドナー)から、骨髄の中にある造血《ぞうけつ》細胞を一部いただいて、点滴で投与します。点滴した細胞からは血球やリン

図４　造血細胞移植（骨髄移植など）の日程（概要）

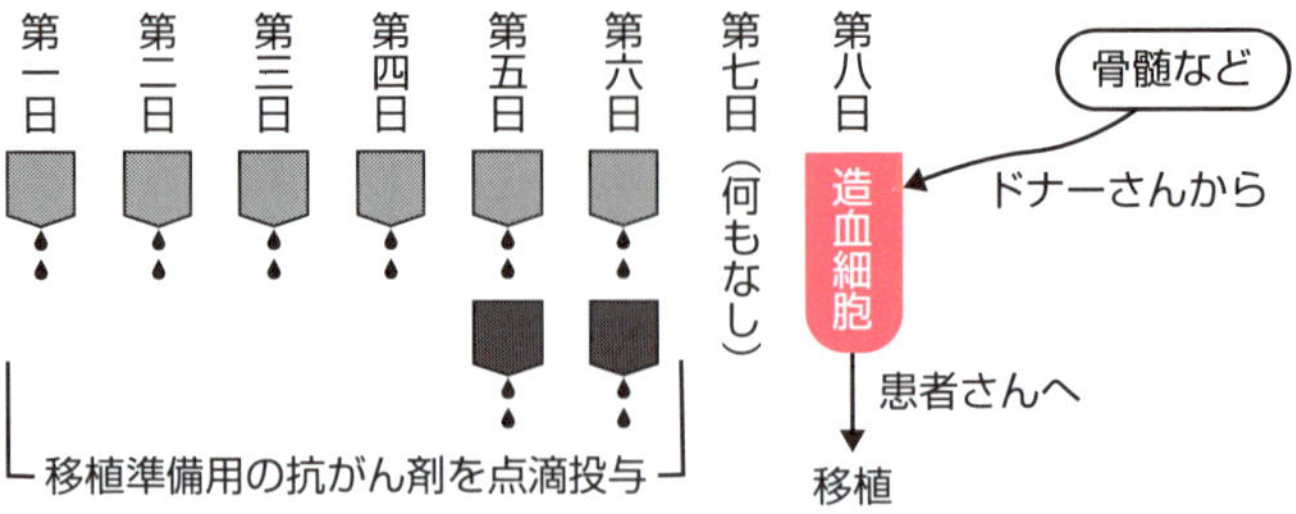

パ球が作られ、２～４週間で初期回復し、２～４か月で退院可能となり、平均すれば２～４年で本来の生活に完全復帰できます。

移植で大切なのは、ドナーから提供された血球やリンパ球の元になる造血細胞が根づくことです。造血細胞は、腰骨などの内部にあるスポンジ状の組織（骨髄）に多く含まれています。最近では血液中や、赤ちゃんのへその緒《お》から胎盤《たいばん》の造血細胞も利用できるようになり、広く造血細胞移植と呼ばれるようになりました。

入院治療の実際／３つのステップとは

入院当初は発熱や肝機能障害などがみられ、ＣＡＥＢＶは活動期にあることが通常です。第１ステップは病気を沈静化させる免疫化学療法で、ステロイドやシクロスポリン、ときに抗がん剤エトポシドを使います（図３）。およそ１～２週間行いつつ、併行して今後の強力な治療のための検診、造血細胞移植に必要とされる白血球の型（ＨＬＡといいます）の検査、そして家族、臍帯血《さいたいけつ》バンク、骨髄バンクから、ドナー候補を探し始めます。

第２ステップは、数種類の抗がん剤を数日かけて投与する、いわゆる化学療法です（図３）。化学療法は約１か月ごとのペースで反復され、平均２～４回行った後に、第３ステップ（造血細胞移植）へ移行します。化学療法にはさまざまな意味合いがありますが、諸条件によりスキップされることもあります。ＣＡＥＢＶの治療におけるこの組み立ては、急性白血病での治療に似ています。慢性活動性Ｅ

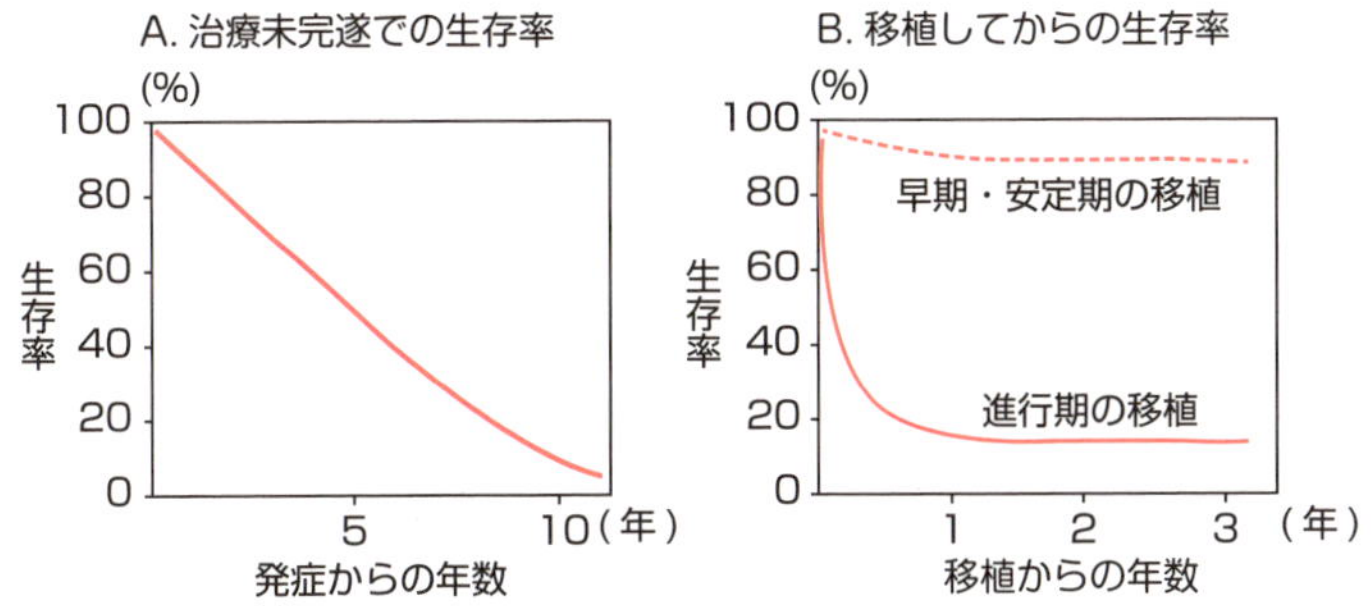

図5 CAEBVの生存率

Ｂウイルス感染症は、語尾に「感染症」がついていますが、病気のリンパ球が制御されることなく増殖していく様は、むしろ「白血病」や「悪性リンパ腫」として捉《とら》える方が理解しやすいでしょう。

治療はいつ開始すべきですか

ＣＡＥＢＶは治療をやり遂げなければ、5年で半数が、10年でほとんどが亡くなります。進行すれば発熱や倦怠感から急変し、体中の臓器が機能不全に陥《おち》って死を免れません（図５Ａ）。またＣＡＥＢＶを数年間患っていると、組織浸潤から臓器障害が起きて治療に危険が伴うようになり、さらに臓器不全に陥れば充分な治療に耐えられず、やはり死の転帰《てんき》（行き着いた結果）をとります。

早いうちに治療に取りかかり、余裕を持って治療を完遂《かんつい》するのが最も安全と考えます。当センターで治療した過去79人の患者さんを詳細に検討しました。状態良く移植できた患者さんの生存率は、約9割と良好でした。確かに移植治療は今でも１００%安全な治療法ではなく、逆に見ますと死亡率が約1割、加えて生活に支障のある合併症（後遺症）を残される方も約1割存在します。ただ急変してから移植しても、助かるのは2割未満です（図５Ｂ）。これらの事実と、移植を受けない場合にＣＡＥＢＶの患者さんは1年で約1割ずつ亡くなっていくことを両天《てん》秤《びん》にかけ、やはり早期に根治療法をやり遂げる決断をお勧めしています。

パート
2

傷が目立たない低侵襲手術

小児外科 部長 曺《そう》 英樹《ひでき》　主任部長 臼井《うすい》 規朗《のりあき》

最近の小児の手術では、傷をできるだけ小さく目立たなくすることに、きめ細かな注意が払われています。美容的な面だけでなく、手術後の痛みが軽減され、回復も速やかになることも小さな傷の手術の利点だからです。腹腔鏡《ふくくうきょう》（後述）を使用する手術では、従来の開腹手術に比べて手術後の腸管の癒着が少ないため、術後に腸閉塞《ちょうへいそく》を起こす危険性も軽減されます。もちろん、最優先されるのは安全で確実な手術によって、しっかりと病気を治療することです。安全・確実に加えて、少しでも傷を小さく、体に与えるダメージを最低限に抑えて、早い回復を目指す低侵襲《ていしんしゅう》手術が今注目されています。

低侵襲手術には、内視鏡を使う手術（腹腔鏡手術、胸腔鏡手術）と、おへそのしわを利用した手術があります。病気によってはその両方を組み合わせることで、できる限り傷が目立たない手術を行うことができるようになりました。

内視鏡による手術

内視鏡という細いカメラを体の中に入れて、カメラの映像をモニターで見ながら、細い道具を使って体の中で行う手術を内視鏡手術といいます。

当科では、大きく分けて胃や腸などがあるお腹《なか》（腹腔）の中の手術「腹腔鏡手術」と、肺や食道などがある胸（胸腔）の中の手術「胸腔鏡手術」の2つが行われています。

●腹腔鏡手術

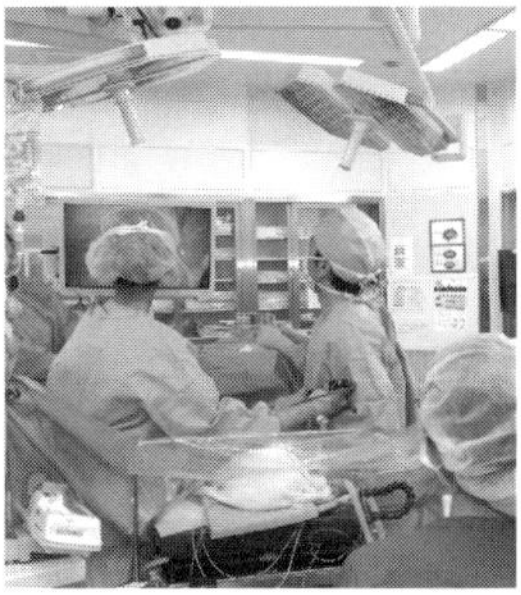

図1　腹腔鏡手術：腹腔内に入れた内視鏡カメラの映像をモニターで見ながら手術を行っています

おへそに穴をあけ、腹腔に炭酸ガスを送って空間をつくり、その中にカメラを入れると、腹腔内が観察できます。おへその傷のほかに腹部に3～5㎜の小さな傷をいくつかつくり、そこからさまざまな道具を入れてカメラの映像を見ながら手術を行います(図1)。

小児や新生児でこの手術ができる病気には「表1」に示したようなものがあります。当科で扱う多くの腹部の病気がこの方法で手術できます。しばらく経つとおへその傷はほとんど分からなくなります。道具を入れた小さな穴の傷あとが少し残るだけです(図2)。

●胸腔鏡手術

胸腔にカメラを入れて手術をします。胸腔のほとんどは肺で占められているので、手術をする側の肺を一時的にしぼませてから手術を行います。また、胸の中の左右の肺に挟まれた真ん中の部分は縦隔といい、心臓や食道、気管、胸腺などがあります。小児や新生児の胸腔鏡手術では、肺や食道、胸腺、縦隔に生じる「表2」に示したような病気に対する手術ができます。

胸腔は肋骨《ろっこつ》や背骨と筋肉に囲まれています。これまで胸腔の中の手術は皮膚と筋肉を切開し、肋骨の間を道具を使って広げて行っていました。そのため術後の痛みも強く、手術の後に胸郭《きょうかく》に変形が起こる可能性もありました。胸腔鏡手術によって、皮膚や筋肉の切開は最小限に抑えられ、骨への操作も不要になりました。

表1　腹腔鏡手術が行われる主な小児・新生児疾患

・鼠径ヘルニア ・急性虫垂炎 ・胃食道逆流症 ・肥厚性幽門狭窄症 ・ヒルシュスプルング病 ・鎖肛（高位） ・メッケル憩室	・卵巣嚢腫 ・胆石症 ・先天性胆道拡張症 ・先天性球状赤血球症（脾臓摘出手術） ・良性腫瘍 ・悪性腫瘍

おへそからの手術

新生児や乳幼児では、お腹の皮膚や筋肉が柔らかく伸びやすい上、体が小さいので、おへその穴を使って直接臓器を見ながら手術ができます。

おへそは、もともとしわだらけなので、手術の後に切開した傷あとがほとんど分からなくなります。手術の直後にはおへそに痛みを伴う場合がありますが、この手術では外見に傷あとを全く残さずに手術が行えます（図3）。おへその中を切る方法と、周囲のしわに沿って切る方法とがあります。比較的簡単な手術が対象ですが、少し複雑な手術でも、おへそからの手術に腹腔鏡を組み合わせることにより、これまでよりもずっと小さな傷で手術ができるようになりました。

低侵襲手術ができない場合

内視鏡による手術やおへそからの手術は、傷も小さく手術の後の痛みも少ない優れた手術ですが、当科で扱うすべての病気に行えるわけではありません。心臓や肺が悪いお子さんではかえって危険な場合があります。また、大きな腫瘍《しゅよう》を取る場合や、繰り返し手術を行っている場合には内視鏡手術は困難なことが多く、従来通り皮膚を大きく切って安全に手術を行います。また、内視鏡手術やおへそからの手術で始めても、手術中に操作が困難と判断した場合には、途中から開腹

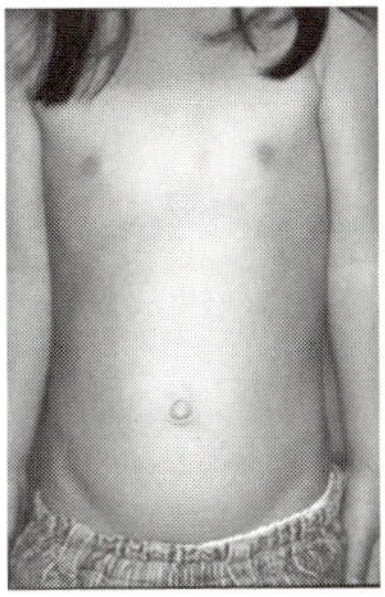

図2　腹腔鏡手術後の創部：
お腹の傷あとはほとんど分かりません

手術や開胸手術に切り換えることもあります。

小児に行われる代表的な低侵襲手術・内視鏡手術

●鼠径ヘルニア根治術（ＬＰＥＣ）

鼠径《そけい》ヘルニア根治術は、小児に対して最も多く行われている手術の1つです。生まれつき残っている鼠径部（脚《あし》の付け根あたり）にある腹膜と連続した袋に向かい、腸や大網《だいもう》、卵巣などお腹の中の臓器が脱出する病気です。治療にはこの腹膜と連続した袋の根元を塞《ふさ》ぐ手術が必要です。これまでは下腹部を2㎝ほど切開して手術をしていましたが、腹腔鏡手術ではおへそ以外に腹部の2㎜の傷だけで手術できます。この病気は、片方の鼠径部にみられると10％ほどの小児が反対側にも発症するといわれていますが、腹腔鏡手術では反対側に袋が残っているかどうかも分かるため、両方同時に手術することができます。短時間の手術なので、日帰りが可能です。

●虫垂切除術

急性虫垂炎に対して行われます。虫垂炎とは、右の下腹部にある虫垂が感染や炎症をきたしたものです。抗生剤で治癒する場合もありますが、小児の場合はときに重症となり、やぶれて腹膜炎になる危険が比較的高く、手術で虫垂を切除する場合も多くあります。

おへその切開と腹腔鏡を組み合わせて手術を行います。比較的軽症の場合は、

表２　胸腔鏡手術が行われる主な小児・新生児疾患

- 気胸
- 肺嚢胞性疾患
- 肺分画症
- 肺腫瘍
- 縦隔腫瘍
- 食道閉鎖症
- 横隔膜ヘルニア
- 横隔膜挙上症
- 漏斗胸

おへその傷だけで手術を行えますが、重症な場合は、1～3個の5㎜ほどの傷を腹部につくることもあります。

●漏斗胸修復術（Nuss手術）

漏斗胸《ろうときょう》とは、肋軟骨《ろくなんこつ》という肋骨につながる軟骨が、胸骨という胸の真ん中の骨とともに陥凹《かんおう》する（へこむ）病気です。整容目的で胸の陥凹を修復することができます。以前は軟骨を切り取ったり骨を削ったりする大がかりな手術が行われていましたが、最近では、陥凹部を下から持ち上げて支えるために、胸腔鏡で確認しながら金属製のバーを留置する手術が一般的です。バーは2～3年後に抜去します。

●幽門筋切開術

肥厚性幽門狭窄症《ひこうせいゆうもんきょうさくしょう》に対して行われます。生後1～2か月頃に幽門という胃の出口の筋肉が厚くなり、ミルクが胃から十二指腸に流れ出にくくなる病気です。

突然、嘔吐《おうと》が始まります。噴水のように大量の嘔吐がみられるのが特徴です。硫酸アトロピンという薬による治療法もありますが、効果がない場合や、短期間での治療を目指すときには手術が行われます。手術はおへそのしわに沿った切開で行います。幽門の筋肉を切り開いて胃の出口を広くします。手術後すぐにミルクが飲めるようになり、数日で退院できます。

新生児に対する手術

●十二指腸閉鎖症・小腸閉鎖症根治術

表3　おへそからの手術が行われる主な新生児疾患

- 十二指腸閉鎖症
- 小腸閉鎖症
- 腸回転異常症
- 肥厚性幽門狭窄症
- 卵巣嚢腫

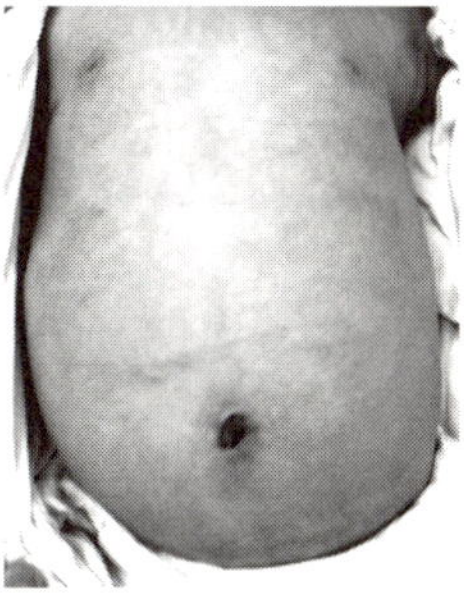

図3　おへそからの手術の創部：新生児期におへそから十二指腸閉鎖症の手術を行った赤ちゃんのお腹です。見た目では傷あとは全く分かりません

生まれつき、腸の一部が途切れている病気です。途切れている腸の場所により、十二指腸閉鎖症や小腸閉鎖症と呼ばれます。最近ではほとんどのお子さんが妊娠中に診断されます。新生児期に手術が必要ですが、重症の場合やそのほかの病気を合併していない場合には、おへそからの手術が可能です（表3）。手術では、途切れている前後の腸をつなぎます。

●胸腔鏡下食道閉鎖症根治術

食道閉鎖症は、生まれつき食道が閉鎖している病気です。多くの場合は気管と食道がつながっていて、呼吸困難や肺炎を起こすため、生まれてすぐに手術が必要です。最近ではこの手術も胸腔鏡で行われるようになってきました。気管と食道のつながりを切り離し、閉鎖した上下の食道をつなぐ手術を行います。比較的難度の高い手術です。また心臓などほかの臓器の病気を伴っている場合は、従来通り開胸によって手術を行います。

おわりに

傷が小さく、体にやさしい低侵襲手術は、小さくて繊細な小児に最も必要とされている手術です。傷の小さな手術は、これから成長、発達をとげて、未来へと生きていく小児にこそ最も威力を発揮する手術だと考えています。ここに挙げた病気だけでなく、今後も、小児一人ひとりの病気にあわせて、より低侵襲で安全な手術を選択していきたいと考えています。

パート
2

小児気道疾患の診断と治療——非挿管での気道検査と手術

耳鼻咽喉科 主任部長 廣瀬《ひろせ》 正幸《まさゆき》　麻酔科 主任部長 橘《たちばな》 一也《かずや》

小児はもともと体が小さいため、当然空気の通り道（気道）も小さくなり、大人に比べて気道狭窄《きょうさく》症状が出やすくなります。小児には大人にはない特有の気道の病気があり、さまざまな理由から診断も一筋縄ではいかないことが多いため、小児気道疾患は小児耳鼻科の重要な領域となっています。

小児での検査の難しさ

上気道の検査には、ファイバースコープ検査という非常に便利で強力な検査法があります。鼻からファイバースコープを入れれば、外来でも鼻腔《びくう》や咽頭《いんとう》、喉頭《こうとう》を簡単に調べることができます。

鼻の粘膜は敏感なので、局所麻酔をしたとしてもそれなりに違和感がありますす。大人であれば、我慢してこちらの指示に従ってくれますが、小児の場合はどうでしょうか。まず、局所麻酔そのものを簡単にはさせてくれません。ファイバースコープを鼻に入れようとするものなら、全身を使って抵抗するので、しっかりと抑えなければなりません。その結果、検査ができたとしても、のどに力が入ってしまった状態でしか観察できていないのです。

狭窄音（空気が狭いところを通るときの音）の原因を調べるために受診しても、ファイバースコープ検査をしているときに力が入って大泣きしてしまうと、狭窄音は消え去り、いつもと全く違う、のどの状態を見ていることになります。また、声を出す声門（声帯）より奥（声門下）にしばしば重要な所見があるのですが、目覚めた状態で声門下を見るのはまず不可能で、かつ危険です。というのは、不用意に声帯を刺激すると、喉頭痙攣《けいれん》という反射を引き起こしてしまい、声帯が閉まって低酸素状態を起こしてしまうからです。泣いて力の入ったのどであっても、経験を積めばある程度の診断はできるのですが、それでも、狭い場所を確実に見つけたい場合には、狭窄音が出ているいつもと同じ呼吸状態で観察することが必要です。声門下をしっかり見たい場合にも、いつもの呼吸を残しながら、少し声帯を刺激しても大丈夫という状況をつくってから観察する必要があるのです。

全身麻酔下の検査

そこで活躍するのが鎮静（麻酔）です。ただ、ここでも注意が必要で、鎮静が深すぎると、筋緊《きん》張が普段より弱まり、呼吸が抑制されてしまうので、この場合もいつもと違った状態ののどを見てしまっているということになります。

声門の奥を含めて気道をしっかり見る必要があるのであれば、全身麻酔が一番良い方法です。麻酔科医がしっかりと全身状態を見ながら、麻酔でちょうど良いレベルの鎮静をかけてくれるからです。麻酔をかけてもらいながら、ファイバースコープや、最近では電子スコープ（ファイバースコープに似ていますが、先端に小さいカメラがついていて画像がきれいです）で観察する方法が比較的簡単です。麻酔科医がマスク換気という方法で自発呼吸を残しながら、軽く呼吸を補助した状態で観察します。

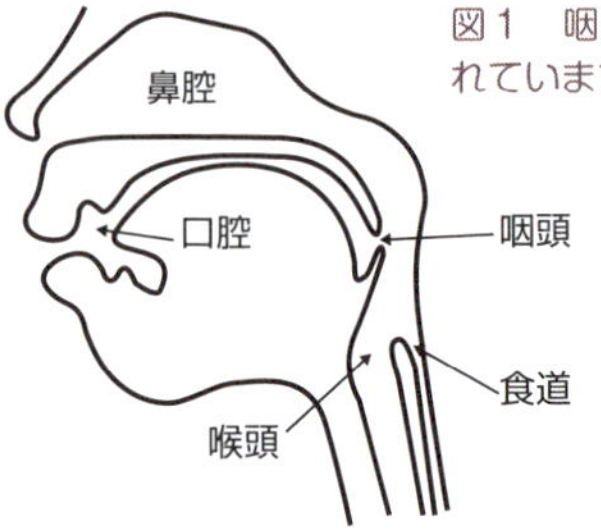

図1　咽頭、喉頭の位置：咽頭は口腔の後ろにあり、一般にのどといわれています。喉頭は咽頭と気管の間にあり、声を出すところです

もう一段進んだ方法では、硬性鏡《こうせいきょう》を使います。硬性鏡というのは円柱状のガラスレンズのことで、これにビデオカメラをつけて使うのですが、画像がきれいで、小児気道検査の定番とされています。真っすぐな棒状のもの（長さ20㎝ほど、直径は3㎜ほど）なので、そのままでは曲がりくねった人間ののどには入れることができません。そこで喉頭鏡という金属の筒をのどに入れて、のどの形をほとんど真っすぐにした状態で使います（喉頭展開）。例えば、異物を取るなどのような、さまざまな処置をする場合にも、鉗子《かんし》といわれる挟む道具をその傍で同時に使えるので、大変便利なものです。

喘鳴の原因

鼻を通った空気はのどを過ぎて、気管に入り、何回か枝分かれをして肺に入っていきます。その通り道のことを気道といいます。のどは医学的にいえば、咽頭と喉頭に分かれます。咽頭は鼻と食道の間で口腔《こうくう》の後ろ、喉頭は咽頭の前の気管につながるところです（図1）。

狭いところを空気が無理に通ろうとすると、空気の流れに乱れが起こり、音が発生します。その音を喘鳴《ぜいめい》といいます。声帯より手前の上気道の狭窄では、息を吸う吸気時に音が（吸気性喘鳴）、声帯より奥の下気道では、息をはく呼気時に音が出ます（呼気性喘鳴）。両者の境目である声帯近くで音が発生する場合は、吸気時と呼気時の両方（二相性）に出ることもあります。小児の喘鳴の原因として、喉頭軟化症（喉頭軟弱症）、両側の声帯麻痺《まひ》（吸気時には両側の声帯がしっかり開かないと狭窄音が生じます）、声門下血管腫《けっかんしゅ》、声門下狭窄、舌根沈下《ぜっこんちんか》などがあります。

喉頭軟化症（喉頭軟弱症）

小児の喘鳴の原因としては一番多い病気です。病名からある程度想像できるかもしれませんが、喉頭の構造物が柔らかかったり、だぶついたりしているために、吸気時に気道がより狭くなってしまう病気です。生まれた直後、あるいは生後1、2か月で症状が出て、だんだんひどくなり、その後軽くなって、1歳から2歳で症状がなくなってしまうことがほとんどです。しかし、なかには哺乳不良や体重増加不良だけでなく、気道にチューブを入れて呼吸管理をしなければならないような重症例もあり、そのような場合は手術の適応となります。欧米では10％ほどの症例に手術をしているそうですが、国内では軽症の人が多いため、当センターでも手術をする人は年に数人しかいません。

ところで、小児耳鼻科医の間でも、この病気ほど、間違って診断されたり、しっかりと診断されていなかったりする病気はないのではないかと思います。前述のように、小児のファイバースコープ検査の特殊性によりますが、泣いた状態でファイバースコープ検査をしてしまうと、軽度の喉頭軟化症では吸気時に声門上の構造物が引き込まれるという典型的な所見が消失してしまいます。また、喘鳴のある小児にファイバースコープ検査をしたときに、明らかな形の異常所見がな

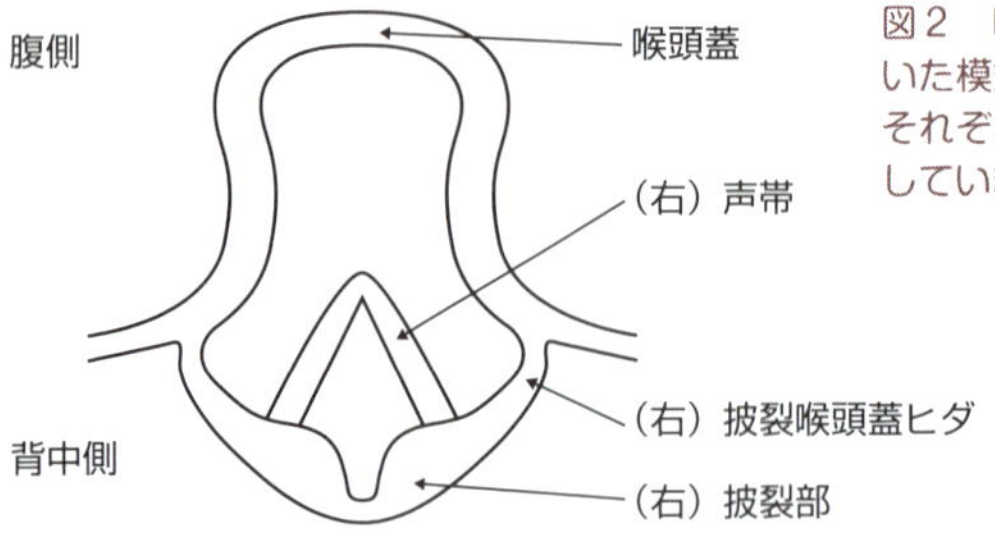

図２　喉頭の構造：喉頭を手術時の見え方で書いた模式図。披裂部、声帯、披裂喉頭蓋ヒダはそれぞれ左右一対で、喉頭蓋はしゃもじの形をしています

いと、声門上の構造物がなんとなく吸気時に引き込まれているように見えてしまい、喉頭軟化症と誤診断されることも多いのです。

喉頭軟化症は、喉頭蓋《がい》型、披裂《ひれつ》喉頭蓋ヒダ型、披裂部型の3つの型に分けられます（図2、3）。喉頭蓋はしゃもじのような形をしたものですが、これが吸気時に声門に覆いかぶさってしまうのが喉頭蓋型です。発症数は少ないのですが、呼吸はかなりつらくなります。披裂喉頭蓋ヒダ型では、喉頭蓋と背中側にある披裂部をつなぐ披裂喉頭蓋ヒダが短くなり、喉頭蓋がオメガ（Ω）型になって声門が細長くなり、吸気時に狭い状態になります。披裂部型は、披裂部の粘膜が余った状態で、これが吸気時に声門方向に引き込まれます。

喉頭軟化症の治療——声門上形成術

1. 麻酔の方法

気道手術には、ほかの部位の手術にはない難しさがあります。通常の全身麻酔は、経口《けいこう》挿管といって、口から咽頭、喉頭を通って、気管まで呼吸のためのチューブ（挿管チューブ）を入れて、人工呼吸器につないで呼吸を管理します。ところが、喉頭の手術は、まさにそのチューブのあるところを手術するので、挿管チューブがあると手術ができない、あるいは、非常に手術がしづらいということになります。大人であれば気道が太いので、細い挿管チューブを使えばなんとか手術できるのですが、小児の場合は困難です。

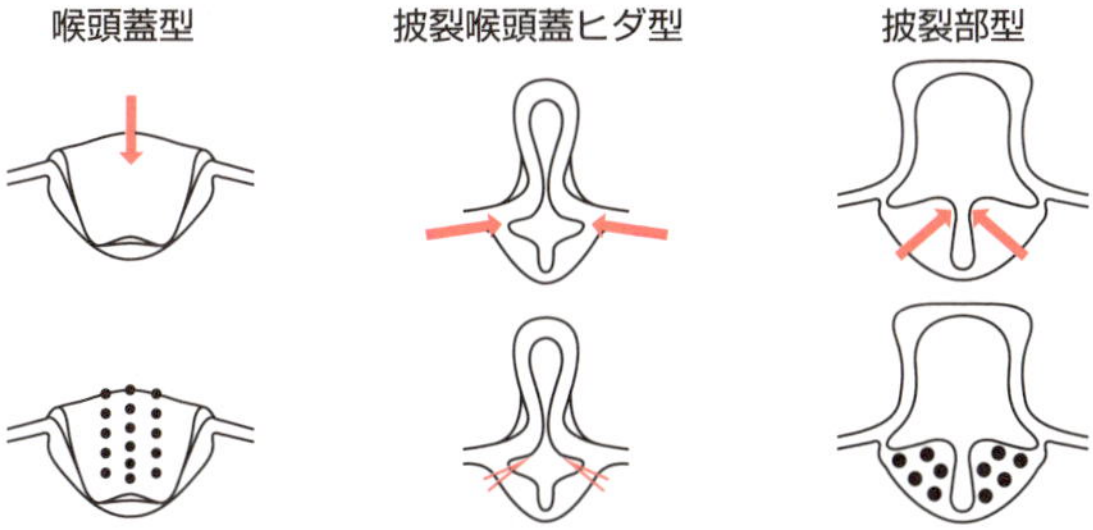

図3　喉頭軟化症の3つの型：レーザーで照射するところは黒丸、切離するところはクサビで記しています。矢印は異常部を示しています

また、喉頭軟化症の手術ではレーザーを使うため、高濃度の酸素があると火花が散って、可燃性の挿管チューブに引火してしまい、気道の火傷《やけど》(気道熱傷)を起こして大変危険です。挿管チューブがない方が、耳鼻科医にとっては手術がしやすく、気道熱傷の危険も少なくていいのですが、麻酔科医にとっては麻酔が難しくなります。挿管チューブを使わずに、小児自身の呼吸を残しながら、手術の痛みを感じない状態の麻酔をかけないといけないからです。自発呼吸を残すために浅い麻酔をかけると、痛みを完全に取ることができません。痛みをよく取るために深い麻酔をかけると、呼吸が止まってしまうかもしれません。まさに、麻酔科医の高い技術が必要とされるのですが、当センターでは、麻酔科医とのコミュニケーションを密に取りながら、安全にこの手術を行っています。

2. 声門上形成術の流れ

患者さんが手術室に入ると、麻酔を導入し、点滴をして、麻酔をちょうど良い深さに調節します。その後、喉頭鏡で喉頭展開をして、顕微鏡や硬性鏡で観察し、顕微鏡につけたレーザービーム発射装置で声門上形成術をしていきます。

喉頭蓋型に対しては、喉頭蓋の前側を焼いてあえて火傷を起こし、瘢痕《はんこん》収縮によって後ろ側に倒れないようにします。披裂喉頭蓋ヒダ型に対しては披裂喉頭蓋ヒダを切離します。披裂部型に対しては披裂部の余剰粘膜をレーザーで焼灼《しょうしゃく》します(図3)。術後は念のためICU(集中治療室)で一晩経過観察しますが、経過が良ければ1週間ほどで退院になります。もともと合併症のない症例では大変良い治療成績となっています。

パート
2

最先端のゲノム医療と遺伝カウンセリング

遺伝診療科 主任部長・研究所長 岡本《おかもと》 伸彦《のぶひこ》　遺伝カウンセラー 松田《まつだ》 圭子《けいこ》

近年の遺伝学の進歩は顕著です。ヒトゲノム計画でヒトの全遺伝子（ゲノム）の塩基配列（遺伝子の暗号）がほぼ解読され、さまざまな疾患（病気）の原因となる遺伝子が解明されました。

臨床の現場では遺伝子診断を病気の確定診断（診断を確定すること）に用いる機会が増えています。診断だけでなく発病のメカニズムや病態（病気の仕組み）の解明、薬物代謝の個人差の判定、新薬開発などさまざまな分野で応用が進んでいます。遺伝子レベルで明らかにされた情報を臨床に役立てる個別化医療（それぞれの患者さんに適した医療）は、今後さらに進むでしょう。

また、この複雑で時には不安要因になりかねない遺伝情報を正しく理解するためには、遺伝カウンセリングが重要となります。ここでは主に小児領域の最新のゲノム医療と遺伝カウンセリングについて解説します。

遺伝学的検査の種類

先天異常は新生児・乳幼児死亡の最大原因です。全出生児の3～5％は、何らかの先天異常を持って生まれてきます。先天異常の原因の多くは遺伝子、染色体の変化による遺伝要因ですが、妊娠中の薬物やウイルス感染のような環境要因も存在します。生後すぐ集中治療が必要な先天異常症例もあれば、生後数か月以上経過して発病し、受診される場合もあります。このような場合には遺伝学的検査が必要となります。遺伝学的検査には染色体検査や遺伝子検査を含みます（表）。

表1-a 主な遺伝学的検査の種類（その1）

ダウン症候群、トリソミー13・18 ターナー症候群などを疑った場合	染色体G分染法 ・保険収載あり
原因不明の精神運動発達遅滞、 多発先天異常	染色体G分染法 ・保険収載あり ・異常検出率　3％ マイクロアレイ染色体検査 ・保険収載なし。費用は高額である ・異常検出率　20％ ・染色体の欠失や重複の範囲が明確になる

先天異常症と知的障害を合併する患者さんでは、原因を調べるために染色体検査G分染法がまず行われます。プラダー・ウィリ症候群など、染色体の特定の領域の欠失（欠如すること）が疑われる場合にはFISH法が行われます。G分染法で原因が判明する率は3％程度ですが、新しい染色体検査であるマイクロアレイ法では20％程度の検出率となります。マイクロアレイ染色体検査は保険診療が認められていないため、まだ一般的ではありません。しかし、精度の高さと情報量の豊富さから、さらなる普及が期待される検査です。

さらに詳細な検査として、次世代シーケンサー解析があります。約2万個あるヒトの遺伝子で、蛋白質《たんぱくしつ》に翻訳される重要な領域を一斉に解析するものです。従来の遺伝子解析は、遺伝子を1つずつ調べていましたが、次世代シーケンサー解析では大量の遺伝子を一度にまとめて解析できるため飛躍的に解析効率が高くなりました。分析機器の進歩だけでなく、遺伝子関連のさまざまなデータベースの構築が行われたことが、このような解析を可能にしてきました。

ゲノム医療の具体例

遺伝性疾患の正確な診断により、子どもの病気や障害の状態を把握し、家族の気持ちの上での受け入れを促進し、積極的に病気に取り組むきっかけとなります。将来発病する可能性のある合併症に対して早期に診断し、対応することで、健康管理やQOL（生活の質）向上に役立てることができます。疾患の遺伝形式が

表1-b　主な遺伝学的検査の種類（その2）

微細欠失による疾患を疑った場合 例）プラダー・ウィリ症候群、アンジェルマン症候群、ソトス症候群、ウィリアムズ症候群、22q11.2欠失症候群など	FISH法 ・ピンポイント的検索である ・マイクロアレイ染色体検査でも変化を同定できるが費用が高い ・疾患により陽性率は異なる
特定の遺伝子異常を疑った場合	遺伝子診断 ・一部の疾患は保険収載あり
上記の各種検査でも原因不明の場合	次世代シーケンサーによる網羅的遺伝子解析 ・保険収載はなく、研究的検査である ・30〜40%で原因遺伝子が判明する

分かれば、同胞（兄弟姉妹）の罹患《りかん》の可能性が明確になります。将来の治療や症状改善の方法が明らかになる可能性もあります。具体例をいくつかあげてみます。

①染色体や遺伝子変異が原因の症候群は多数ありますが、小児慢性特定疾患や指定難病に当てはまる疾患が増えています。遺伝子診断の結果、診断が確定すると公費制度を利用できるようになる場合があります。

②稀少《きしょう》難治性疾患は個々の患者数は少ないですが、病気の種類は非常に多いです。稀少疾患は遺伝子変異が原因の場合が多く、遺伝子診断が可能なものが多いです。知的障害や自閉症においても同様に大きな進歩がみられています。近年では、「疾患特異性iPS細胞」といって、遺伝子変異を持った患者由来のiPS細胞を用いた病態研究、創薬研究が注目されています。患者さんに直接薬物を投与しなくても有効な薬物を見いだすことが可能な場合があります。

③先天性難聴の遺伝子診断は専門機関で研究が行われ、商業ベースで実用化されています。内耳《ないじ》の機能にかかわる多くの遺伝子が難聴と関連することが分かってきました。進行性の難聴か否か、同胞発症の可能性、人工内耳の適応などについて、重要な情報が得られます。約40%の患者さんで原因遺伝子が判明します。

④てんかん遺伝子診断も近年よく行われています。多くのてんかんは多因子遺伝、つまり複数の遺伝要因や環境要因が重なって発症するもので、明確な遺伝による疾患ではありません。一方、一卵性双生児の特発性てんかん（原因不明のてんかん）の発症一致率は80%に及ぶなど、遺伝の関連を示唆するてんかんは

以前から知られていました。てんかんにおいては分子レベルの病態が明らかとなり、予後の推定や治療薬の選択において重要な情報が得られる場合があります。

⑤小児の成長障害も発生頻度《ひんど》の高い病気です。低身長の原因としては成長ホルモン分泌不全が多いですが、さまざまな遺伝子変異が低身長を伴う疾患の原因となることが分かっています。例えば、軟骨異栄養症という骨の病気ではFGFR3という遺伝子の変異が原因で低身長になります。逆に、過成長症候群のように、体格が大きくなりすぎる病気でもさまざまな遺伝子変異が同定されています。

⑥遺伝性腫瘍《しゅよう》（家族性腫瘍）の分野も遺伝子変異が関連します。小児科領域ではRB遺伝子変異による網膜芽《もうまくが》細胞腫が有名です。成人領域では遺伝性乳がん卵巣がんやリンチ症候群（遺伝性非ポリポーシス大腸がん）などが知られています。遺伝性乳がん卵巣がんの責任遺伝子（原因となる遺伝子）であるBRCA1、BRCA2のいずれかに病的変異があれば、乳がんや卵巣がんが発病するリスクが高くなります。全大腸がんの約5％はリンチ症候群です。リンチ症候群では家系内に大腸がん、子宮体がん、小腸がん、腎盂《じんう》・尿管がん、卵巣がん、胃がんなどの発症が多い場合があります。遺伝性腫瘍を疑う場合は、専門医や遺伝カウンセラーによる遺伝カウンセリングを行い、リスクを正確に評価することで、早期診断、治療につながる可能性があります。

未診断疾患イニシアチブ（IRUD）について

２０１５年度、国立研究開発法人日本医療研究開発機構（AMED）の研究で「IRUD／Initiative on Rare and Undiagnosed Diseases」がスタートしました。これは国立成育医療研究センターおよび慶應義塾大学が中心となり、希少（Rare）・未診断（Undiagnosed）疾患患者さんに対して、体系的に診療する医療システムを開発し、患者さんの情報を収集蓄積し、開示するシステムを確立するプロジェクトです。

当センターには稀少難治性疾患を持つ患者さんが多く受診しています。当科はIRUDのなかで関西地区の地域拠点施設（クリニカルセンター）としての役割を果たしています。このプロジェクトは、次世代シーケンサーによる網羅的ゲノム解析など、先端技術を用いた解析により得られたデータと症状や検査データとを総合し、診断を確定させます。さらに診断不明の患者さんの症状データなどをデータベース化し、新しい疾患概念を確立することを目的としています。次々に成果がみられており、当センターの患者さんから世界的な知見につながる例もみられています。

稀少疾患の研究は、その疾患を持つ患者さんのことに留まらず、一般的な発生頻度の高い疾患の治療に応用できる成果を生み出す可能性もあり、世界的に注目されている分野です。

遺伝カウンセリング

遺伝カウンセリングとは、患者さんやその家族（あるいはクライエント）が持つ遺伝性疾患や状態を医学的・科学的に分かりやすく説明し、医学的処置や検査を理解し、必要な医療や社会資源の利用ができるように援助し、最適な意思決定や行動がとれるように支援することです。指示的であってはならず、クライエントの自律的意思決定を尊重することが大前提です。遺伝カウンセリングは医療者とクライエントの双方向性のコミュニケーションプロセスであり、単なるインフォームド・コンセントとは異なるものです。カウンセリングは十分な知識と経験を持った専門家（遺伝カウンセラーや専門的知識・経験を持つ医師）が行います。

当センターには、経験豊富な遺伝カウンセラーが勤務しています。本書の読者の方で遺伝に関する不安をお持ちの方は、遺伝カウンセリングを受けられることをお勧めします。

パート

2

稀少難病、低ホスファターゼ症の診断と新しい治療

研究所 環境影響部門 部長 道上《みちがみ》 敏美《としみ》

低ホスファターゼ症とは

低ホスファターゼ症は、アルカリホスファターゼ（ＡＬＰ）と呼ばれる酵素の異常によって引き起こされる病気です。非常にまれ（稀少《きしょう》）な疾患で、およそ10万出生に1人の割合で生まれてくると推定されています。治療の難しい、いわゆる「難病」の1つです。国の「小児慢性特定疾病」や「指定難病」にもなっています。

低ホスファターゼ症の主な症状は、骨や歯の異常ですが、そのほかに筋肉や関節、呼吸器、脳、腎臓などにも症状が現れることがあります。発症年齢は胎児期から成人にわたり、症状や重症度は人によってまちまちで、病型分類が用いられています（表）。一般的には発症年齢が早いほど重症で、周産期（胎児期や新生児期）や乳児期に発症する場合は、生命に危険が及ぶこともあります。小児期や成人期発症の患者さんでも、歩行や日常生活に支障をきたす場合があります。

低ホスファターゼ症の原因

低ホスファターゼ症では、遺伝子の変異によってＡＬＰ酵素の働き（活性）が足りなくなるため、さまざまな症状を発症します。ヒトでは4種類のＡＬＰ遺伝子がありますが、そのうち、低ホスファターゼ症の原因となるのは、組織非特異型ＡＬＰ（ＴＮＳＡＬＰ）をつくるＡＬＰＬという遺伝子の変異です。血液中のＡＬＰ

表　低ホスファターゼ症の病型と症状の特徴

病型	特徴
周産期重症型	胎児期や新生児期に、骨の異常に気付かれて診断される 骨石灰化障害、狭い胸郭、呼吸障害、けいれんなどを示す
周産期良性型	胎児期や新生児期に、骨の異常に気付かれて診断される 骨石灰化障害は軽度で、骨の変形などを示す
乳児型	生後６か月までに低ホスファターゼ症の症状が現れる 高カルシウム血症、高カルシウム尿症、けいれん、呼吸障害、成長障害、頭蓋骨早期癒合症などを示す
小児型	生後６か月～１８歳頃（小児期）に症状が現れる ４歳までに乳歯が抜ける、くる病様の骨の症状、歩行困難、低身長、骨折、筋肉痛、関節痛、頭蓋骨早期癒合症などを示す
成人型	１８歳以降に症状が現れる 骨痛、歩行困難、骨折などを示す
歯限局型	骨に症状がなく、異常が歯のみに限局する 主に乳歯の早期脱落を示す

のほとんどはＴＮＳＡＬＰであるため、低ホスファターゼ症の患者さんでは血液のＡＬＰ値が低下しています。ただし、血液中のＡＬＰの正常範囲は年齢によって変化し、乳児・小児・思春期では成人よりも高い値を示すので注意が必要です。

ＴＮＳＡＬＰは、特に骨で重要な働きをしています。骨はコラーゲンなどの蛋《たん》白質《ぱくしつ》でできていますが、そこにカルシウムとリン酸の結晶（ハイドロキシアパタイト）が沈着してコーティングしています。このカルシウムとリン酸によるコーティングを「石灰化」と呼び、骨は石灰化されることで強く硬くなります。

ＴＮＳＡＬＰはこの骨の石灰化に必要な酵素です。骨や軟骨で、ＴＮＳＡＬＰはピロリン酸という物質を分解してリン酸をつくります。このリン酸がカルシウムと結合して骨石灰化を進行させます。低ホスファターゼ症の患者さんでは、ピロリン酸が分解できず、リン酸を産生することができません（図１）。また、分解されないピロリン酸が細胞の外に溜《た》まって、石灰化の邪魔をします。そのため、低ホスファターゼ症患者さんの骨は石灰化障害を示し、曲がったり、折れたりしやすくなります。また、ＴＮＳＡＬＰは脳の働きに必要なビタミンＢ６の代謝にもかかわっているため、低ホスファターゼ症の患者さんでは、脳がビタミンＢ６不足になって痙攣《けいれん》を起こすことがあります。

低ホスファターゼ症の症状

低ホスファターゼ症では、骨の石灰化が障害されるために骨変形や骨折、成長

図1　低ホスファターゼ症における骨石灰化障害の原因

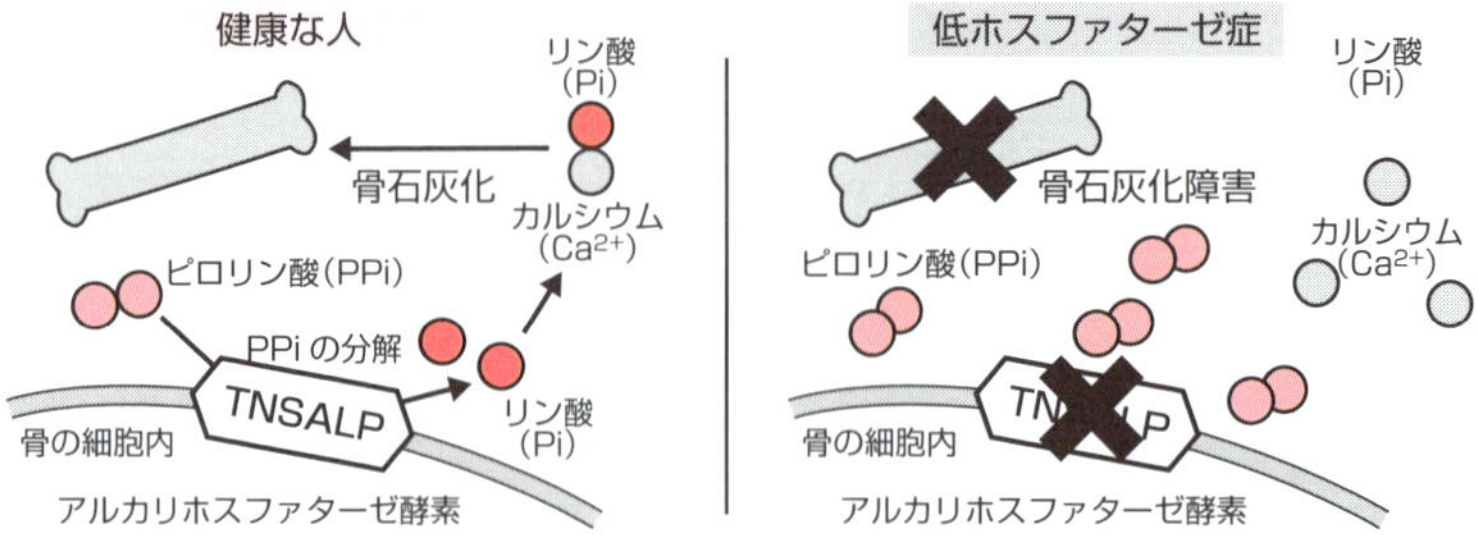

障害を起こします。重症の患者さんでは胸の骨組み（胸郭）が狭く、肺の発育が悪いため、呼吸困難や肺炎を起こしやすく、人工呼吸器が必要になることもあります。また、カルシウムが骨に沈着できないために血液中で過剰になり、尿中に多量に排泄されるため、高カルシウム血症や高カルシウム尿症を示すことがあります。高カルシウム血症は不機嫌・食欲不振・嘔吐《おうと》を引き起こし、高カルシウム尿症は腎臓の石灰化・腎機能障害を起こします。さらに、歯根が骨に十分に固定されていないために、乳歯が通常よりも早く（4歳未満）抜けてしまいます。そのほか、頭蓋骨《ずがいこつ》のすき間が通常よりも早く閉鎖してしまう頭蓋骨縫合早期癒合症《とうがいこつほうごうそうきゆごうしょう》や、ビタミンB6不足による痙攣、筋力低下による歩行障害など、さまざまな症状が現れます。

低ホスファターゼ症の診断

症状から低ホスファターゼ症が疑われる場合、骨X線撮影や血液・尿の検査を行います。骨X線撮影により骨石灰化障害や骨変形が分かります。小児型ではくる病に似たX線所見を示します。血液検査ではALP値の低下や高カルシウム血症の有無を調べます。尿の検査では高カルシウム尿症のチェックのほか、ALPにより分解される物質が体に溜まっていないか調べます。確実な診断のためには、ALPL遺伝子検査を行います。

当センターではこれまで、全国から多くの患者さんの検体を受け入れて遺伝子

図2　ALP酵素補充を行った患者さんの骨石灰化の改善（胸部X線写真）

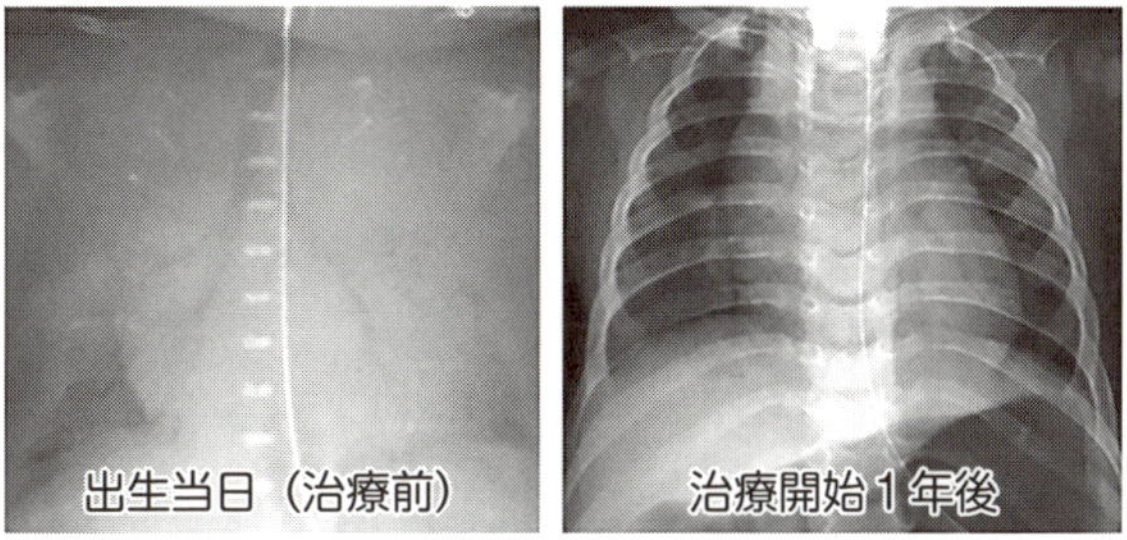

検査を行ってきました。遺伝子検査を行うことで、診断が確実になり、病気の重症度や経過がある程度予測できます。低ホスファターゼ症の遺伝子検査は、２０１６年から保険診療として行うことが可能になりました。

低ホスファターゼ症の最新治療

従来、低ホスファターゼ症に対する根本的な治療はなく、特に重症型の患者さんにおいては呼吸不全のために、新生児期や乳児期に死亡することが少なくありませんでした。しかしながら最近、足りないＡＬＰを補うためのＡＬＰ酵素補充薬（ストレンジック®）が開発されました。国内においても医師主導治験が行われ、この薬の高い有効性が確認されました（図２）。

当センターでも、最重症の患者さんに対して生後１日目からこの薬剤の投与を行い、救命に成功しました。この患者さんにおける治療の成功が大きな推進力となり、２０１５年７月、ストレンジック®は低ホスファターゼ症の治療薬として、世界に先駆けて国内で製造販売承認を取得し、市販が開始されました。

ストレンジック®の開発により、低ホスファターゼ症患者さんの生命予後は格段に改善しつつあります。当センターでは、低ホスファターゼ症患者さんのより良い診療のための取り組みを続けています。

パート

3

母子医療センターの得意な診療

パート
3

低身長、体重増加不良

消化器・内分泌科 主任部長 惠谷《えたに》 ゆり

低身長とは

背が低い、背が高いというのは誰かと比較して決まるものです。たくさんの人が集まって、背の順に並べば、必ず誰かが前の方にいくことになるので、背が低いからといって、何か原因となる病気があるとは限りません。一般的には同じ年齢の子どもと比べて100人中前から2番目以下の身長である、あるいは身長の伸びが非常に少ない状態が2年以上続いているなど、一定の基準を満たしている場合に医学的な低身長症、もしくは成長障害と考えます。

低身長症の検査

まず診察で何か体格以外に異常はないか確認し、必要に応じて血液検査で内臓の病気の有無を評価したり、手のレントゲンを撮って体の成熟度を評価したりします。成長ホルモンは食事を摂ったり、運動したり、寝たりすると激しく変動するので、その分泌力を評価するには特別な分泌刺激試験を行う必要があります。当センターでは、年間に延べ約500回の成長ホルモン分泌刺激試験を行っています。

成長ホルモンによる低身長症の治療

どんなに背が低くても、医学的な理由（適応といいます）がなければ成長ホルモンによる治療を行うことはできません。前述のように、背が低いかどうかというのは集団の中で比較によって決まるものであり、心臓や腎臓などの病気とは違うのです。現在、国内で成長ホルモンによる治療が認められている病気としては、成長ホルモン分泌不全症、胎児期から体が小さい状態が続くＳＧＡ性低身長（ＳＧＡとはsmall for gestational ageの略で出生時の体重が週数の割には小さいという意味です）、ターナー症候群、プラダー・ウィリー症候群、腎不全、軟骨形成不全症の６つです。

当センターでは、毎年70～80人くらいの患者さんが成長ホルモンの治療を始めており、現在４３０人余りの患者さんが成長ホルモン治療を継続中で、これは国内でもトップクラスの人数です。成長ホルモンは、毎日自宅で自己注射を行う必要があるので、患者さんや家族にとって大変なこともあります。当センターでは、外来の看護師がきめ細かく注射の指導を行い、治療開始後もさまざまな相談に乗っていますので、皆さん頑張って治療を継続されています。

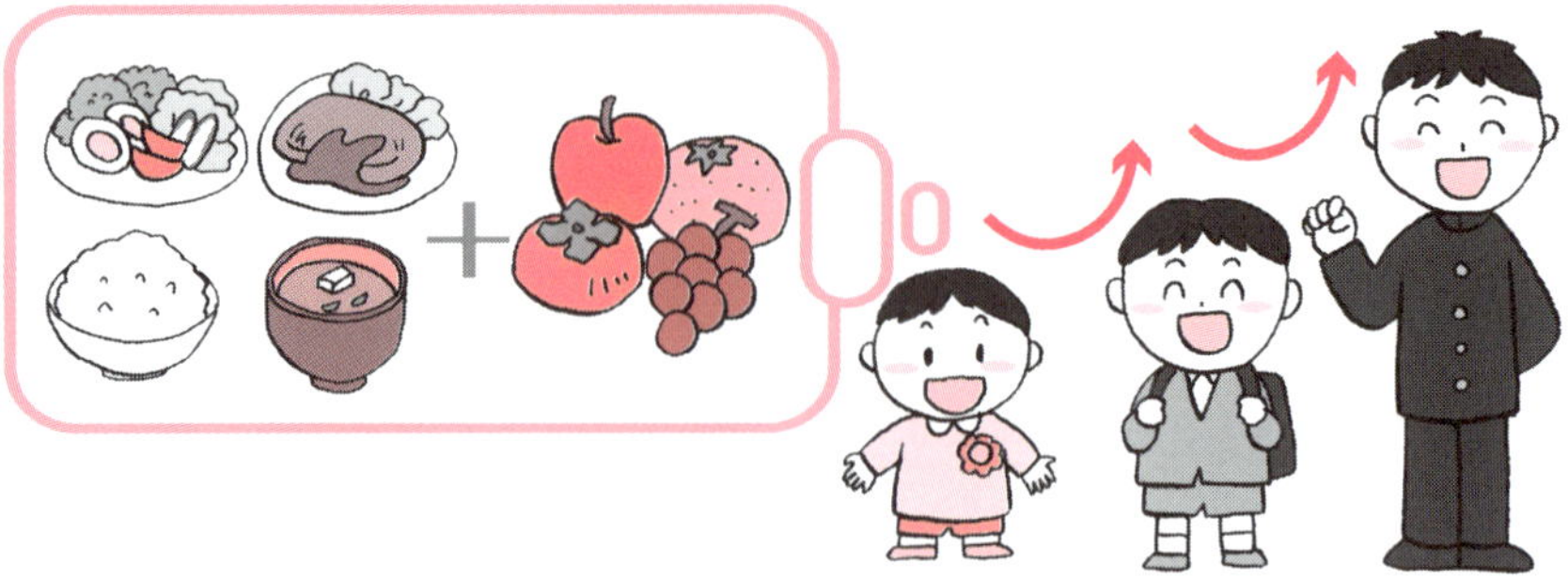

体重増加不良、やせ

身長は標準範囲内にあっても、体重が増えにくい「やせ」状態の子どももいます。少しやせぎみであっても、それなりに体重が増えているようであれば大丈夫なことも多いです。しかし、ずっと横ばい状態が続く場合や、体重が減ってきている場合は要注意です。赤ちゃんの場合は、哺乳力不足が原因のことが多く、家族からミルクや離乳食の摂取状況を詳しく聞いて、栄養剤を処方したり、食事形態の工夫をしたりします。自宅での栄養改善が難しい場合は、入院していただき、点滴や経管栄養を行うケースもあります。子どもが急にやせてきたり、食べなくなったりした場合は何らかの病気が原因となっている可能性が高いため、詳しく検査をする必要があります。甲状線《こうじょうせん》機《き》能亢進症《のうこうしんしょう》のようなホルモンの異常や、クローン病のような慢性の腸の病気、あるいは心理的な問題による摂食障害など、さまざまな病気がないか調べるとともに、栄養状態の改善を図ります。

体格の小さい子どもさんの育て方のヒント

特別な病気はなくて、生まれつき小さい体格だったり、食べることにあまり興味がない性格だったりすることもよくあります。体格は見た目で分かるだけに、周囲の人から「ちゃんと食べさせているの？」などと言われてつらい思いをするお母さんたちがたくさんいます。

少しでも食べさせようと、1日中だらだら食べさせたり、おやつやジュースを過剰に与えたりすることはやめましょう。親心から、つい「食べないから大きくならないのよ」などと言いがちですが、これでは子どもを責めることになってしまいます。少しでもたくさん食べた方がいいことは事実ですが、食べることを無理強いすると食事が楽しくなくなってしまいます。

「お腹が空いた！」と言って食べ始めたのに、少し食べたらすぐお腹いっぱいになってしまうということはありませんか？　体が小さいと胃も小さいので、一度にたくさん食べられないのは当たり前なのです。そんな場合は、食事の回数を増やしてみてはどうでしょうか。夕方、園や学校などから帰ってきたときに、おやつの代わりに軽食にしてみてください。具体的には炭水化物と蛋白質《たんぱくしつ》の組み合わせがお勧めです。おにぎりと残り物のおかず、納豆ご飯、食パンやロールパンなどシンプルなパンにしましょう。目玉焼きや、ハム・チーズなどを載せたものなどが手軽に作れて便利です。少し夕食の食べる量が減っても、夕方の補食と合わせた量が増えていればいいのです。夕食が早い家庭は寝る前に補食を食べさせてみてください。

一方で「うちの子はよく食べているのに体重が増えない」という訴えもよくありますが、体重が増えていないということは、食べているように見えてもその子の生活や成長にとって十分な栄養は摂れていないということです。子どもたちは小柄であってもすごく活発に動いていますから、必要なカロリーはとても多く、特に主食（炭水化物）をしっかり摂ることが重要です。

パート
3

腎代替療法

腎・代謝科 主任部長 山本《やまもと》 勝輔《かつすけ》

当科では腎疾患、糖尿病、骨系統疾患などに対する治療を行っています。ここでは、腎臓の病気、特に腎機能が低下した腎不全という病気について説明します。

腎臓について

腎臓は腰のやや上部に左右1つずつある臓器です。赤ちゃんのときは4㎝程度の大きさですが、中学生ぐらいになると大人と同じ10㎝程度の大きさとなります。腎臓の働きは、尿を産生し老廃物を体外に捨てることですが、この「いらないものを捨てる」という働きと同時に、「必要なものを捨てない」という働きも腎臓にはあります。つまり、水分をとらないと尿が少なくなるのは必要な水分を体内に留めておく働きがあるからです。「いらないものを捨てる」「必要なものを捨てない」という2つの働きによって、体内の水分や電解質のバランスが保たれていいます。ほかに腎臓が行っている重要な働きとして、「ビタミンDを活性化し骨を丈夫にする」「赤血球産生を促すホルモンを作り貧血を改善する」「血圧を調節するホルモンを産生する」といったものがあります。

腎不全について

前に述べたような働きが低下している状態を腎機能障害といい、腎機能が急速に低下した状態を急性腎障害（ＡＫＩ）、慢性的に低下している状態を慢性腎臓病

図1　血液透析

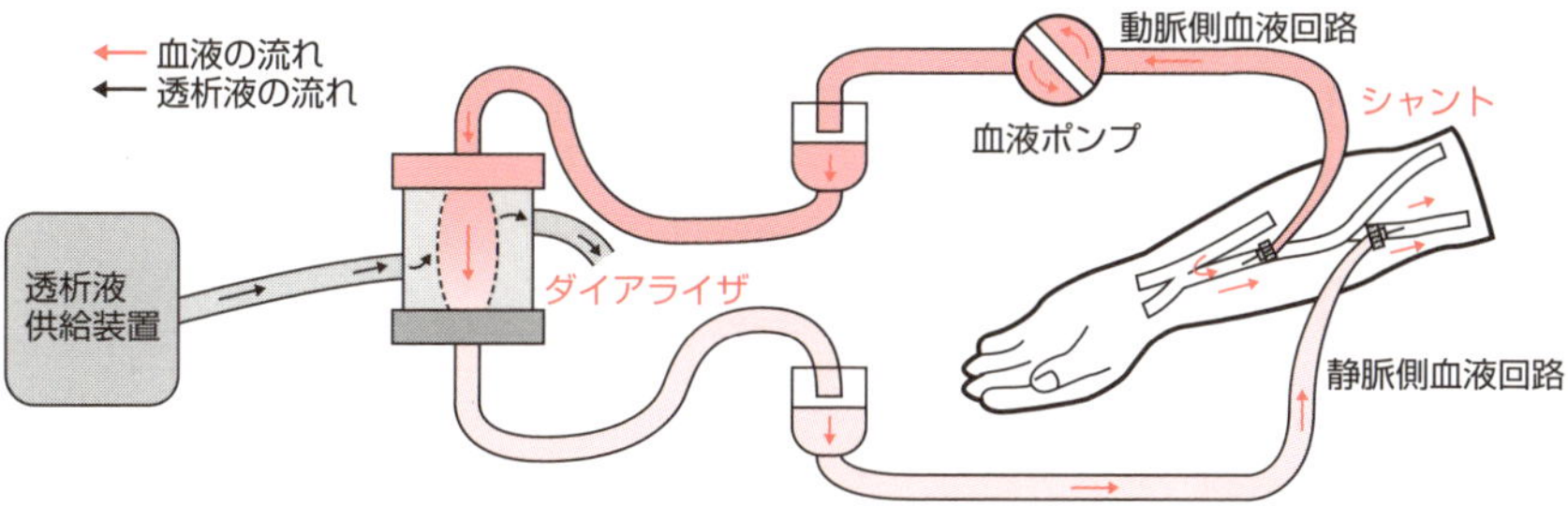

（ＣＫＤ）といいます。ＡＫＩに対しては安静や水分制限、電解質補正、急性期の血液浄化法といった緊急処置を行う場合があります。そのためにはＩＣＵ（集中治療室）での処置が必要なこともしばしばあります。

ＣＫＤの病態は、腎臓に病気はあるが腎臓の働きは正常であるという状態から、腎機能の低下度合に応じて5段階に分かれており、この段階に応じた治療・対応をします。投薬をはじめとする治療をしているにもかかわらず腎臓の働きが徐々に低下し、最も重症の末期腎不全という状態になると、食欲低下や倦怠感などの尿毒症といわれる症状が明らかになってきます。

腎臓のさまざまな働きのうち、内服薬や注射によって治療できるものもありますが、最も大事な働きである「いらないものを捨てる」という働きは薬で治療することができません。そのため、こういった病態に対応するためには、腎代替療法を行う必要があります。

腎代替療法

腎臓の働きを腎臓に代わって行う治療法を、腎代替療法といいます。血液透析、腹膜透析、腎移植の3つの方法があり、それぞれに利点と欠点があるため、状況に応じた使い分けが必要です。

●血液透析（図1）

現在、国内で最も多く行われている腎代替療法です。透析といえばこの方法を

図2　腹膜透析

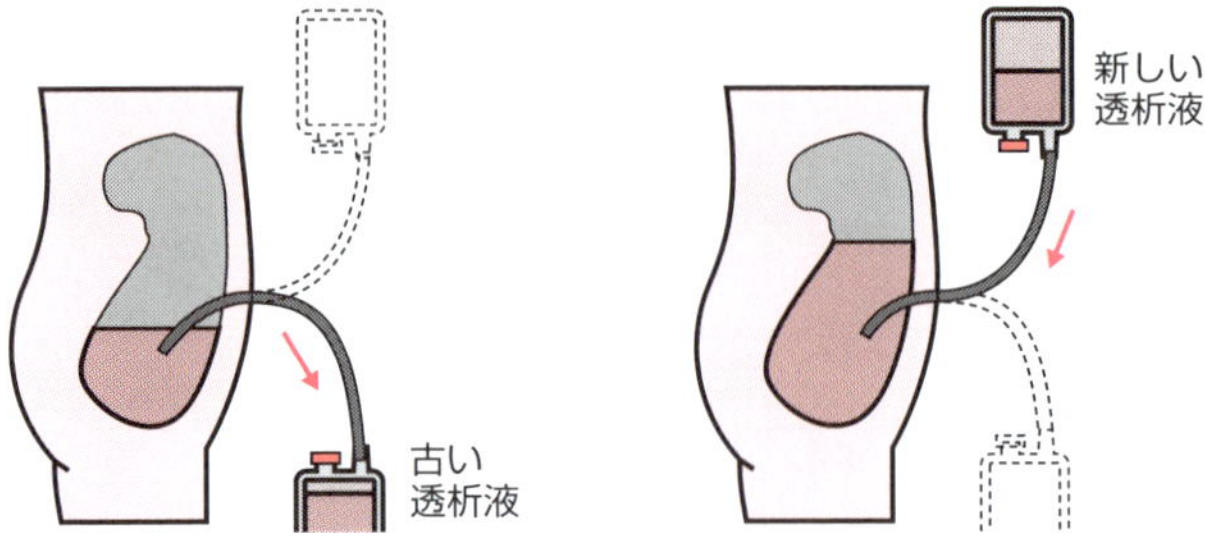

思い浮かべる人が多いと思います。手首などの皮下で動脈と静脈をつなぐシャントといわれる手術を行った後、1回数時間、週に3回を目安として、血液透析の器械を用いて老廃物や余分な水分の除去を行います。小児では体内の血液量が少ないこと、血管が細いことなどから、長期にわたる血液透析は困難を伴います。また、通常血液透析は日中に行われるため、学校をはじめとする社会生活が困難になり、小児のCKDの治療としては不利な点が多くあります。

当センターではAKIの治療や腎移植の待機時期に一時的に血液透析を行うことはありますが、CKD治療としての外来での血液透析は行っていません。

●腹膜透析（図2）

腸管などお腹《なか》の臓器を覆っている腹膜を用いて血液を浄化する方法です。通常は水分の入っていない腹腔《ふくくう》というところに透析液を入れ、一定時間後に排出することで老廃物や余分な水分の除去を行います。初めにカテーテルという管《くだ》をお腹に入れる手術を行い、その後の透析はその管を用いて行います。自宅で行うことができ、病院へは原則毎月1回程度の受診です。専用の器械を用いて夜間に行うことにより、社会生活への復帰も容易となります。

一方、自宅で過ごす時間が長いために、腹膜炎などの合併症の予防や早期発見のためには、しっかりとした自宅での管理が必要です。小児には大変適した腎代替療法であり、当科でも多くの方に行っています。1歳未満の乳児においても行うことができます。ただし、長期にわたり行っていると腹膜が徐々に硬くなっていくために長くても8年程度しか続けることができず、血液透析や腎移植に移行

図3　腎移植

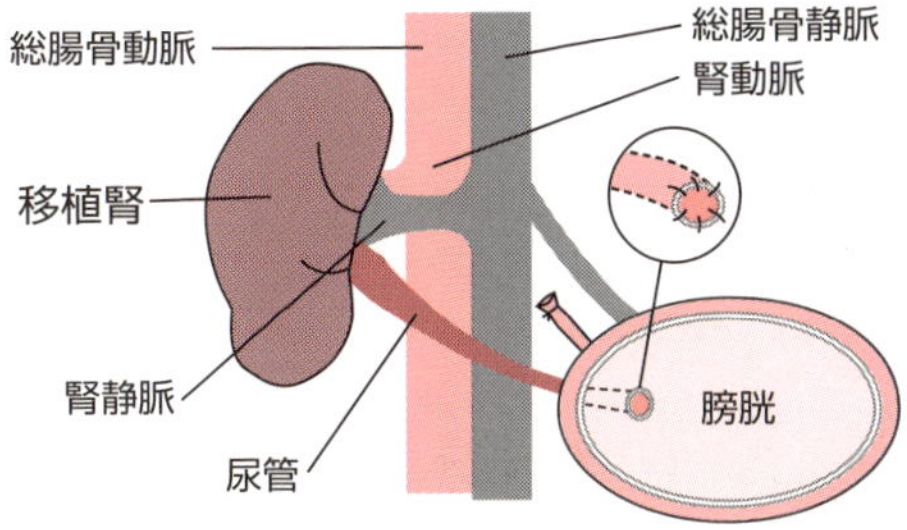

する必要があります。

●腎移植（図3）

親族の方から腎臓を提供していただく生体腎移植と、亡くなられた方から提供していただく献腎移植があります。当センターでは生体腎移植のみを行っています。献腎移植は事前の移植希望登録が必要ですので、登録を希望される方には、ほかの医療機関を紹介しています。

生体腎移植は血縁者から片方の腎臓をもらい、患者さんのお腹に移植する手術です。当センターでは泌尿器科と腎・代謝科とが協力して行っています。血液透析や腹膜透析が正常の腎臓の2割程度の代替をするのに対して、移植後の腎機能は約6割となります。そのため、小児では移植後に成長や発達の改善が期待できます。腎移植に際してはある程度以上の年齢や体格が必要となりますし、事前の検査を行っていくことが重要です。また、腎臓を提供される方の意思の確認や組織の適合をはじめとした検査も必要となってきます。移植後は免疫抑制剤の内服が必須となりますので、規則的な生活が必要です。免疫抑制剤の進歩により、以前に比べて急性の拒絶反応により移植腎（移植した腎臓）の機能が低下することは少なくなりました。しかし、慢性の拒絶反応によって移植腎の機能は徐々に低下するため、平均して20年後に改めて腎代替療法が必要になる可能性があります。

腎不全に対する治療方法は日々進歩しています。個々の患者さんに適した腎代替療法の選択をお手伝いし、最新の治療法を提供していきたいと考えています。

パート3

てんかんを知ろう

小児神経科 副部長 最上《もがみ》 友紀子《ゆきこ》　主任部長 鈴木《すずき》 保宏《やすひろ》

“てんかん”って何?——発作、てんかん分類により治療が変わる

てんかんは、大脳神経細胞の突然で過剰な興奮による発作（てんかん発作）を繰り返す慢性の脳の病気です。約100人に1人に、てんかんが起こります。

てんかん発作の種類は、脳の一部から始まる部分発作と、脳の全体から始まる全般発作の2つに分けられます（図1）。血液検査、脳波検査、画像検査（CT・MRI・SPECT）を行います。

てんかんの原因（特発性《とくはつせい》、症候性《しょうこうせい》）と発作の種類（部分発作、全般発作）の組み合わせで、てんかんが大きく4つに分類されます。この分類で、てんかんの治療方針や予後がおおよそ予測できます（表）。

てんかんの診断の一番大事な手がかりは、発作の様子です。スマートフォンで発作の様子を録画するのもよいでしょう。

てんかんの最新治療——治療の選択肢が広がっている

てんかんの治療には、内科的治療（抗てんかん薬、食事療法など）と外科的治療があります。抗てんかん薬が治療の中心です。国内では、この約10年の間に9種類の新規抗てんかん薬が市販され、治療の選択肢が広がってきています。当セ

	特発性 （基礎疾患が不明、遺伝性素因強い） （治りやすい）	症候性 （基礎疾患あり） （治りにくい）
部分発作	・側頭部に焦点を持つ小児良性部分てんかん ・後頭部に焦点を持つ小児良性部分てんかん 寛解率：約10割	・前頭葉てんかん ・側頭葉てんかん ・頭頂葉てんかん ・後頭葉てんかん 寛解率：約5割
全般発作	・小児欠神てんかん ・若年ミオクロニーてんかん ・覚醒時大発作てんかん 寛解率：約8割	・ウエスト症候群 ・レノックス・ガストー症候群 ・ミオクロニー失立発作てんかん 寛解率：約2割

表　てんかん分類

（兼本浩祐『てんかん学ハンドブック』医学書院改訂をもとに作図）

ンターでは、必要に応じてビデオ脳波（ビデオを撮りながら発作時の脳波を記録する）検査を行って発作を正確に把握し、最適な治療方法を選択しています。

抗てんかん薬の選択

発作の種類以外に、てんかん分類、合併症、神経症状、性別などを総合的に判断して、抗てんかん薬を選択します。一般的な副作用には、①眠気、ふらつき②肝腎機能障害③アレルギー（薬疹、発熱）④血球減少などがありますが、それ以外にも各抗てんかん薬に特有の副作用があります。効果（発作の抑制、ＱＯＬ＝生活の質の改善）と副作用を天秤にかけながら、本人や家族の生活にとって一番良い薬剤と薬の量を調整します（図２）。３年以上発作がなく、脳波が正常化すれば、薬剤の減量を考慮します。ただし、発作の再発の可能性があるため、減量する際には本人、家族としっかり話し合います。

食事療法

ケトン食療法は食事療法の代表です。ケトン食とは、炭水化物の摂取を制限し、エネルギーの多くを脂肪とタンパク質から摂取するものです。昔から絶食でてんかん発作が減少することが知られていましたが、体の中でケトン体が増えるためと考えられています。このケトン体を体内で効率よく産生する方法として、ケトン食療法が注目されるようになりました。一部の難治性《なんちせい》（治りにくい）てんかんに有効と報告されています。しかし、低血糖、成長障害、便秘・下痢などの副作用が

図1　発作の分類

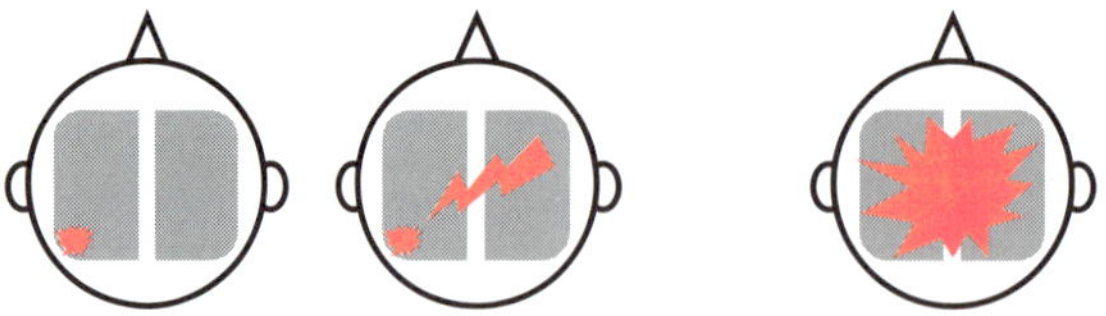

あるため、慎重に行う必要があります。

外科治療

外科治療は、内科的な治療法が無効な難治性てんかんが適応になります。手術には根治手術と緩和《かんわ》手術があります。根治手術は、発作の原因となる脳の部位を切除して、発作を消失させることを目的に行います。一方、緩和手術は、発作の回数と程度の軽減を図って、日常生活の改善を目指すものです。

小児のてんかん——子ども特有の発作を早期発見、早期治療

小児期には、さまざまなてんかんが発症します。ここでは当センターで治療経験の豊富な代表的な難治性てんかんを2つ紹介します。

ウエスト症候群

乳児期（生後6か月〜1歳）に発症する難治性てんかんの1つです。診断のポイントはスパズムと呼ばれる特有の発作で、頭部を一瞬前屈し四肢を屈曲《くっきょく》（あるいは伸展《しんてん》）させます。この発作は覚醒《かくせい》直後に起こることが多く、しばしばシリーズ形成（数秒おきに何回も繰り返す）します。1回のシリーズは数分〜30分程度持続することがあります。脳波には、ヒプスアリスミア（ヒプス＝山、アリスミア＝リズムなく無秩序に出現）と呼ばれる特徴的な異常を認めます。

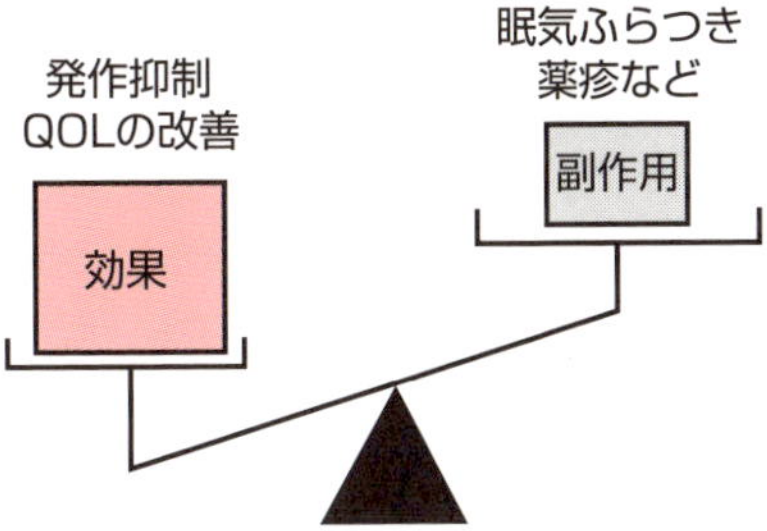

図2　治療の調整

治療は、ビタミンＢ６大量療法、抗てんかん薬（バルプロ酸、ゾニサミド、トピラマートなど）、ＡＣＴＨ療法、ケトン食療法などがあります。ＡＣＴＨ療法は、筋肉注射（隔日もしくは連日）の治療で、入院を要します。この治療によって約70％が発作を消失しますが、約半数が再発します。また、免疫機能低下や脳が一時的に萎縮するなど、副作用に注意が必要です。２０１６年から、新規抗てんかん薬であるビガバトリンがウエスト症候群の治療薬として発売になりました。視野狭窄《きょうさく》の副作用があるため、定期的な眼科の診察が必要です。このてんかんは発達の停滞もしくは退行（笑顔が消失した、頸《くび》がすわらなくなったなど）が起こるため、早期診断・早期治療で発作を止めることが大切です。

ドラベ症候群（乳児重症ミオクロニーてんかん）

１歳未満に、感染時の発熱や入浴時などに体温が上昇することにより、発作が誘発されることが特徴的です。発作が30分以上続き、入院を繰り返すことも珍しくありません。発作は、片側もしくは両側の間代《かんたい》（ガクガクする）もしくは強直《きょうちょく》間代（硬直してガクガクする）発作です。１歳以降になるとミオクロニー（ピクっとなる）発作や非定型欠神《けっしん》（意識減損する）発作を認めるようになります。このてんかんでは、ＳＣＮ１Ａと呼ばれる遺伝子に異常を認めることが知られています。

治療は、抗てんかん薬（バルプロ酸、ベンゾジアゼピン系薬剤、臭化カリウム、トピラマートなど）とケトン食療法が中心ですが、難治性のてんかんです。新規抗てんかん薬であるスティリペントールの有効性が報告されています。

パート
3

食物アレルギー

呼吸器・アレルギー科 副部長 錦戸《にしきど》 知喜《ともき》

さまざまな症状を引き起こす食物アレルギー

食物アレルギーは、1歳で約10人に1人にみられる頻度《ひんど》の高い病気です。原因となる食品は数多くありますが、鶏卵、牛乳、小麦が3大アレルゲンといわれます(図1)。

年齢が高くなるにつれて、果物や魚類、甲殻類などの新たな食物アレルギーが発症する場合もあります。果物のアレルギーは花粉症に合併する割合が高く、口《こう》腔《くう》アレルギー症候群や花粉－果物アレルギーといわれます。

症状は大きく分けると、2時間以内に出る即時反応と2時間以上してから出る非即時反応に分けられます。多くは即時反応で、実際には30分以内に出ることが多いです。さまざまな症状を引き起こしますが、9割に皮膚症状がみられます(図2)。

症状が皮膚だけにとどまらず、呼吸器、消化器など全身に急激な強い症状をきたすものを、アナフィラキシーと特別ないい方をします。アナフィラキシーの中でも意識がもうろうとし、血圧低下を伴うものはアナフィラキシーショックといい、生命の危険に直結する非常に重篤な症状です。その他の食物アレルギーのタイプとして、アトピー性皮膚炎の原因となる食物アレルギーや消化器症状のみで主に新生児、乳児にみられる消化管アレルギーなどがあります。

図1　食物アレルギーの原因

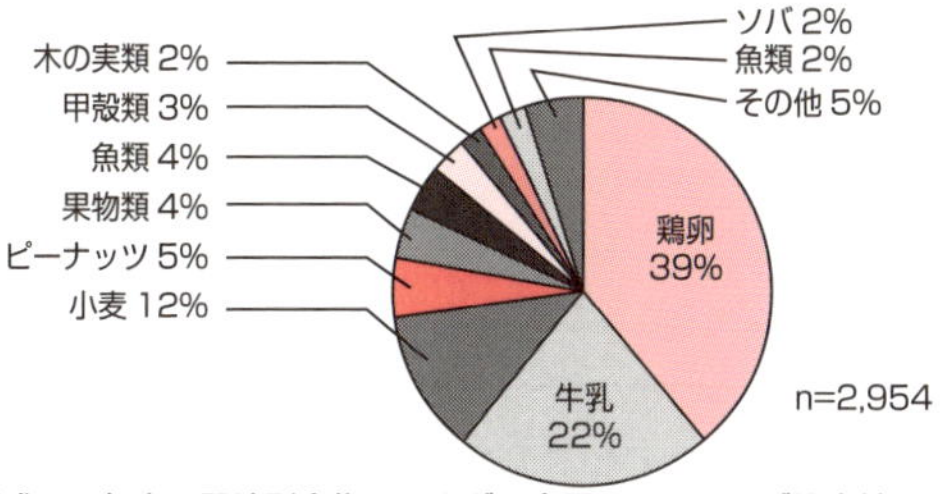

（平成23年度　即時型食物アレルギー全国モニタリング調査結果より）

食物アレルギーの診断

何かを食べて症状が出た場合のすべてが食物アレルギーとは限りません。また、食物アレルギーであっても疑わしい原因食品が複数ある場合では、原因を確定する必要があります。食物アレルギーの診断は詳細に状況を聞き取ることが基本になりますが、確定するために通常は血液検査が行われます。ただし、検査で数値が高くても、実際に食べてみると問題ない例はたくさんあります。血液検査は万能なものではなく、正確な診断はできないことを理解する必要があります。

血液検査で数値が高く、状況からも原因食品として間違いない場合では検査値のみで診断される場合もありますが、確実な診断のためには、実際に疑われる食品を食べて、症状が出るかを確認する食物負荷テストが必要です。負荷テストは症状を確認しながら食品の摂取を進めていきますが、非常に重い症状が出ることもありますので、病院で速やかに対応できる体制を整えて行う必要があります。

食物アレルギー診療の進め方

食物アレルギーと診断された場合、その後の検査は3歳ぐらいまでは半年ごとに、3歳以降は1年～数年ごとに行うのが一般的です。血液検査の数値が下がってきている場合では、より積極的に除去食（アレルギーの原因となる食材を使わ

図2　即時型食物アレルギーの症状

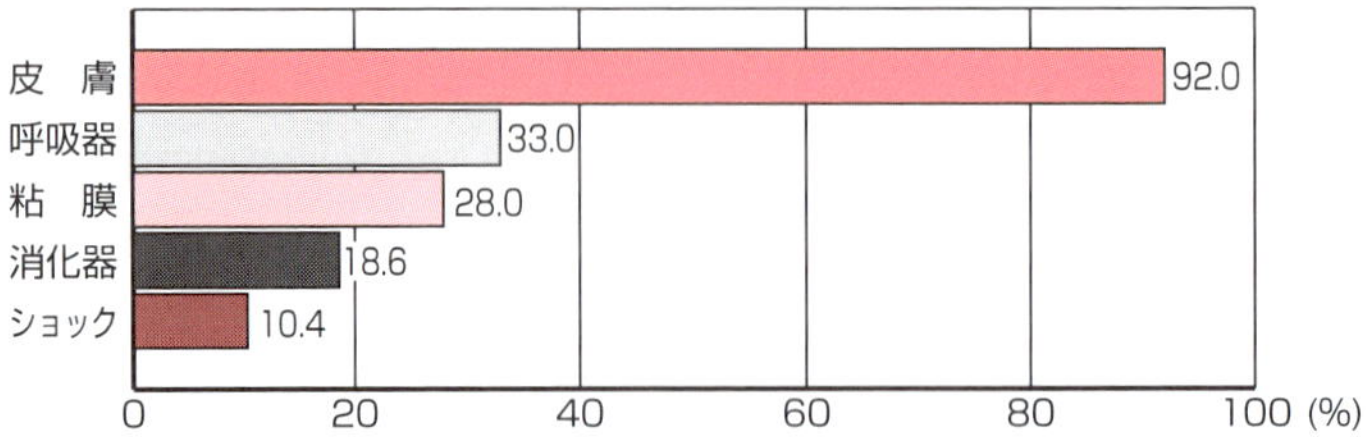

（平成23年度　即時型食物アレルギー全国モニタリング調査結果より）

ないで作る食事）の解除を試みますが、数値が下がらないからといって絶対に食べられないわけではありません。特に4歳以降では、数値がかなり高くても食べられる場合が少なくありません。完全な解除は無理でも部分的な解除ができる場合もあります。長期にわたって漠然と原因食材を除去している場合は負荷テストで除去食継続の必要性を確認しましょう。

食物アレルギーの治療の目標は必要最低限の除去食を行い、自然に改善するのを待つことになります。3歳までは免疫の調節機能や消化酵素の働きが発達するので、自然に治ることも多いです。除去している間は、必要な栄養素をほかの食品で補充することが重要です。特に牛乳アレルギーでミルクを除去している乳児ではカルシウムが不足するので、アレルギー用ミルクや魚などで補充しましょう。

家族にアレルギーの人がいるとか、本人がアトピー性皮膚炎だということだけで離乳食を始める時期を遅らせることは勧めません。なかでも卵はアレルギーの頻度が高い食品で、いつから食べさせるか悩むかもしれませんが、離乳食の基本どおり離乳中期ぐらいから固ゆで卵黄を少量から食べさせるとよいでしょう。最近では、少しでも食べている方が食物アレルギーになりにくいといういくつかの研究報告もあります。できるだけ食べさせる手段を考えていくことは大切です。

原因食材が乳製品で、牛乳やヨーグルトはだめでも食パンに含まれる乳成分やバターなら大丈夫な場合があります。卵では卵白はだめでも卵黄だけや、料理のつなぎに使用する程度の卵白の量なら食べられる場合もあります。小麦そのものはだめでも麦茶や調味料に含まれるものは、通常は大丈夫です。

しかし、あまりに無理をしすぎると、強い症状を引き起こす危険も伴います。主治医とよく相談しながら進めてください。

また、乳化剤は乳製品とは全く関係ありません、鶏卵と魚卵も関係はありません。誤った情報を基に不要な除去をしないようにしましょう。

誤食などで、症状が出たときの対応についても理解しておくことが必要です。ここでは詳細は省略しますが、集団生活の現場用に分かりやすいマニュアルがインターネットで公開されていますので参考にしてください。

●東京都健康安全研究センター「食物アレルギー緊急対応マニュアル」2017年3月改定版
(http://www.tokyo-eiken.go.jp/files/kj_kankyo/allergy/to_public/kinkyu-manual/7f76eea5e9ad849c49f85c28056a14b21.pdf)

積極的な治療への取り組み

最近では、食物アレルギーが自然治癒しない場合は、食物負荷テストで原因食材を食べても問題ない量を見極めた上で計画的に増量していく経口《けいこう》免疫療法が試みられています。外来で緩徐に（数か月～1年程度をかけて）増量していく方法や、入院して急速に増量する方法があります。しかし、まだ安全といえる治療法とはいえず、安易に行うことは危険ですので、必ず食物アレルギーに精通した医師の指導、管理下で行ってください。

食物アレルギーは日々の食生活にかかわる大きな問題です。必要最小限の除去となるよう、常に少しでも食べられる可能性を探りながら、また日々の安全、栄養に配慮しつつ上手につきあっていきましょう。

パート
3

気管支喘息の正しい理解と治療の進め方

呼吸器・アレルギー科 副部長 錦戸《にしきど》 知喜《ともき》

喘息とは

気管支喘息《ぜんそく》は咳《せき》、喘鳴《ぜんめい》（ヒューヒュー、ゼーゼーという呼吸音）、呼吸困難を繰り返す、子どもで最も多い慢性の呼吸器疾患です。子どもの喘息の約8割が3歳までに発症するといわれていますが、喘鳴はよくある症状で3歳になるまでに3人に1人が1度は起こすといわれています。

子どもがゼーゼーして呼吸がつらそうになると、喘息かもしれないと不安に思うかもしれませんが、そのような症状すべてが典型的な喘息ではなく、6～7割の子どもは小学生になるまでには治ります。しかし、典型的な喘息として症状が続く場合もあります。治るのか、治らないのかを正確に予測する方法は今のところありません。

喘息とは慢性に気道に炎症があり気管支が敏感になった状態で、かぜなどが引き金となって敏感な気管支が収縮して気道が狭くなり、ヒューヒューという喘鳴、呼吸困難を引き起こします。発作時は気管支拡張薬を使用すれば症状は一旦改善しますが、慢性炎症が改善されていなければ発作を繰り返すことになります（図1）。

最近は、喘息で入院する子どもはずいぶん減りました。30年ほど前までは、喘息で数か月～数年の入院を必要とすることや喘息発作で死亡することも少なくありませんでした。治療の大きな進歩は喘息の治療の考え方が変わったことと、そ

図1　喘息の慢性炎症

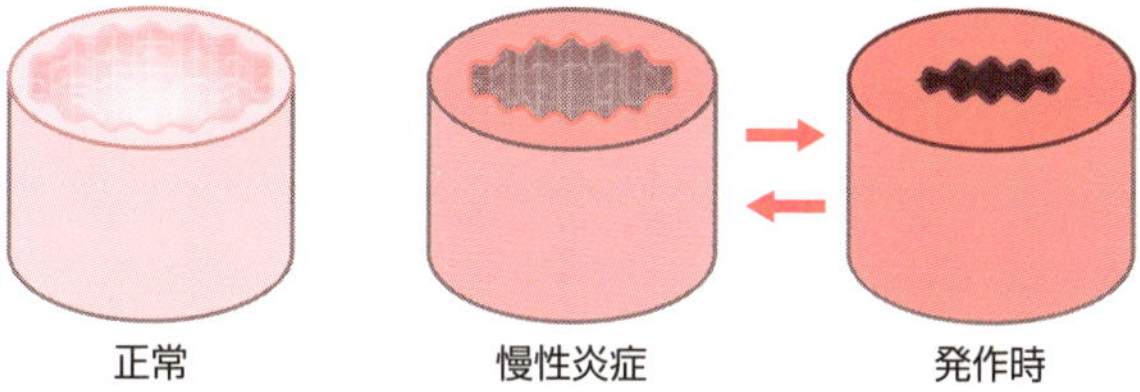

れに伴い良い治療薬が出てきた結果です。昔は発作が起きたときだけ治療をする考え方でしたが、喘息の病態が気道の慢性炎症であることが分かり、今は発作が起こらないように炎症を抑えていく治療に変わりました。正しい理解のもとで適切な治療を受けるようにしてください。

喘息の診断について

3歳未満の子どもは気管支がもともと狭い上に頻繁《ひんぱん》に風邪《かぜ》をひくため、喘息でなくとも喘鳴を繰り返すことがあり診断が非常に難しいです。病院では喘鳴をきたしたときの様子を詳細に聞き取りし、過去に使用した薬の効果や家族に喘息の人がいるかどうか、本人にアトピー性皮膚炎や食物アレルギーがあるかなどの情報から総合的に判断します。特にかぜをひいたときの喘鳴や呼吸困難に対して、気管支拡張薬の吸入が明らかに有効という特徴は、喘息と診断する上で重要です。

小学生以上になると呼吸機能検査ができるようになります。思いっきり息を吸ってはくだけの簡単な検査です（図2）。慢性の気道炎症が強ければ、症状がないときでも気道の閉塞《へいそく》がみられるので検査で評価が可能となります。正確な診断や重症度、治療効果を評価する際にも参考になる大変役に立つ検査です。また最近では、気道の慢性炎症の評価に呼気中（口から吐く息）の一酸化窒素を測定する方法があります。前述の呼吸機能検査と組み合わせて、より詳細な評価が可能です。

当センターのような小児病院には、さまざまな基礎疾患を持つ子どもがいます。心疾患や重症心身障害児では喘鳴を繰り返すことが多いです。これらの子どもでは、喘息と異なる喘鳴を反復する気管支軟化症という病気もあります。また重症心身障害児では、胃食道逆流症が喘鳴の原因となっていることも多いです。喘息といわれているが、何かおかしいと感じるときは専門医に相談してください。

喘息の治療について

治療の基本は、吸入ステロイド（フルタイド®、アドエア®、パルミコート®、キュバール®、オルベスコ®）や抗ロイコトリエン受容体拮抗薬（オノン®、プランルカスト®、シングレア®、キプレス®）を中心とした、症状がないときでも定期的に使用して気道の炎症を抑える薬と、発作のときにだけ使用する気管支拡張薬の二段構えです。炎症を抑える薬は、基本的には発作のときに使用しても即効性はありません。

喘息の治療については、小児アレルギー学会から非常に良いガイドラインが作成されています。重症度に応じて、それに適した治療薬、治療量を選択し、その後はコントロール（薬が適切に効いて、症状が安定しているかどうか）の状態を評価しながら治療をステップアップもしくはダウンしていきます。この重症度の評価、コントロール状態の評価が意外に簡単ではなく、保護者や本人は過小評価しているることが多いです。運動するとゼーゼーする状態や、夜間だけ軽く咳が出るという状態は良いとはいえません。評価には前述した呼吸機能検査も役に立ちます。3か

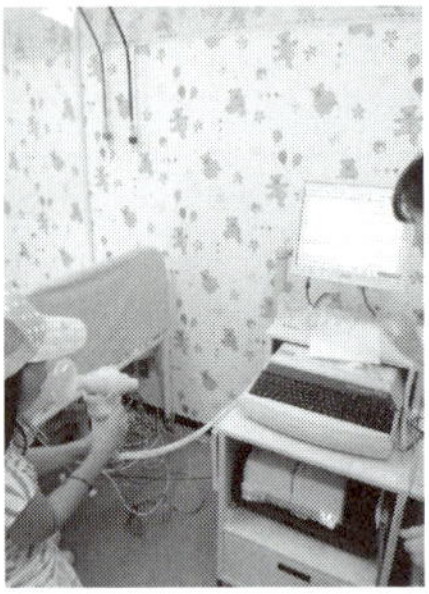

図2　呼吸機能検査

月良い状態であれば薬を一段階下げるという調整が一般的です。さらに薬を完全に中止するかどうかは、より長期間の経過観察を経て判断することが多いです。乳幼児では喘息の診断が難しく、短期間で改善する例も多いので、より積極的に薬を減量、中止していきます。基本的にはガイドラインに沿った標準的な治療を行えば、日常生活に制限なく運動も含めて思いきり行うことができます。水泳のオリンピック選手に喘息の人が多いことは有名な話です。喘息治療をしていても喘息のせいで学校をよく休む、運動が思いきりできない、夜間救急病院受診を繰り返すなど、日常生活に支障がある場合は専門医の受診を考慮してください。診断が異なっている、重症度が過小評価されている、本人が正しく薬の吸入ができていないなどの問題が判明することも多いです。

薬を長期に使用することには不安があるかと思いますが、治療が必要な時期には薬でしっかり抑えてあげることによって子どもの成長を促し、喘息の改善に伴って薬を段階的に減量し、可能であれば中止していくのが基本的な方針です。また、あくまで治療の副作用がないことを目標にしています。治療を続けることはとても大変ですが、毎日の習慣にしていきましょう。

最後に

喘息をしっかりコントロールして不安のない活動的な毎日を過ごし、喘息であることが子どもの健全な発育を阻害することがないように治療していきましょう。

パート

3

発達障害の診療

子どものこころの診療科 副部長 平山《ひらやま》 哲《さとる》　育・療支援部門 心理士 山本《やまもと》 悦代《えつよ》

「発達障害」という言葉

近年、マスメディアに登場する人が「私は発達障害です」と話される場面を見る機会が増えました。一方で、「発達障害」を持つ人のやりにくさなどもニュースやインターネットなどでよく見るようになりました。最近の研究では、発達障害である人の数は、障害内容にもよりますが人口の数%以上とされています。

国は「発達障害者支援法」を2005年に施行、2016年には一部改正して、発達障害者の支援を乳幼児期から高齢期まで切れ目なく、教育・福祉・医療・労働などが緊密に連携して行うことを謳《うた》いました。これにより積極的に発達障害への支援が進められるようになり、以前に比べて発達障害という言葉を聞く機会が増えています。発達障害は外見で分かる「障害」ではなく、その状態にあることを証明することが難しく、適切な診断や理解と支援が行われることの難しさがあります。そのため、当科で発達障害のある子どもの専門的な診療や相談を希望されることが増えてきています。

発達障害を診る

「発達」のことに気がかりがあり当科に相談に来られたときは、子どもたちを診て何らかの判断をするために、さまざまなことを養育者から聞き、子どもの行動

表1　当センターで行っている心理検査等の1例

検査名		検査種別	対象年齢
新版K式発達検査2001		発達検査	0歳～18歳以上
WISC-IV	Wechsler Intelligence Scale for Children−Fourth	知能検査	5歳～17歳未満
WAIS-III	Wechsler Adult Intelligence Scale-Third Edition	知能検査	16歳以上
K-ABCII	Kaufman Assessment Battery for Children	知能検査	2歳6ヶ月～19歳未満
バウムテスト		人格検査	幼児～成人
PFスタディ（絵画欲求不満テスト）		人格検査	児童～成人
親面接式自閉スペクトラム症評定尺度(PARS-TR)	Parent-interview ASD Rating Scale - Text Revision	質問紙法	幼児期以上
ADHD-RS-IV	ADHD Rating Scale - IV	質問紙法	5～18歳
小児自閉症評定尺度(CARS)	THE CHILDHOOD AUTISM RATING SCALE	専門家評価法	小児期

や様子を見ます。まずは、子どもの今の発達はどの段階にあるのかを詳細に尋ねます。生まれてから大人になるまで、さまざまな領域がそれぞれ違った速さで絶えず変化し発達しているため、一番時間をかけて確認しています。

例えば、一般的には子どもが1人で数歩を歩くようになるのは生後12～15か月ぐらいの時期です。しかしながら、子どもによっては10か月で歩き始めた子もいれば、1歳半健診でやっと立てたという子もいるでしょう。この一面だけをみれば「発達が早い」「発達が遅い」となるかもしれません。しかし、この時期に子どもは歩くだけでなく、言葉を発するようになるでしょうし、おもちゃで遊ぶようにもなるでしょう。発達は子どものさまざまな能力が変化していくことの総称となりますので、そのすべてを確認していくことが診察のスタートとなります。

発達には、子どもにかかわるさまざまな環境が大きな影響を与えます。例えば、親や兄弟姉妹とのかかわり、保育園や幼稚園や学校、課外活動などもそれぞれ発達に影響を与える要因となります。それらの内容も確認していきます。

子どもの発達がどの段階にあるのか、それぞれの領域で確認した後に、その発達が一般的な同年代の子どもと比較して同じくらいなのか、ずれているのかを検討します。場合によっては、子どもの発達の段階を確認するために検査を行うことがあります。

発達障害を診断できる検査手法は残念ながらありませんが、検査によっては診断に大変有用なものが多くあります。当センターで実施している検査の1例を「表1」に示しています。子どもの発達を養育者から確認し、その発達の内容や程

表2　発達障害診断名対応表（ICD-10とDSM-5より一部抜粋）

ICD-10	DSM-5
F7 精神遅滞	知的発達症
F8 心理的発達の障害	
F80：会話および言語の特異的発達障害	コミュニケーション症
F81：学力の特異的発達障害	限局性学習症
F82：運動能力の特異的発達障害	運動症
F84：広汎性発達障害	自閉スペクトラム症
F9：小児期および青年期に通常発症する行動および情緒の障害	
F90：多動性障害	注意欠如・多動症

*ICD-10　精神および行動の障害 DCR 研究用診断基準（中野允文、岡崎祐士、藤原妙子訳）医学書院（東京）1994
*DSM-5　精神疾患の分類と診断の手引き（高橋三郎、大野　裕監訳）医学書院（東京）2014

度によって検査を選択します。検査は短いもので20～30分、長いもので1時間以上かかるものもあります。検査項目は子どもの発達段階によって必要な内容が変わりますので、検査の種類や行う時期を慎重に検討し実施しています。

前述の要因や検査などを総合的に判断して、子どもの発達の状態を判断することになります。その過程において何らかの発達障害の診断に至ることがあります。

発達障害の種類（表2）

一般的に発達障害といえば自閉スペクトラム症を指すことが多いかもしれませんが、ほかに注意欠如・多動症、限局性学習症、運動症、知的発達症などもあります。ここでは、私たちがよく診る2つの発達障害について少し詳しく説明します。

当科でよく診る2つの発達障害

自閉スペクトラム症

1943年にアメリカの児童精神科医カナーが自閉的障害児として症例報告してから、いろいろな名称が使われてきました。自閉症、アスペルガー症候群、広汎《こうはん》性《せい》発達障害など区別して診断されていましたが、すべてを含めて自閉スペクトラム症といわれるようになりました。

自閉スペクトラム症と診断される子どもの数は、研究により差はありますが、世界的に人口の数%程度いるとされています。男子が女子より診断される数は多く(4対1程度)、約半数の子どもは知的発達症など、ほかの診断名はつきません。原因はまだよく分かっていませんが、先天的な脳機能の問題であると考えられています。

特徴は「社会性の質的障害」「コミュニケーションの質的障害」を中心として、「イマジネーションの質的障害」「感覚過敏」「緊張病様エピソード」「フラッシュバック」などがみられます。社会性の質的障害とは視線の合い難さ、人見知りのなさ、友人関係を作るのが苦手、場の空気が読み取り難い、共感性が乏しいなどがあります。コミュニケーションの質的障害とは、言葉の発達の遅れや特有のイントネーションを用いること、画一的な言葉や不適切な言葉の使用、表情やジェスチャーなどの言葉以外のコミュニケーションの難しさなどが挙げられます。イマジネーションの質的障害とは、目に見えないことや他者の考え方を想像することの難しさ、興味や見立て行為の少なさや幅の狭さが挙げられます。ほかに、痛みに鈍感であることや特定の音を拒絶するような感覚過敏なども特徴的です。

診断は、幼少期からこれらの症状が継続してみられることを、養育者からの発達の聞き取りと、子どもの行動の様子を観察して行います。PARS－TRのような聞き取り質問紙で特徴を聞き取ることもあります。診断の参考として発達検査や知能検査などを行うこともあります。

治療は、子どもの発達の特徴にあわせた理解の仕方や対応の方法を一緒に考え

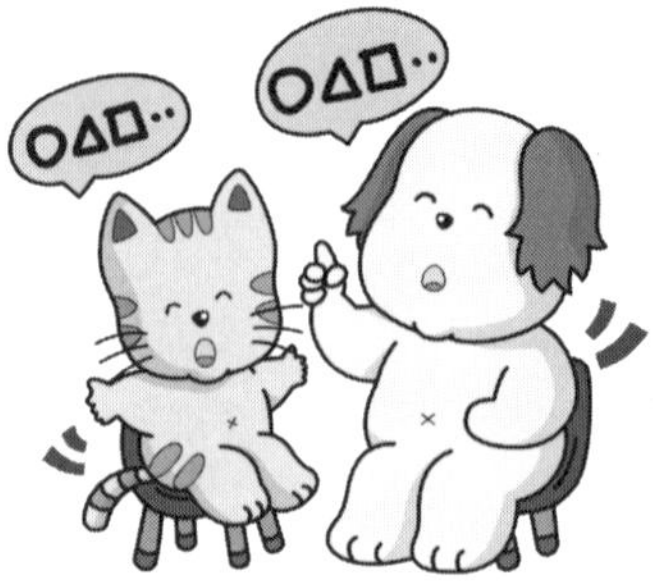

ていくことになります。応用行動分析、ＴＥＡＣＣＨ（Treatment and Education of Autistic and related Communication-handicapped Children）プログラム、ソーシャルスキルトレーニング、作業療法や言語療法など、子どもの特徴を踏まえて利用することをお勧めしています。時には薬物療法を行うこともありますが、あくまでどうしても改善できない難しい問題が起こったときの対処方法となります。

注意欠如・多動症

20世紀初頭に、小児科医スティルが知的能力には問題がないのに道徳的な行動が難しい子どもを報告してから研究が盛んになり、いろいろな呼び方を経て、現在は注意欠如・多動症（ＡＤＨＤ）と呼ばれています。

注意欠如・多動症と診断される子どもの数は、研究により差はありますが、世界的に人口の数％程度いるとされています。男子が女子より診断される数は多い（2対1）といわれ、最近は大人になってから診断されることが増えています。

今では、脳の神経回路の一部がうまく働かない（前頭前野を含む回路の神経伝達物質の不足）ことが原因の1つであると考えられています。病名に表されているとおり「不注意」「多動」、そして「衝動性」の大きく3つの特徴を有しています。

不注意は注意の持続困難、話を聞かない、課題を最後までやり遂げられない、順序立てた活動が苦手、ものをなくす、気が散りやすいなどがあります。多動は、そわそわ・もじもじする、離席、走り回る、静かに活動できない、じっとしていない、多弁などがあります。衝動性は話を最後まで聞かない、順番を待つことがで

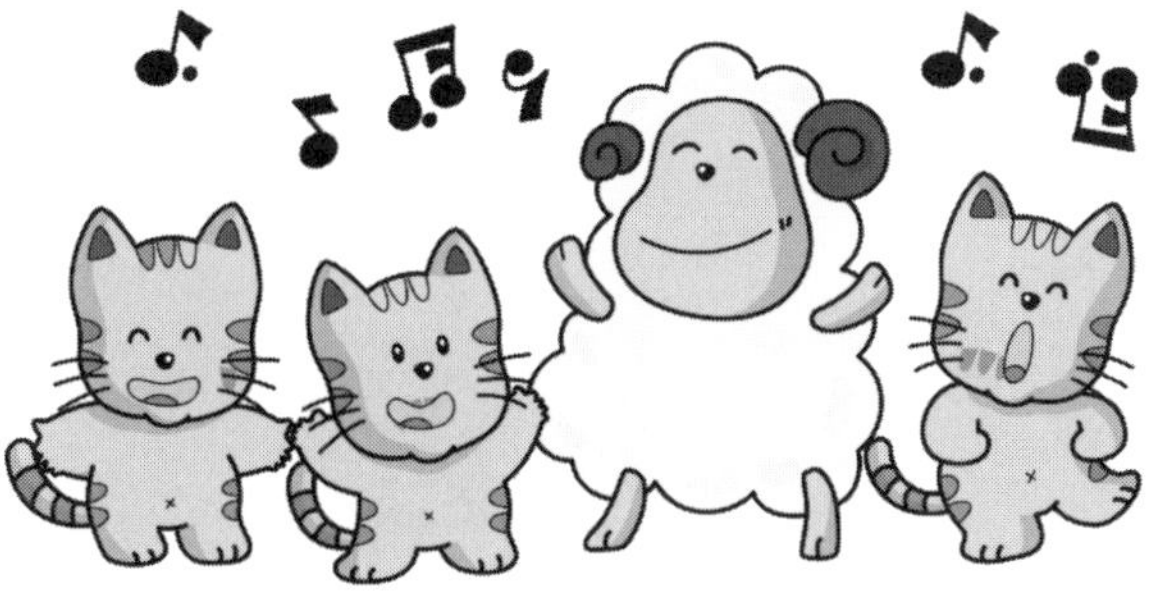

きない、人の邪魔をするなどです。

これらのうちのいくつかが就学する前から長期間みられていて、日常生活において生活を困難にする状態が複数の場面で長期間続いていると、ADHDと診断されます。ADHD－RS－Ⅳのような質問紙を用いて子どもの行動の特徴を聞き取ることもあります。日常生活を養育者から、また幼稚園や保育園、学校などに在籍している子どもであれば、園や学校の先生に生活の様子を聞いて診断の参考にすることもあります。

治療は本人の特徴にあわせた環境調整が基本になります。ADHDの子どもたちは環境の刺激により不注意や多動の症状が強くみられます。また、その症状により注意されやすく、自尊心や自己肯定感の低下を引き起こし、攻撃的な行動に至ることもあります。そのため、不必要な刺激を減らして集中しやすい環境作り、子どもへの理解を深めるさまざまなプログラム（ペアレントトレーニング）、子どもが自身の特徴にあったやり方を身につけていくソーシャルスキルトレーニングなどが行われます。その上で、子どもによっては薬物療法を選択することがあります。今は「メチルフェニデート」「アトモキセチン」「グアンファシン」を中心として、子どもの症状やその程度などに応じて薬物を選択しています。いずれも、脳機能がうまく働いていない部分を補助するものと考えられています。しかし、子どもによっては副作用が出ることがありますので、気をつけて処方しています。

薬物療法は、それ単独での効果は限られます。あくまで環境調整・心理社会的支援を行いつつ薬物を利用することが大変望ましいと考えています。

パート
3

もやもや病

脳神経外科 主任部長 竹本《たけもと》　理《おさむ》

もやもや病は、どんな病気ですか?

もやもや病では、脳の底部にある内頸《ないけい》動脈(大脳系に血液を送る血管)が前大脳動脈と中大脳動脈に分かれる部分を中心に細くなり始め、ゆっくり閉塞《へいそく》していきます。狭窄《きょうさく》・閉塞は、末梢《まっしょう》や中枢側の動脈に進展するとともに、もやもやとした異常血管が出現します。このもやもや血管が病名の由来です。左右の大脳とも侵されることが多く、原因は不明です。もやもや病は特発性ウイリス動脈輪閉塞症とも呼ばれたこともありますが、今では、世界的にも、Moyamoya disease として統一されています。脳腫瘍《のうしゅよう》・ダウン症・神経線維腫症・放射線治療後・感染症後などに同様の所見を示す、類《るい》もやもや病があり、もやもや病と同じように扱われます。

日本人をはじめとする東アジア人に多く、国内の発生率は、人口100万人当たり年間3~5人といわれています。2017度の登録患者数は、およそ1万6000人です。4歳をピークとする幼児の発症では、脳虚血《のうきょけつ》をきたし、30歳代が多い成人発症は、脳出血を起こします。男女比は、1対1.8と女性に多く、もやもや病を発症した人の10~15%程度の家族発生(親や兄弟姉妹、いとこなどにも発生する可能性があること)がみられます。

RNF213遺伝子が、もやもや病の発病に関係する遺伝子であることが確認されていますが、この遺伝子だけでは発症せず、二次的な要因が発症に関係するようです。

表　もやもや病の治療法とそれらの長所と短所

		長所	短所
直接血行再建術	浅側頭動脈 - 中大脳動脈吻合術 後頭動脈 - 後大脳動脈吻合術など	・吻合直後から脳血流が増加する	・過灌流症候群による脳腫脹や出血が起こる ・直接吻合部が閉塞する ・乳幼児では、困難である
間接血行再建術	脳硬膜動脈血管癒合術、帽状腱膜血管癒合術、多穿孔手術など	・手技が簡単である ・長期的に必要量の血管新生が起こる ・幼児に有効である	・血管新生まで時間がかかる ・移植した腱膜や筋による脳の圧迫

もやもや病による脳動脈の狭窄・閉塞は、自然に軽快することはなく、進行性で、症状は悪化していきます。重症度は年齢が小さい子どもほど重く、早期の治療が必要になります。

もやもや病では、どんな症状が出ますか？

初回発作は、年齢によって異なります。現在では、おおまかに「出血型」「てんかん型」「脳梗塞型《のうこうそくがた》」「一過性虚血発作型」「頭痛型」に分けられます。

小児では、運動、大泣き、リコーダー（縦笛）やハーモニカ演奏、熱いものを冷ます（ラーメンやみそ汁）、風船やシャボン玉を膨らませるなどの過換気により、片《へん》麻痺《まひ》・感覚障害・しびれ感・けいれん・頭痛などが発作的に現れ、繰り返すこともあります。症状は、一側性のことも両側性のこともあります。

もやもや病では、どんな検査を行いますか？

診断には、脳血管撮影（図）が必須ですが、小児では、全身麻酔が必要なことや特に乳幼児に対する脳血管撮影の危険性を考えて、MRA（磁気共鳴血管撮影）で代用することがほとんどです。

そのほかMRI（磁気共鳴画像）による脳組織の評価、脳血流シンチグラフィー（脳の血流を評価する検査）、3D-CTによる血管造影を行い、血行再建のとき

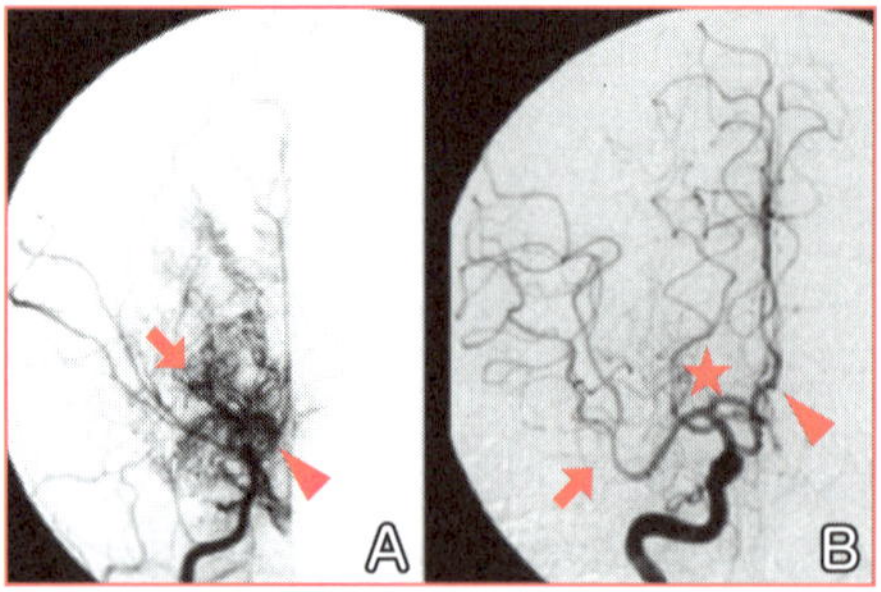

図　脳血管造影像：（A）もやもや病。脳基底部にもやもや血管（矢印）があり、前大脳動脈や中大脳動脈が狭窄しています（矢頭）。（B）正常像。内頸動脈は、分岐部（星印）で前大脳動脈（矢頭）と中大脳動脈（矢印）に分かれます

につなぐ相手の血管の分析なども必要です。

もやもや病には、どんな治療がありますか?

この病気の主な病変部位は内頸動脈系であり、頸部で分かれて頭皮に血管を送る血管である外頸動脈系はこの病気に侵されないこと、もやもや病の脳組織では外頸動脈系からの血管新生が盛んに起こることが発見され、外頸動脈系を用いたいくつかの血行再建術が行われます（表）。

浅側頭《せんそくとう》動脈は、通常、前頭枝と頭頂枝に分かれます。開頭し、それぞれの枝を脳表の中大脳動脈の細い枝に直接吻合《ふんごう》する（つなぐ）方法を浅側頭動脈－中大脳動脈吻合術といい、これが直接血行再建術です。一方、それぞれの枝を用いる間接血行再建術（EDAS）や、その枝を含む帽状腱膜《ぼうじょうけんまく》（頭皮下の膜）、筋肉などを脳表に移植し、脳への新生血管を誘導する間接血行再建術があります。成人では、直接血行再建術が一般的ですが、小児（特に乳幼児）では、中大脳動脈が細く技術的に困難を伴うため、間接血行再建術を選択することが多いようです。偶然みつかった症状のない例を含め、小児では、長期的な知能の発達なども考慮して、早い時期に積極的に治療すべきと考えています。

小児では、手術前後の問題点として、脳虚血・脳梗塞の増悪、出血、皮下髄液漏《ずいえきろう》、創部癒合不全《そうぶゆごうふぜん》などが挙げられます。輸血を避けるため、手術を複数回に分けるようにしています。

当科では、まず間接血行再建術を行うようにしています。

もやもや病の治療後に、再び症状が出たときはどうしますか?

これらの血行再建術を行うと、数週間後には症状が改善します。もやもや病自体が進行し、脳血流が低下しても、外頸動脈系からの血流が増加し、症状は出にくくなります。もし症状が出た場合は、帽状腱膜移植などを追加して行います。また、後大脳動脈系にまで病変が進行すると、後頭動脈を使った血行再建術も行います。

術後の注意点としては、小児を激しく泣かせないよう指導し、脱水や熱中症をきたさないことも重要です。夏場はエアコンを使用し、猛暑のときは、不要不急の外出を控えます。もし症状が続くようなら、点滴をした上で、血行状態の再評価が必要です。

血行の再建がうまくいくと、無症状で経過し、比較的良好な経過を示します。時間がたてば、運動もできるようになります。乳児期や幼児期早期に発症した場合は、発達が遅れたり、脳梗塞の発生などの問題が出ることが多いようです。MRAにより血管の変化をみると、半年で進行していることもあるため、術後しばらくは、厳重に経過をみる必要があります。

パート
3

頭蓋縫合早期癒合症

脳神経外科 主任部長 竹本《たけもと》 理《おさむ》

頭蓋縫合早期癒合症は、どんな病気ですか？

以前は、狭頭症《きょうとうしょう》ともいわれていた病気です。
人間の頭蓋骨《ずがいこつ》は、新生児期には、左右2枚の前頭骨、同じく2枚の頭頂骨と1枚の後頭骨からできています。それぞれの骨の合わさった部分を縫合といい、前頭骨の間は前頭縫合、前頭骨と後方の頭頂骨の間は冠状《かんじょう》縫合、左右の頭頂骨の間は矢状《しじょう》縫合、頭頂骨と後頭骨の間は人字《じんじ》縫合と呼ばれます（図A）。各縫合部で頭蓋骨が形成され、脳の成長に合わせて頭蓋が大きくなっていきます。前頭骨の間は、比較的早く生後10か月前後で閉鎖しますが、それ以外の縫合は、成人以降に癒合します。

頭蓋内容積は、3歳で成人の体積の85％、5歳で90％と、幼児期までに急速に大きく成長し、その後も成人するまでゆっくりと大きくなります。

これらの縫合が通常より早く癒合を起こすと、その部分では頭蓋骨が形成されないかわりに、ほかの縫合部分で頭蓋骨が形成されることになります。結果として、両側冠状縫合早期癒合では、頭が前後に短くなり、矢状縫合早期癒合では、頭が前後に長くなります。「図B、C」のように頭蓋が特徴的に変形し、頭蓋内圧が高くなり過ぎます。

頭蓋縫合早期癒合症の発生頻度《ひんど》は、1万人当たり3～4人といわれており、その2割は、クルーゾン病やアペール症候群などの症候群性早期癒合症です。

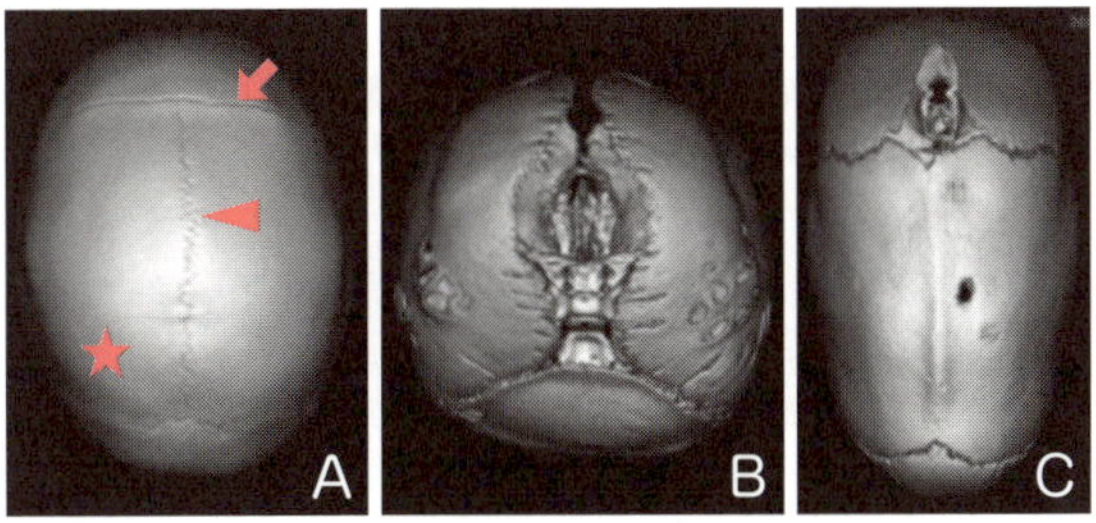

図
（A）正常な頭蓋上面、前頭部に冠状縫合（矢印）があり、正中に矢状縫合（矢頭）、後頭部に人字縫合（星印）がある
（B）両側冠状縫合早期癒合／冠状縫合が閉じた短頭蓋
（C）矢状縫合早期癒合／矢状縫合が閉じた舟状頭

頭蓋縫合早期癒合症では、どんな症状が出ますか？

症状は、発症時期によって違います。乳児期では、著しい頭蓋変形が問題となります。幼児期では、頭蓋変形のほかに発達障害が現れることがあります。麻痺《まひ》などの脳局所症状は、まずみられません。幼児期後半以降に発症すると、頭蓋変形は目立たず、慢性の脳圧亢進による頭痛や発達障害が起こります。

頭蓋縫合早期癒合症では、どんな検査を行いますか？

診断には、頭蓋の状態を3次元的に確認できる3D－CT検査が有用です。この検査データから各縫合が閉鎖しているかどうかの状態や頭蓋の形態、頭蓋冠内面の指で押したようなくぼみの大きさなど重要な情報を得ることができます。同じデータから脳も評価できますが、MRI検査を追加する方が、脳の形成異常などをみつけやすいと思います。

発達障害の評価は重要です。非症候群性早期癒合症の半数、症候群性早期癒合症のほぼ全例に発達障害を伴います。幼児期後半以降では、脳圧センサーを設置し、実際に脳圧を測定して頭蓋内圧亢進を確認し、頭蓋拡大につなげることもあります。

表　頭蓋縫合早期癒合症の治療法とその長所と短所

		長所	短所
従来法	・開溝法（矢状縫合・冠状縫合・人字縫合） ・眼窩前頭蓋窩前出し法 ・両側頭頂骨拡大法 ・後頭骨拡大法	・入院期間が短い ・手術は 1 回で済む	・拡大量が少ない ・皮膚が伸びにくい
骨延長法	・眼窩前頭蓋窩前出し法 ・両側頭頂骨拡大法 ・後頭骨拡大法	・頭蓋形態の調整が可能 ・拡大量が稼げる	・入院期間が長い ・器具の損傷や感染の恐れがある

頭蓋縫合早期癒合症には、どんな治療がありますか?

治療の基本は、縫合部の狭くなっているところを広げ、局所的に圧迫されている脳組織の減圧を図り、頭蓋の形態をできるだけ正常に近づけることです（表）。薬物療法は効果がなく、外科治療が唯一の解決策です。これまでは生後1年を過ぎると手術適応はないとされていましたが、最近では、学童期まで手術で治療します。

乳児期前半では、早期癒合した縫合部に溝を掘ること（開溝法）により、十分に手術の目的は果たせます。前頭縫合早期癒合や冠状縫合早期癒合（縫合部の一側または両側）の早期癒合では、前頭部の真ん中が突出する三角頭蓋や頭が前後に短くなる短頭蓋になり、眼窩《がんか》も侵されることが多く、眼窩前頭蓋窩を前に出す方法が行われます。その際、前頭骨を組み直し、形を整えたりすることもあります。

一方、矢状縫合早期癒合によって左右の幅が狭くなった舟状頭《しゅうじょうとう》では、両側の頭頂骨を左右に広げる方法を選びます。従来からの1回の手術で広げる方法や、骨延長器を使いゆっくり広げる方法（骨延長法）があります。骨延長法は、国内で特に盛んに行われています。ヘルメットを使い、いろいろな方向へタイル状にした頭蓋を拡大する方法もあります。

頭蓋拡大術の問題点は出血量が多いことで、できるだけ出血量を減らすように工夫します。骨延長器を使う場合は、骨延長器の破損・感染など骨延長法に特有の問題点もあります。

それぞれの施設の経験と考え方により、いろいろな治療法が組み合わされています。私たちは、生後6か月以降は骨延長法を選択し、頭蓋形態の変化を確認しながら、できるだけ拡大できるような治療を行っています。

頭蓋縫合早期癒合症の治療後は、症状が出なくなりますか？

これらの頭蓋拡大術を行うことにより、頭蓋内圧は確実に下がり、頭蓋変形も程度の差こそあれ改善されます。頭蓋冠内面の押されたようなくぼみは、数か月で消失し、頭痛は治まります。この病気に伴う発達遅延・自閉症・多動症が現れている場合は、あまり改善しません。

乳児期や幼児期早期に手術をした場合では、骨新生《こつしんせい》（骨のないところに、骨が発生すること）が盛んなので、頭蓋が再び狭窄《きょうさく》を起こし、もう一度頭蓋拡大手術が必要になることもあります。幼児期後半以降では、1回の頭蓋拡大手術で済むことが多いようです。

パート
3

カテーテル治療とアブレーション治療

小児循環器科 主任部長 萱谷《かやたに》 太《ふとし》 副部長 青木《あおき》 寿明《ひさあき》

カテーテル治療の全国集計と当センターの治療の特徴（図1）

カテーテル治療は、開胸したり心臓を止めたりしない体にやさしい治療法で、バルーン心房中隔裂開術《しんぼうちゅうかくれっかいじゅつ》（ＢＡＳ）、血管形成術、塞栓術《そくせんじゅつ》（血管や心臓内部の穴を塞《ふさ》ぐ治療）、弁形成術、焼灼術《しょうしゃくじゅつ》などがあります。日本小児心臓カテーテル治療学会（ＪＰＩＣ）によると、小児のカテーテル治療が行えるのは国内１００施設足らずで、ＪＰＩＣが公表した最近5年間（２０１２～２０１６年）の全国集計では、１年当たり３８６７件（１施設当たり39件）の治療が行われており、当センターは79件でした。

「図１」の棒グラフは、全国集計と当センターのカテーテル治療を比較したもので、左に年齢別の比較、右に治療法別の比較を示しています。当センターは、胎児期から赤ちゃんの心臓病を診断し管理ができる病院ですので、３歳未満のカテーテル治療が多く、特に新生児期の治療を得意としていることが分かります。当センターで塞栓術が少ないのは心房中隔欠損に対する塞栓術を行ってこなかったからですが、最近、治療デバイス（体内に留置する特殊な器具）の選択肢が増えて、より安全に治療できるようになったことから、近々開始する予定にしています。

代表的なカテーテル治療

バルーン心房中隔裂開術（図2上段）は、最も古くから行われている新生児期カ

図１　当センターの特徴：年齢別では３歳未満、特に新生児のカテーテル治療が多く、術式別では塞栓術が少ない

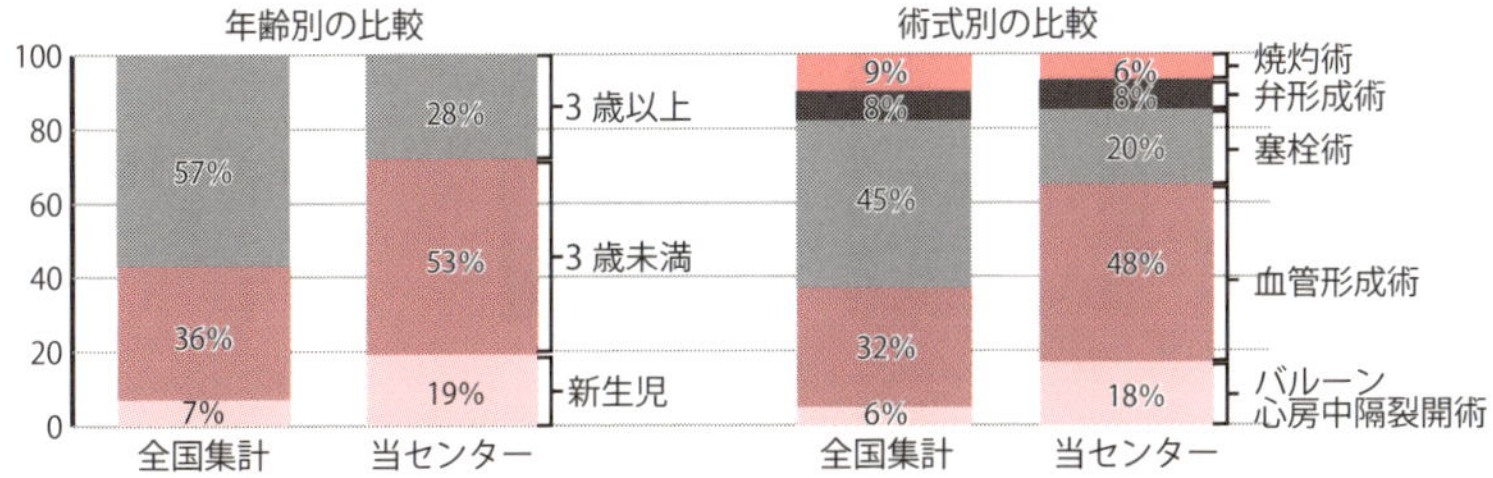

テーテル治療の代表です。赤ちゃんは生まれると自分の肺で呼吸を始めるため、心臓内部での血液の流れに変化が起こります。心臓の病気によっては、この変化に適応できないものや、肺で取り込んだ酸素を全身にうまく送れないものがあります。このような病気では、右心房と左心房の間の壁（心房中隔）にある卵円孔《らんえんこう》という小さな穴に特殊なバルーン（風船）カテーテルを通して膨らませ、一気に引き抜くことで穴を大きく広げて命をつなぐ治療を行います。最近では手術が早く行えるようになり、ＢＡＳを行わないこともありますが、当センターでは手術ができない小さな赤ちゃんに対しても工夫してＢＡＳを行っています。

血管形成術（図２下段）にはバルーン拡大術とステント留置術があります。大動脈や肺動脈、そのほかの心臓につながる血管に狭いところがあり、手術ができないときか手術で十分に血管が広がらなかったとき、あるいは手術を避けたいときに行います。バルーン拡大術は体内に異物が残らず成長とともに血管の発育を期待できるメリットがありますが、体の弾力でバルーンがしぼむと血管もある程度はしぼむので十分な拡張が得られないことが欠点です。一方、ステント留置術は、あらかじめバルーンにセットされた金属製の筒状の網（ステント）を膨らませるため確実に血管は拡大できますが、体が成長してもステントはそのまま残っているので、いずれは狭くなる欠点があります。「図２下段」は血管形成術が成功した実例で、グレン手術後に左肺動脈が完全に詰まり、これをバルーンにより可能な範囲で広げ、後日ステント留置を行い左肺動脈をうまく開くことができています。同様に大動脈に狭いところがあって心臓の負担になっている場合にも血管形成術を行ってい

図2　BASと血管形成術の実例：上段は心房中隔裂開術（BAS）、
下段は左肺動脈へのバルーン拡大術とステント留置術

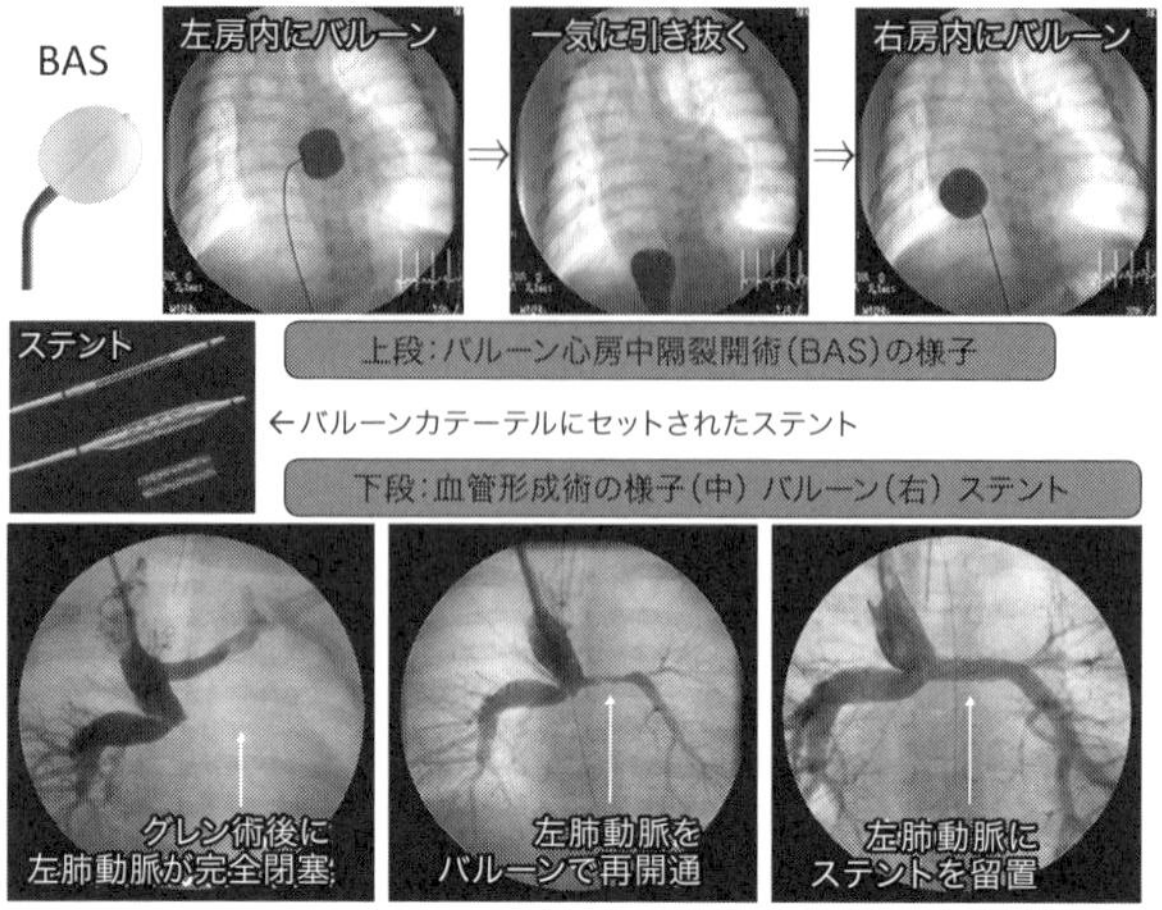

ます。そのほか、動脈管という血管に対して新生児期にステントを留置することがあります。動脈管はお母さんのお腹《なか》の中にいるときは必要な血管ですが、生まれて自分の肺で呼吸するようになると自然に閉鎖してしまいます。ところが心臓の病気によっては動脈管が閉鎖すると生きられないものがあり、プロスタグランジンという薬を持続点滴することで動脈管を閉じないようにします。私たちはこの薬の効果が薄れたとき、薬の副作用が強いとき、また点滴治療を避けて退院を目指すときなどに動脈管にステントを留置しています。

塞栓術（図3）は、不必要で有害な異常血管や心臓内部の穴を特殊なデバイスで塞いでしまう治療です。前述の動脈管は異常のない心臓では負担になるため、また負担が軽くても重い感染症の原因になるため塞栓術を行います。心室が1つだけの病気では、酸素の少ない静脈血が酸素の豊富な動脈血と混ざるため、チアノーゼ（唇や爪が紫色になる状態）が出ます。これを改善するためにフォンタン手術（チアノーゼをとる手術）を目指しますが、チアノーゼがあると異常血管（体肺動脈側副血管）が発生しやすく、手術の妨げになります。フォンタン術後でも成人に近くなると別の異常血管（静脈静脈短絡血管）が発生することがあり、チアノーゼの原因になります。そのほかにも肺動静脈瘻《ろう》や冠動脈瘻という異常血管があり、これらはすべて塞栓術の対象となります。

塞栓に使用するデバイスもさまざまな種類があり日進月歩です。

図3　塞栓術に使用するさまざまなデバイス：①と②は動脈管閉鎖用、③と④は太い異常血管塞栓用、⑤と⑥は心房中隔欠損閉鎖用

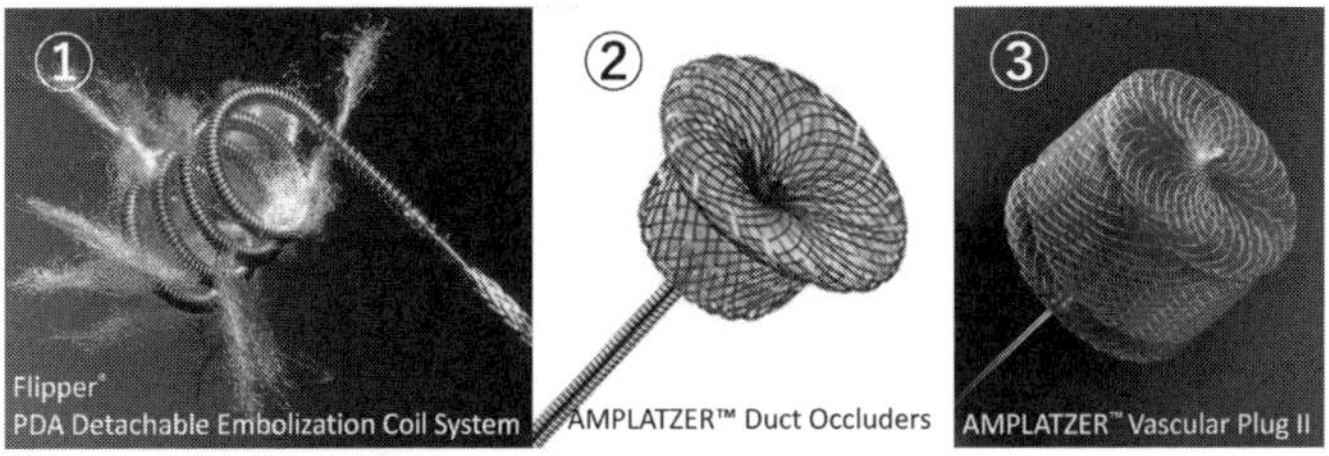

（①／ Cook Medical 社提供）

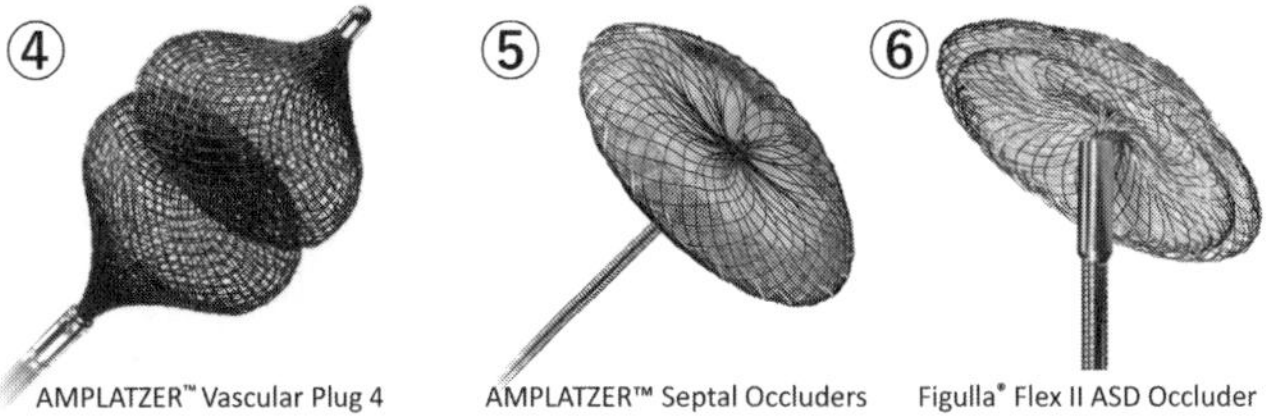

（②～⑤／アボット〈セント・ジュード・メディカル株式会社〉提供）

最小径が2・5㎜以下の動脈管はFlipper Detachable Coil（図3－①）を使用し、太い動脈管は2009年から保険適用となったADO（AMPLATZER™ Duct Occluders〈図3－②〉）を用いて閉鎖します。ADOはJPICが認定した施設および術者のみが使用できます。先ほど説明した異常血管で細いものは主にプラチナ製のコイルを使用しますが、太い異常血管は2013年からAVP（AMPLATZER™ Vascular Plug Ⅱ，4）（図3－③④）が使用可能となり、塞栓が容易になりました。心房中隔欠損という病気も2005年からASO（AMPLATZER™ Septal Occluders）（図3－⑤）が使用できるようになりましたが、私たちは心臓の壁に穴があく危険な合併症を懸念して行ってきませんでした。しかし、これまで国内での死亡例がないことや、2016年からFigulla® Flex Ⅱ ASD Occluder（図3－⑥）という別のデバイスも使用可能となり、治療の幅が増えたことから、適応を慎重に選んで数年後には開始する見込みです。

弁形成術は、肺動脈弁や大動脈弁の開きが悪く（狭窄《きょうさく》といいます）、心臓に負担となっている場合に、バルーンカテーテルで狭窄を広げる治療です。新生児期や乳児期早期は手術を行うことのリスクが高く、弁の性状が悪くなければバルーン治療でも効果は変わりません。またバルーン治療は侵襲《しんしゅう》（体への負担）が少ないので繰り返し行えるメリットがあり、小児期はバルー

ン治療を必要に応じて繰り返し行うのが一般的です。肺動脈弁形成は1～2回のカテーテル治療だけで完結できるものも多いですが、大動脈弁形成は症状の軽減を図る意味合いが強く、重症例ほど将来的には外科治療が必要となります。

アブレーション治療とは

不整脈には脈が速くなるもの（頻脈性不整脈《ひんみゃく》）と遅くなるもの（徐脈性不整脈《じょみゃく》）があります。アブレーション治療は頻脈性不整脈に対して行う治療です。心臓には電線が張り巡らされており、電気がスムーズに伝わることで、心臓は正常なポンプとして働きますが、例えばＷＰＷ症候群では、正常な電線以外に異常な電線があるために頻脈になって倒れたりすることがあります。アブレーション治療では、この不整脈の原因となる異常な電線を焼き切ってしまうことで、根本的に病気を治します。

アブレーション治療の成功率は、ＷＰＷ症候群の場合で95％、再発率は５％程度です。そのほかの不整脈についても同じような成功率や再発率ですが、複雑な不整脈になると成功率は80％程度まで低くなります。一方、薬物治療も効果がありますが症状をそのときだけ抑える治療なので、薬を中止するとまた症状が起こってしまいます。

小児に対するアブレーション治療

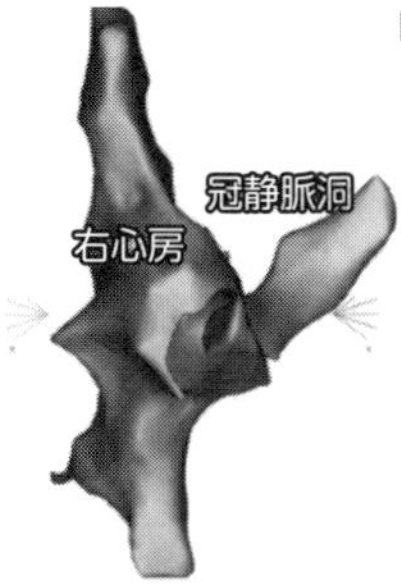

図4　3次元マッピングシステムを用いたアブレーション：
3次元マッピングシステムを用いて、被曝なしで心臓の構造を描く

小児期に発症する不整脈の種類やその治療方針は、成人期の不整脈と異なります。小児では、先天性心疾患に伴う不整脈や小児特有の不整脈があることのほかに、体格が小さいこと、これから成長していくこと、学校生活（体育など）があること、その後の人生が長いことなどの特徴があり、経験豊富な専門施設での治療が望まれます。症例によっては、アブレーション治療、薬物治療、外科治療などの集約的な治療が必要な場合もあります。

最近では、3次元マッピングシステムの進歩により、複雑な先天性心疾患に伴った不整脈の治療成績が良くなり、レントゲン被曝《ひばく》も低減しています（図4）。これまでは、アブレーション治療はレントゲン被曝が比較的多い治療法の1つでしたが、最近では、わずかなレントゲン被曝で済む症例も増えてきています。

また予防的な治療も行われるようになってきています。WPW症候群は頻拍《ひんぱく》発作や失神、突然死、心機能障害などが生じる病気です。これまでは頻拍発作に対する動悸があるものに対してのみ、この治療が行われてきましたが、最近では症状がなくても、失神や突然死のリスクを評価して、リスクが高い症例には予防的にアブレーション治療が行われるようになってきています。また、これまではフォンタン手術の術後に不整脈が起こっても、カテーテルを進めることができる場所が限られ治療が困難でしたが、最近ではフォンタン手術の前に不整脈が起こりやすいかどうかを評価し、起こりやすい場合には手術の前に予防的に治療するようになってきています。

パート
3

斜視と内反症

元眼科 主任部長 初川《はつかわ》 嘉一《よしかず》　視能訓練士 石坂《いしざか》 真美《まみ》

子どもの眼疾患で最も多い斜視《しゃし》と内反症《ないはんしょう》について説明します。斜視とはどちらかの眼が正面を向いていない状態のことで、「やぶにらみ」「ひんがらめ」と呼ばれることがあります。内反症は睫毛《まつげ》が内向きに生えるために眼にあたって痛くなったり、角膜に障害を生じて視力を低下させたりしてしまう異常です。

斜視について

1．子どもの視力発達と斜視の関係

正常な視力は1・0です。正視（正常な視力を持つ眼）であれば裸眼で視標（視力検査で使用する文字や形）が見えますが、近視や遠視、乱視の場合は眼鏡かコンタクトレンズを装用して1・0の視標が見えれば正常です。この正常視力は生まれたときから備わっているのではなく、身長が伸びるのと同じように、生後から3歳の間に徐々に発達して1・0の視力に達します（図1）。

この発達の期間に眼に異常や病気が生じると、視力の成長は止まってしまいます。このような視力の成長発達障害を、医学的に弱視（amblyopia）と呼びます。ただし、日本語で弱視という場合は、重い視覚障害の中でも、盲《もう》（眼が見えないこと）よりは障害の程度が軽いものも含まれますので注意が必要です。

弱視の原因を「表」に挙げました。斜視では、正面を向いていない方の眼が視力障害をきたします。先天白内障はまれな疾患ですが、水晶体が先天的に白濁した異常であり、放置するとたいへん重い視力障害をきたします。不同視弱視は右眼

図1　視力の発達曲線

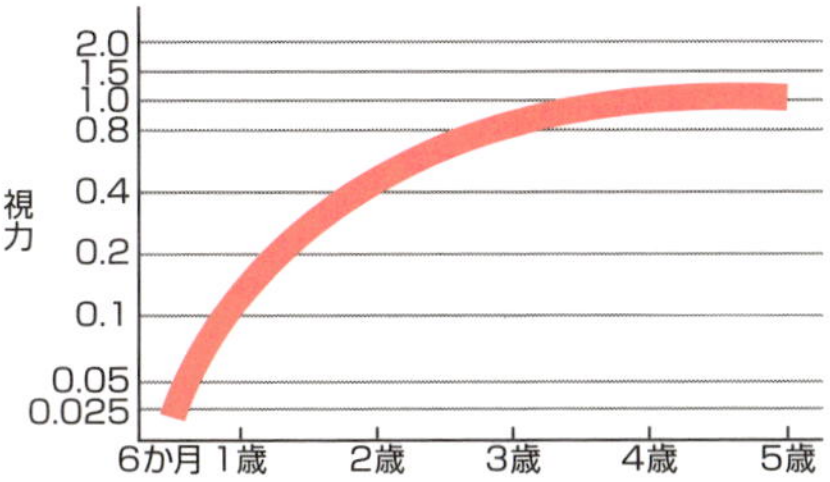

と左眼の屈折度数に差があり、片眼は遠視で他眼が近視の場合や、両眼が同じ遠視でも屈折度数が強い眼と弱い眼がある場合に発生します。屈折異常弱視は、強度の遠視や乱視がある場合に生じます。

2．斜視の種類

内斜視は片眼の視線が内側を向いている状態、外斜視は外側を向いている状態、下斜筋過動症は視線が斜めにずれる場合です（図2）。これらの代表的な斜視のほかにも、複雑な多くの斜視が存在します。

3．斜視の原因

内斜視や外斜視では、中枢の眼位・眼球運動を操る部位の機能異常と考えられています。極めてデリケートな機能の異常ですので、ＣＴやＭＲＩでは病変部は映し出されません。内斜視では遠視が原因になっていることも少なくありませんが、この場合には眼鏡を装用するだけで斜視は消えてしまいます。下斜筋過動症やそのほかの斜視では、眼球の筋肉自体のわずかな形成異常が原因と考えられます。また、斜視の中には、ほかの眼の疾患や脳の疾患が原因になっていることがありますので、注意しなくてはなりません。

4．斜視の問題点

１つには、視線のずれている方の眼が弱視となり、眼鏡を装用しても視力が出なくなってしまうことがあります。

２つ目は、見かけの問題です。これはコンプレックスにつながり、ＱＯＬ（Quality of Life／生活の質）に悪い影響を及ぼします。斜視の中でも程度はさま

図2　いろいろな斜視のタイプ　左：外斜視、中央：内斜視、右：下斜筋過動症

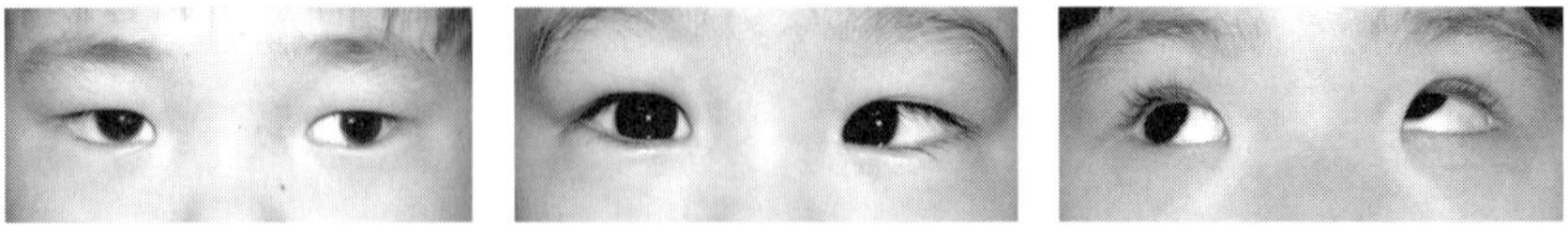

ざまで、非常に目立つ場合からほとんど目立たない場合までいろいろありますが、目立つときはコンプレックスが潜在してしまうことが考えられます。

３つ目は両眼視機能の異常です。私たちは両眼で見ていますが、片眼を閉じると微妙に見え方が変わります。つまり、片眼で見た場合には遠近感や立体感が少し分かり難くなり、両眼を開けて見たときの方が明瞭に立体的に見えます。両眼視機能は普段の生活ではあまり問題になりませんが、非常に精密な作業をする場合には影響が出てきます。

5. 斜視の治療

斜視の種類によって治療方法は異なります。内斜視では眼鏡の装用で斜視が消える場合も少なくありません。眼鏡で治らない場合は手術を行うことになります。外斜視やそのほかの斜視では手術が必要です。手術では眼の位置のずれ方に応じて眼球の筋肉を移動させますが、その移動量は非常にデリケートな技術が必要です。1回の手術で治ることも多いですが、難しいケースでは手術回数が増えることもあります。

6. 斜視の治療時期

できるだけ早い時期に眼位を矯正することができれば、視力も見かけも両眼視機能も早く正常化しますが、技術的な限界があります。眼位の矯正の手術では正確に眼位を測定することが前提になります。目分量での手術では、再手術が増えるだけになります。一方、両眼視機能は2～3歳までに正常化させる必要がありますので、術前検査の正確さと視機能の発達期間とを考慮して手術時期が決定さ

表　弱視の原因

弱視の種類	原因疾患
斜視弱視	内斜視、外斜視、下斜筋過動症、その他
屈折異常弱視	強度の遠視、近視、乱視
不同視弱視	屈折異常の左右差
形態覚遮断弱視	先天白内障、高度の眼瞼下垂

図3　内反症

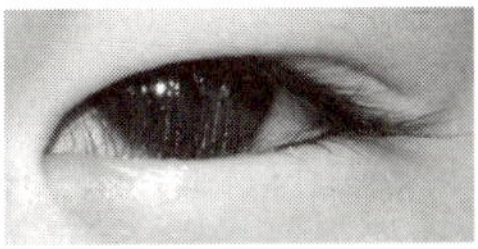

れます。通常、内斜視の手術は1～2歳で行われることが多く、そのほかの斜視では正確な検査ができ次第行われます。斜視を治療しないまま長期間放置すると、斜視で見ることに体が順応してしまい、手術で眼位を矯正することができなくなります。小学校入学までの時期が治療に適しています。斜視を指摘されれば、できるだけ早い時期に専門医の診察を受ける必要があります。

内反症について

1．内反症とは

まぶたの鼻側の贅皮《ぜいひ》（余分な皮膚）により睫毛が角膜側に押されて、角膜や結膜に接触する状態です（図3）。角膜の障害により、なみだ目、まぶしさ、目やになどの症状を伴います。年齢とともに自然治癒する傾向がありますが、症状が重いときは手術の対象になります。

2．内反症の治療

軽度の場合は、角膜障害に対して点眼で経過観察します。症状が重い場合は手術を行います。手術方法としては、皮膚切開法（Ｈｏｔｚ法）という贅皮の部分を短冊状に切除して縫合する方法と、通糸法という眼瞼《がんけん》に糸をかけてまぶたを外向きにさせる方法が主なものです。皮膚切除法は確実に効きますが、切除量が多すぎると目つきが変わるので、注意が必要です。

パート
3

さまざまな難聴と人工内耳

耳鼻咽喉科 主任部長 廣瀬《ひろせ》 正幸《まさゆき》　リハビリテーション部門 言語聴覚士 大黒《おおぐろ》 里味《さとみ》

伝音難聴と感音難聴

難聴とは、少しでも聞こえが悪いことをいいます。難聴というとすぐに補聴器というイメージを持たれてしまいますが、医学的には、少しでも聞こえが悪ければ難聴と呼ばれます（平均聴力で25dB以上）。

難聴には大きく分けて、伝音難聴と感音難聴があります。耳は外から外耳《がいじ》、中《ちゅう》耳《じ》、内耳《ないじ》に分けられますが、伝音難聴は外耳、中耳に問題がある場合で、処置や手術によって治りやすい難聴です。感音難聴は、内耳の蝸牛《かぎゅう》というカタツムリの形をしたところ（空気の振動である音を電気に変えるところです）がうまく働かなくて生じる難聴です。ほとんど場合、聴力そのものを良くすることはできないので、補聴器を使って音を大きくして聞かせるということになります。感音難聴では、程度の差はあれ、耳鳴りがし、音が歪《ゆが》んで聞こえるといわれています。しかし、音を大きくすれば聞こえるかというと、重度難聴の方はどんなに大きな音にしても十分な効果を得られません。そのような場合、以前であれば音声言語以外のコミュニケーションの方法に頼るしかありませんでした。

例えば、手話は多くの方がご存じだと思います。聴覚の代わりに視覚的に情報をやり取りする素晴らしい言語であるといえるのですが、大多数が耳で聞き、口で話すという音声言語を用いているため、その大多数の人間の中で生活していくためには、大きな不便を強いられることになります。そこで登場したのが人工内

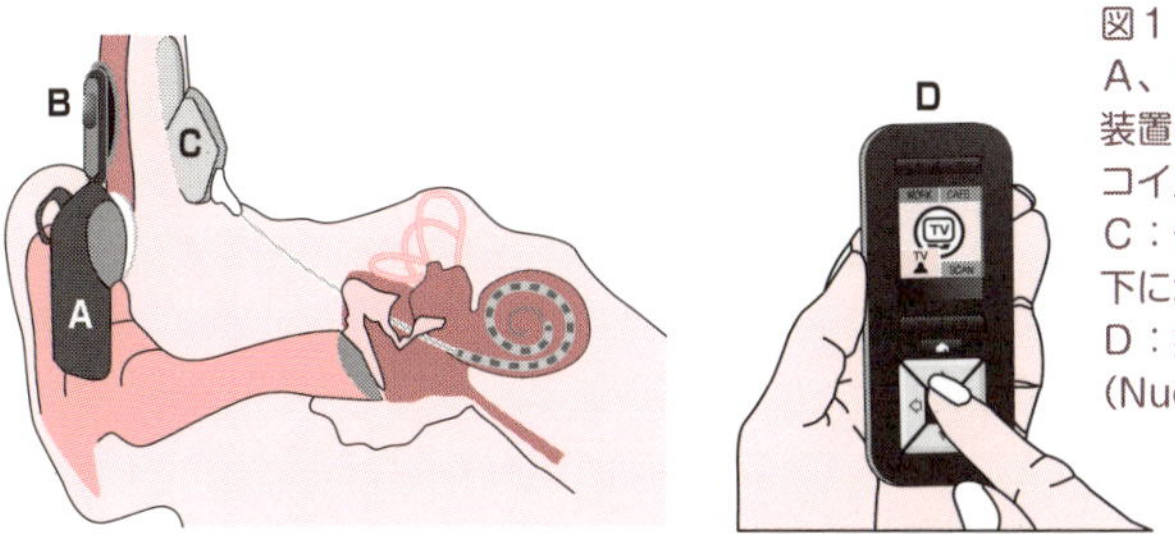

図1　人工内耳の仕組み：
A、B：耳に掛けて装用する体外装置のサウンドプロセッサと送信コイル
C：体内－耳の後ろの皮膚のすぐ下に埋め込まれるインプラント
D：携帯型リモートアシスタント（Nucleus 5 システム専用）

（日本コクレア社ホームページをもとに作図）

耳です。初めのうち、人工内耳は聾《ろう》社会から敵対視されました。自分たちの聾文化という存在をおびやかしかねない技術と捉えられたからです。しかし、現在は状況がやや変わってきています。

世界に広まる人工内耳

人工内耳はラセン神経節という、蝸牛の軸付近にある神経細胞の集まりを直接刺激する方法です。この神経細胞から出ているコード（軸索）が集まったものが、聴神経です。つまり、人工内耳は聴神経の根元を直接刺激するということになります。

人工内耳は体外部と体内部に分かれます（図1）。体外部分は、音を拾うマイクと音を処理する部分（スピーチプロセッサ）と電源があり（耳掛け型の補聴器に似ています）、さらに電波を送り出す円盤部分（トランスミッター）がつながります。体外部全体をスピーチプロセッサと呼ぶこともあります。体内部分は簡単にインプラントといいますが、レシーバー（アンテナ）と刺激装置（回路＋電極）に分かれます。こちらは埋め込む手術が必要になります。体外部の円盤と体内部のアンテナは皮膚越しに磁石で付着し、電波で情報をやり取りします。スピーチプロセッサには電池が必要ですが、インプラントは誘導電流を使うため、電池は不要です。体外機の種類には円盤とスピーチプロセッサが一体となった円柱状のものもあり、髪の毛に隠れて目立たないという点では良いのですが、小児では外れてしま

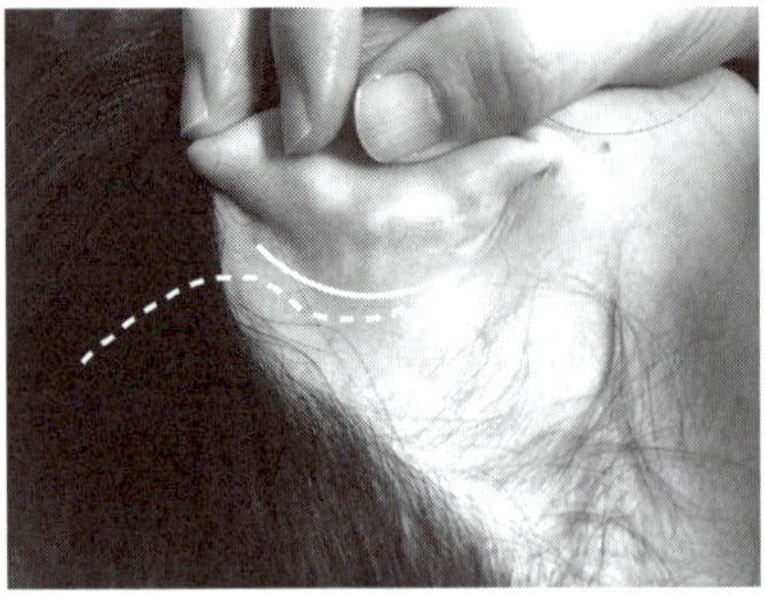

図2　人工内耳手術の皮膚切開線：以前は皮膚切開線が長く（点線）、剃毛（ていもう）も必要でしたが、現在は短く（実線）、剃毛もほとんどの場合は行っていません

うことも多く、耳掛け型のものを使うことがほとんどです。

人工内耳の手術は、２０１４年末時点では全世界で50万人、両側の手術は５万５０００人も受けている治療です。大きな街ができてしまうくらいの人数です。安全な手術であり、効果が明らかなのでこれだけ広まったといえます。以前は手術するかどうか、かなり迷う保護者の方もおられたのですが、現在は、人工内耳手術が広まったこともあり、適応基準の1歳になったらすぐにでも手術をしてほしいと言われることもあります。また、両側に装着した方が騒音下での聞こえが良くなりますので、最近では両側の手術を希望される方がほとんどです。

術後の聴力は、通常30dB程度になります。音としては聞こえていますが、言葉として聞くためには、訓練が必要になります。大人になってから聞こえが悪くなった人では、リハビリに時間がかからないことが多いのですが、小児で先天性難聴の場合は、生まれてから今まで十分に聞こえていなかったために音を聞き話すための訓練が非常に大切になります。

検査から手術まで

現在、人工内耳の適応となるのは1歳以上、平均聴力90dB以上の難聴で、そのほかにもいくつか条件があります。乳幼児の場合は、起きた状態で行う検査（ＣＯＲ条件詮索《せんさく》反応聴力検査）のほかに、他覚的検査として聴性脳幹反応ＡＢＲ、聴性定常反応ＡＳＳＲを行い、慎重に聴力を判断します。また、全体的な発達の評価を行うため、子どものこころの診療科を受診してもらい、希望があれば遺伝診療科で難聴遺伝子の検査を受けていただきます。画像検査としては、内耳に異常がないか、電極が挿入できるかなどを評価するため、CT検査、MRI検査を行います。保護者の方には以上の検査結果を説明し、時にはリハビリの様子を見ていただき、十分に納得した上で手術を決定しています。

入院は4泊5日です。手術の前日に入院し、2日目に全身麻酔で手術を行い、5日目に退院となります。

手術は2～4時間程度かかります。手術にかかる時間に幅があるのは、人によって頭の骨(側頭骨)の状態が異なり、電極を入れる穴まで簡単に到達できる人もいれば、いろいろと掘り進まないと到達できない人もいるからです。以前は髪の毛を剃って手術を行い、大きな切開であったため、術後は痛々しく、その姿を見ると泣いてしまう保護者の方が多かったのですが、現在はほとんどの場合で髪の毛は剃らずに、切開の長さも4cmほどになっています(図2)。側頭骨を削る際には、顔面神経、味の神経(鼓索《こさく》神経)を傷つけないように注意します。顔面神経に関しては、神経がどのくらい近くにあるかをモニタリングしながら手術を行い、人工内耳の電極挿入に問題ないことを電気的検査(NRT)とX線撮影で確認して手術終了です。乳幼児の場合は、術後に熱が出ることもありますが、一過性のものであり、心配ないことがほとんどです。術後は1週間ほどで人工内耳に音入れをして、(リ)ハビリテーションが始まります。乳幼児には今までない刺激ですので、最初は非常に嫌がりますが、だんだんと慣れていきます。

パート
3

発育性股関節形成不全

整形外科 主任部長 樋口《ひぐち》 周久《ちかひさ》

見逃されやすい股関節脱臼

発育性股関節《こかんせつ》形成不全は、体質（遺伝的要因）やお母さんのお腹《なか》の中の胎位などに加え、生まれてからの生活様式などによって起こる股関節脱臼《だっきゅう》や股関節成長障害の総称です。ここでは、乳幼児の股関節脱臼を中心に話をします。

現在でも、乳幼児の股関節脱臼は1000人に1～2人の割合で発生しますが、約50年前の10分の1に減少しています。このような中、2011～2012年の2年間に全国の小児病院を中心とした乳幼児の股関節脱臼の調査が行われ、115人もの子どもに、歩き始めてから股関節脱臼が見つかったのです。このような現象はあまり見られなかったのですが、乳幼児健診で股関節脱臼が見逃されやすくなっていることが考えられ、乳幼児の股関節脱臼への関心が薄れていることと関連があるのかもしれません。

股関節脱臼を起こさないために

赤ちゃんは、4か月健診で股《また》の開きの左右差や固さをチェックしてもらいます。股の状態を診ることは、股関節脱臼を含めた発育性股関節形成不全を見極める1つの方法です。健診では医師が診て判断しますが、もし、家族が赤ちゃんの股の開きの左右差や固さに気づいているのであれば、医師にそのことを伝えるこ

表　乳児股関節脱臼健診のチェック項目

① 股の開きに左右差があったり、開きが悪い
② 太ももの皮膚の溝が左右非対称
③ 家族や親戚に股関節の病気がある
④ 女の子であること
⑤ 骨盤位分娩（逆子であること）

※表記は分かりやすく変更しています

とも大切です。

また、医師でなくても両親が気にしておくべきことがあります。「表」に日本整形外科学会・日本小児整形外科学会が薦める乳児股関節脱臼健診のチェック項目を記しています。この中には、赤ちゃんが女の子であること、赤ちゃんの家族や親戚に股関節の病気の人がいること、骨盤位（いわゆる逆子）で生まれたことなどの項目が挙げられています。これらは親であればすぐ分かると思いますので、該当するのであれば、健診時に医師に伝えたり、念のため小児整形外科医の診察を受けたりする方が良いでしょう。

乳幼児の股関節は生まれつき脱臼していることは少なく、その後の生活様式などが要因で脱臼が起こります。このため、赤ちゃんが股関節脱臼にならないようにするには、生まれてからの赤ちゃんの扱い方が重要となってきます。この扱い方についても、日本整形外科学会・日本小児整形外科学会から注意点を啓発する資料が出されています。資料には、赤ちゃんの両脚《りょうあし》はM字型を保つことが望ましいこと（脚まわりが緩やかな服装や、M字型をとれるような抱っこひもを使うこと、スリング抱っこひもは適さない）、抱っこは、両脚がM字型になるようなコアラ抱っこ（図1）が良いことなどが載っています。これらのことは、赤ちゃんの股関節が正常に発達していく上で大事なことですので、よく頭にとどめておいてください。

図1　赤ちゃんの両脚のM字型とコアラ抱っこ

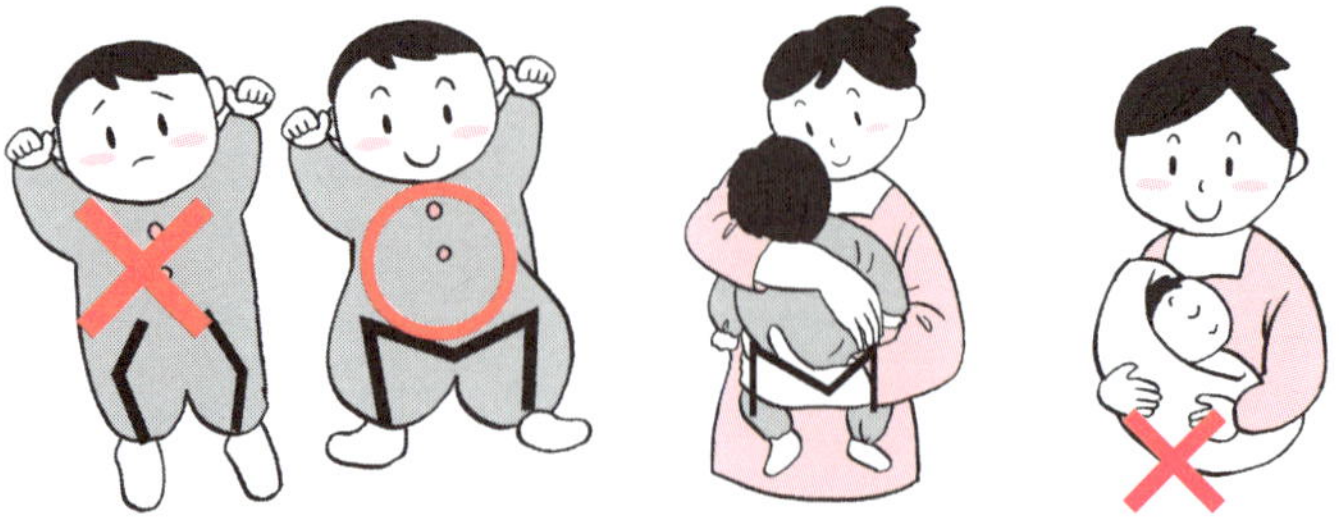

股関節脱臼が疑われた場合には

3～4か月時の乳児健診で股関節脱臼が疑われた場合には、小児整形外科医がいる病院を紹介してもらってください。あわてる必要はありません。病院では、超音波検査と必要に応じたX線画像検査で、脱臼の有無や程度を確認します。もし、脱臼している場合には、多くは装具（リーメンビューゲル装具といいます、図2）を使って、外来通院で脱臼を元に戻す（整復するといいます）治療を行います。この装具は、M字型に赤ちゃんの両脚を保つことで、脱臼を整復し、その後の股関節の成長を促す働きがあります。装具は3～4か月間装着することが多く、股関節が十分に成長するまで経過観察が必要となります。

乳児健診以後に股関節脱臼が見つかった場合には、できるだけ早めに小児整形外科医がいる病院を受診してください。成長してから脱臼を整復するには、多くの場合、入院治療が必要となります。その治療では牽引《けんいん》といって、両脚をいくつかの方向へ引っ張って股関節まわりを柔らかくして、脱臼を徐々に戻していく方法がとられます。入院期間は2か月前後になることが多く、脱臼が整復された後には、両脚をM字型にして胸の下から脚先までをギプスで2か月程度固定し、引き続きM字型の装具による固定となります。治療は半年前後かかることがほとんどです。乳児健診以後でも治療をしっかり行えば、脱臼を元に戻すことは可能です。装具や牽引治療で脱臼を整復できなかった場合には、手術で脱臼を戻すしかあ

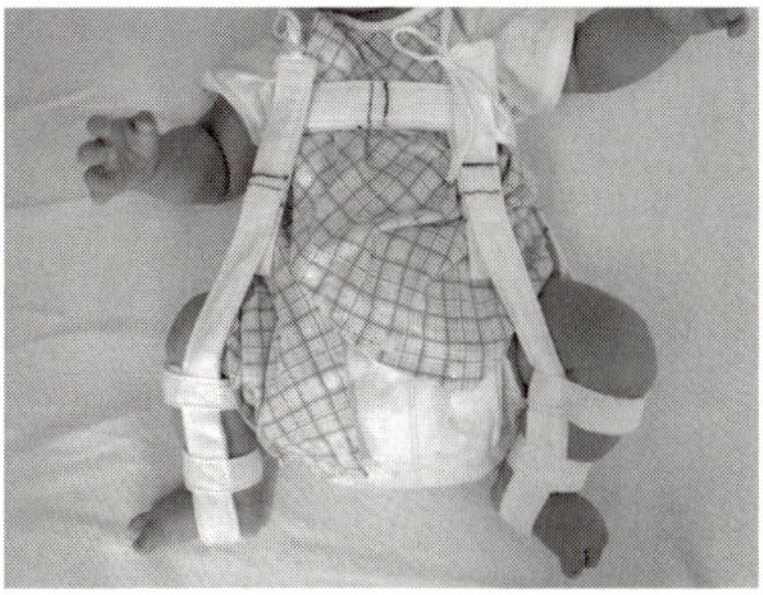
図2　リーメンビューゲル装具

りません。手術でしっかりと脱臼を戻せば、その後の股関節の成長を期待できますが、後遺症が残ってしまうこともあります。また、治療がさらに長期にわたることもあり、これはできる限り避けたい状況で、そうならない医療を目指す必要があります。このことから早期に乳幼児の股関節脱臼を見つけてあげることが大切です。

股関節脱臼が整復された後の診療

脱臼していた股関節は、整復がなされた後、すぐに正常な状態に戻るわけではありません。正常な股関節に比べて、成長の遅れが残っています。この成長の遅れが取り戻されていくかどうかを定期的にチェックしてもらう必要があり、大人の骨格になる青年期までしっかりと経過観察をしてもらわなければなりません。もし成長の遅れが取り戻せないことが予想される場合には、年齢に応じた、追加の治療が必要になることもあります。

ほとんどの股関節脱臼は、乳児期に見つけてあげれば、しっかりと治してあげることができます。そのため、健診を行う医師や子どもを診察する医師だけでなく、赤ちゃんの周りの人、特に両親や家族の股関節脱臼に対する意識が大切です。ここに書かれていることを参考にして、少しでも多くの人に股関節脱臼について知ってもらえればと思います。

パート
3

あざの治療（レーザー治療・内服治療）

形成外科 医員 西村《にしむら》 恵里子《えりこ》　主任部長 吉岡《よしおか》 直人《なおと》

ひとくちに「あざ」といってもさまざまなものがあります。赤あざ、青あざ、茶あざと色で分類して紹介します。

赤あざ

●毛細血管奇形（単純性血管腫）

生まれつきある平坦な紅斑《こうはん》（赤み）で、新生児の0・3％の頻度《ひんど》で現れます。皮膚の毛細血管が増加していたり、拡張したりして赤く見えるため、最近では毛細血管奇形と呼ばれることが多くなっています。色の濃さや大きさ、形もさまざまなものがあり、全身のあらゆる場所に発生します。顔の真ん中の線上にあるものはサーモンパッチ、項部（うなじ）にあるものはウンナ母斑《ぼはん》と呼ばれ、5歳頃までに自然に薄くなることもありますが、これらを除いては自然に消えることはありません。加齢とともに、血管が拡張、増大し、特に顔面では肥厚してでこぼこになることがあります。

治療は、Vビームという色素レーザーを照射します。通常は外来で、無麻酔で照射できますが、照射時に輪ゴムで弾くような痛みを伴うため、クリームの麻酔を用いて照射することもあります。また、広範囲に病変が存在する場合やまぶたに病変がある場合（眼球保護のためシリコン製の保護用具を装着するため）は全身麻酔をかけて照射することもあります。

毛細血管奇形は症候群の1症状として認められることがあります。顔面の片側

図1　乳児血管腫：見た目が苺に似ている

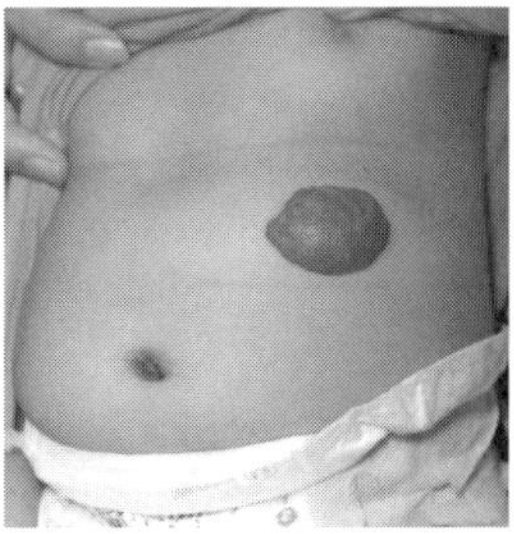

の額、まぶた、頬《ほお》に出現するものの中には、脳や目にも毛細血管の異常が存在することがあり、てんかんや発達障害、運動麻痺《まひ》、視力障害を伴い、スタージ・ウェーバー症候群と呼びます。この病気を疑った場合には小児神経科、眼科とともに治療にあたります。1本の上肢《じょうし》（腕）または下肢《かし》（脚《あし》）のほぼ全体、またはそれ以上の範囲にわたり毛細血管奇形が存在するものでは、四肢《しし》（両手と両足）の大きさや形に左右差が生じ、さらに毛細血管奇形のほかに静脈奇形や動脈奇形を合併することがあり、クリッペル・トレノネー・ウェーバー症候群と呼びます。症状は成長、加齢とともに悪化することが知られており、症状に合わせて治療を検討する必要があります。

●乳児血管腫（いちご状血管腫）

日本人では新生児の0・8～1・7％に現れるといわれ、小児の皮膚腫瘍《しゅよう》（できもの）で最も頻度が高い疾患です。赤く隆起し、見た目が苺《いちご》に似るためいちご状血管腫とも呼ばれます（図1）。生まれたときは何もないか目立たなかったものが、数日から数週間後に平坦な紅斑（赤み）として現れ、生後3か月頃までは急速に増大します。生後半年から1歳頃でピークに達し、その後は徐々に縮み、7～10歳頃で変化を終えます。何もしなくても自然に縮んでいきますが、未治療の場合、25～65％で何らかの痕《あと》（皺《しわ》になった皮膚や赤みなど）が残るといわれています。そのため、毛細血管奇形と同様に色素レーザー治療を行います。レーザー治療は早期に赤みを引かせ、また増殖傾向の強い時期では増殖を抑制する効果がありま

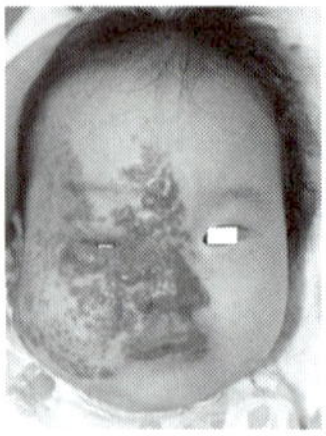

図2　乳児血管腫
（内服治療前）：生後2か月で顔の広範囲に赤み、一部隆起する血管腫を認める

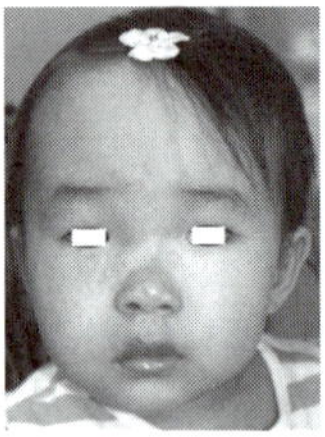

図3　乳児血管腫
（内服治療後）：1歳で赤みはほぼ消退し、内服終了

す。レーザーを照射すると、2～3歳頃までには赤みはほとんどなくなります。しかし、レーザー光が届く深さに限界があるため、膨らみを治療することは難しく、自然に平らになるのを待つしかありません。

また、最近では内服治療も可能となりました（図2、3）。もともと高血圧や不整脈の治療に使われていた薬で、乳児血管腫に効果があることが、2008年に米国で偶然発見されました。国内では2016年9月からヘマンジオルシロップ小児用0.375%®として発売され、保険治療が可能となりました。心臓に作用する薬のため、程度のひどいもの（視力や聴力、呼吸などに影響を及ぼす可能性があるものや、顔などの見えやすい場所で大きなもの）に限って内服治療をしています。内服開始時は、血圧が下がったり、脈が遅くなったりしていないかなどの副作用が出ていないかを、入院して観察する必要があります。

青あざ

●太田母斑

主にまぶた、こめかみ、頬、額、鼻に現れる灰青色の色素斑で、通常は片側性ですが、5～8%は両側性に生じます（図4）。あざの範囲が広い場合は、眼球や口の中にあざを認めることがあります。国内では0.4～1.1%の頻度で認められ、女性に多いといわれています。生後まもなく発症する早発型と、思春期やそれ以降に発症する遅発型に分けられます。早発型の半数は思春期に色素斑の拡

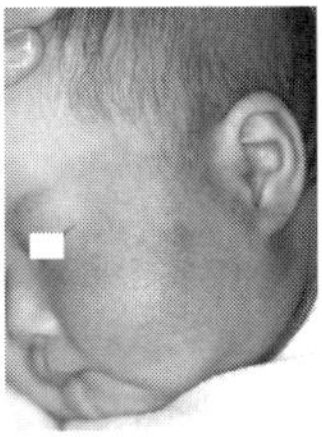

図4　太田母斑：
左頬を中心に広がっている青あざ

大、増悪を認めます。

治療はレーザー照射で、Qスイッチ付きレーザー（ルビーまたはアレキサンドライト）を照射します。3～4か月以上の間隔をあけてレーザー治療を繰り返せば、全例で色調の改善がみられ、5回以上治療すると80％以上の色調の改善が認められます。治療は外来でできますが、広範囲に病変がある場合や、まぶたに病変がある場合は全身麻酔をかけて行うこともあります。

●異所性蒙古斑

生まれたときから臀部《でんぶ》（お尻）に存在する青色～灰青色の色素斑を蒙古斑《もうこはん》と呼び、日本人のほぼ100％に認めます。この蒙古斑が臀部以外の部位に発生するものを異所性蒙古斑と呼びます。蒙古斑は2歳頃までは青色調を増し、10歳頃までに大部分は消えていきます。一方、異所性蒙古斑も成長とともにある程度は薄くなりますが、蒙古斑に比べ消退傾向が乏しいとされています。特に、色調の濃いものや広範囲に及ぶもの、境界がはっきりしたものは残ってしまう可能性が高くなります。

治療は、太田《おおた》母斑と同様にQスイッチ付きレーザーを照射します。あざの残る可能性が高いと思われるものでは早期からのレーザー治療も考慮しますが、色調の薄いものでは、就学前を目安に自然に薄くなるのを待ち、十分に消退しないものは希望に応じてレーザー治療を行います。

茶あざ

●扁平母斑

先天性、後天性に生じる扁平《へんぺい》な褐色斑で、皮膚表面から盛り上がりのないあざという意味で扁平母斑と呼ばれています。粘膜を除き、体のどこにでも生じます。大きさは数ミリのものから体幹（胴）全体に及ぶものまで、さまざまあります。このような褐色斑が多発するものの中には、神経線維腫症1型やマッキューン・オルブライト症候群という神経の病気の1症状として現れることもありますが、この場合はカフェオレ斑と呼び区別しています。いずれにせよ自然に消えることはありません。治療はQスイッチ付きレーザーで行いますが、残念ながらレーザー治療で改善するものは半数ほどです。1～2回試験照射を行い、効果があれば治療を続けます。

コラム

妊娠期の感染症対策――オウム病をご存知ですか

研究所免疫部門 部長 柳原《やなぎはら》 格《いたる》

免疫部門では、流産・早産や不育症の原因、通常の検査では見つけることの難しい妊婦さんや新生児の感染症の原因となる微生物を明らかにし、診断や治療に役立てています。

国内では年間40～50例の妊産婦死亡が発生しており、そのなかで感染症による死亡は年間３～４例です。ちなみに1950年には、年間4100人ほどの妊産婦死亡がありました。感染症には、人から人にうつる感染症のほか、動物から人にうつる動物由来感染症（鳥インフルエンザ、日本脳炎、重症熱性血小板減少症候群、腸管出血性大腸菌など）があります。

私たちの研究室では、国内で死亡した妊婦さんの胎盤から動物由来感染症のオウム病病原体を同定しました。国内で妊婦さんにオウム病が発症したのは初めてでした。厚生労働省は全国の周産期医療施設に、私たちは日本産婦人科医会を通じて全国の産婦人科医師に対して妊娠期のオウム病の症状や、治療方法に関する情報を伝えました。

オウム病は細胞内に寄生するクラミジア科細菌（*C. psittaci*）による稀《まれ》な動物由来感染症で、鳥類や、比較的大型の哺乳類（羊の流産など）からも人に感染します。多種類の野生鳥（ハトなど）や、ペット（オウム、インコなど）からオウム病病原体がみつかっていますが、ペットショップの鳥からみつかる頻度《ひんど》は減少しています。人は感染鳥の糞《ふん》などに含まれる病原体を吸い込むことによって感染します。感染後１～２週間ほどの症状のない時期を経て、急な高熱、頭痛、全身のだるさや、肺炎などを引き起こします。症状はインフルエンザに似ていますが、処置や治療が異なります。ペットの飼育状況や、動物との接触歴があれば必ず医師に伝えてください。妊婦さんは胎児を育てるために免疫力を低下させています。肺炎の症状がなく急激に悪化することもあります。

オウム病病原体を世の中から排除することは難しいのですが、皆さんに正確な情報を届けることによって、より安心で安全な妊娠期を送っていただけるよう、そして感染症による妊婦さんや赤ちゃんの死亡を極力減らせるよう願って活動しています。

パート
3

口唇裂・口蓋裂のお話

口腔外科 部長 山西《やまにし》 整《ただし》 副部長 上松《うえまつ》 節子《せつこ》
言語聴覚士 井上《いのうえ》 直子《なおこ》

口唇裂・口蓋裂はくちびると上あごのつながり忘れです

皆さんは「口唇裂《こうしんれつ》・口蓋裂《こうがいれつ》」と聞くと、どのようなイメージを持つでしょうか。病名に「裂」という字が入っているので、もとある形が分かれてしまったというようなイメージを持つかもしれません。しかし本当のところは、そうではありません。実は、お母さんのお腹《なか》の中にいるときは誰でも、くちびるや上あごに隙間があり、分かれていたのです。成長とともに隙間がなくなり、くちびるや上あごの形になります。このとき何かの拍子に、生まれるときまでその隙間が残ると、口唇裂・口蓋裂といわれる状態になります。お母さんのお腹の中では誰でも、口唇裂・口蓋裂の状態から成長していくということができるのです。

お母さんのお腹の中での顔と上あごの成長

お母さんのお腹の中（胎児期）で、顔と上あごがどのように成長していくかを「図1」に表しています。胎生6週の顔を見ると、鼻の穴の下に溝があるのが分かります（矢印の先です）。この溝はもともと誰にでもある隙間で、成長とともに埋まります。しかし、この隙間は生まれるまでにつながり忘れることが多く、その場合に口唇裂になります。また、胎生7週の上あごを見ると、真ん中に大きな隙間があることが分かります。隙間の下の方には、のどちんこ（口蓋垂《こうがいすい》）が左右に1

図1　胎児期の顔を上あごの成長過程

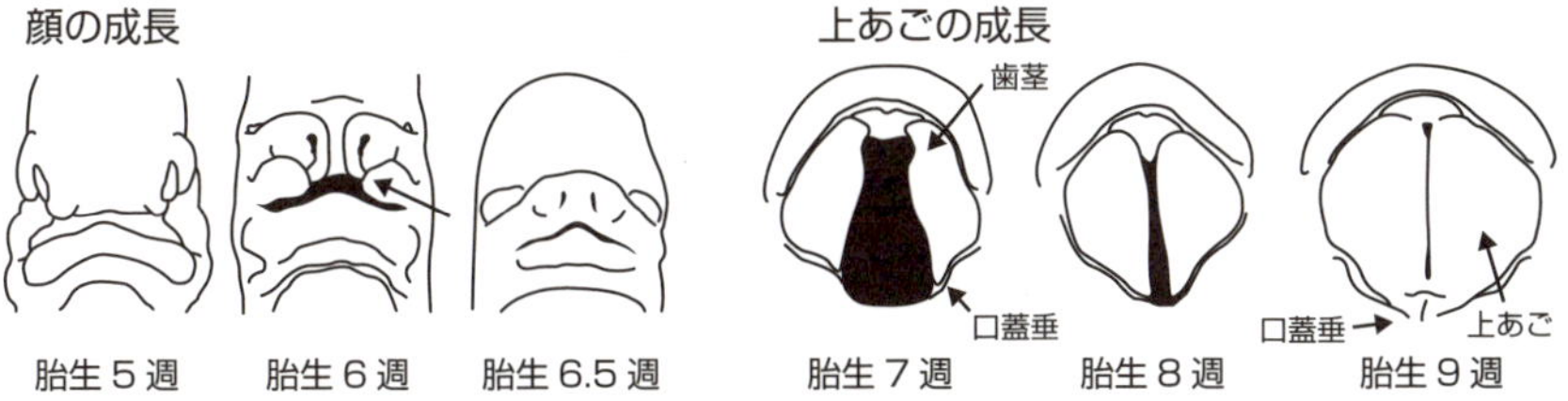

つずつぶらさがっています。これが最初の上あごの形なのです。そしてこの上あごの形は、口蓋裂の形と同じなのです。この隙間が生まれるまで残ると口蓋裂になります。

つながり忘れ（裂）があったときの顔と上あごの形

このつながり忘れのことを医学的には「裂」といいます。つながり忘れがどの部分にあるかによって、病名が決まります（図２）。例えば上くちびるにつながり忘れがある場合は口唇裂、上あごにつながり忘れがある場合は口蓋裂、上くちびると歯茎につながり忘れがある場合は唇顎裂《しんがくれつ》、上くちびるから歯茎を通って上あごと口蓋垂の先端までつながり忘れがある場合は唇顎口蓋裂といいます。上くちびると歯茎のつながり忘れには、両側の場合と片側の場合があり、また鼻の穴までつながり忘れている場合（完全裂）と、つながり忘れが途中までの場合（不完全裂）があります。

つながり忘れた隙間を順番につなげます

このように、口唇裂・口蓋裂はもとの形が残ったものです。もしかすると、初めて口唇裂・口蓋裂の形を見ると少し驚くかもしれませんが、それは単に見慣れていないせいです。誰もが成長の途中で通る形ですので、全く正常な形ということ

図2　つながり忘れた例

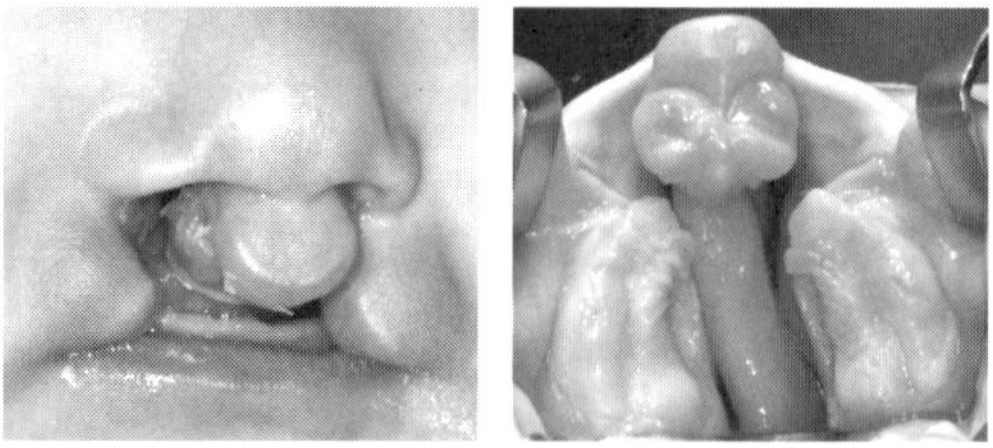

両側性唇顎口蓋裂

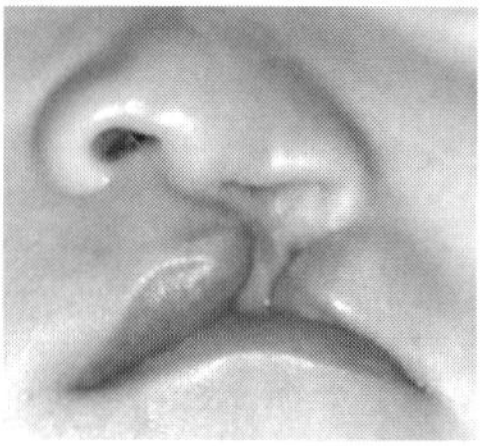

片側性唇顎裂

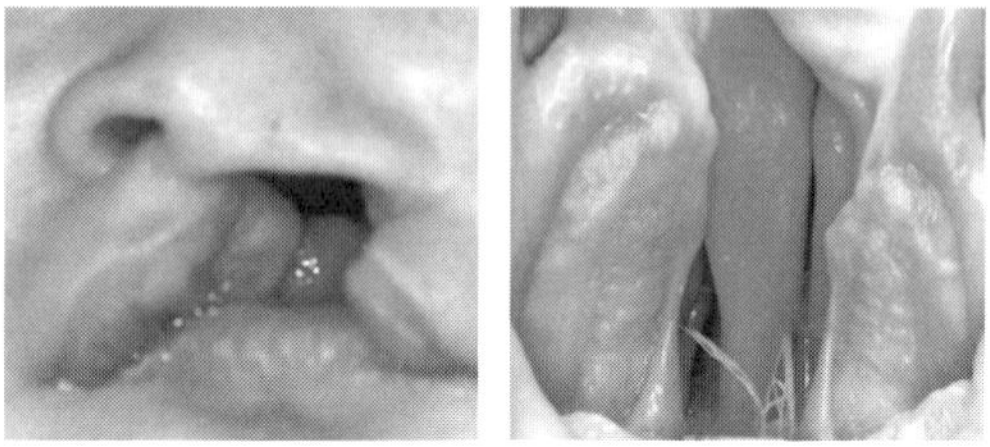

片側性唇顎口蓋裂

ができます。また、体の部分はちゃんと揃っているので、その部分を良い時期に良い手術でつなげていくと、きれいに治すことができるのです。

　つなげる方法やその考え方はとても専門的な話になるので、細かくは話しませんが、口唇裂の場合は生後3～6か月で手術をすることが多いです。私たちは小三角弁法という手術法を基本にして、その上に長年にわたるたくさんの工夫を積み重ねています（図3）。この工夫によって、できるだけ分からないようにつなげます。「図4」の手術前後の写真をご覧ください。

　「審美性（見た目）」「発音」「顔とあごの成長」が口唇裂・口蓋裂治療の3本柱です。

　口唇裂・口蓋裂の治療を考えるときに、どうしても表向きの見た目に目を奪われがちですが、それと同じくらい大切なのが発音と顔の成長です。どちらも口蓋裂がある場合は特に重要です。というのは、上あごから口蓋垂までの部分（正確にいうと上あごと軟口蓋《なんこうがい》の部分）のつながり忘れをどう治療していくかによって、その後の発音、上あごの骨格の成長が変わってくるからです。その点についても、私たちはたくさんの工夫を重ねて、上あごがしっかりと成長できるようにしています。

　手術が終わった後の発音は言語聴覚士が、顔とあごの成長については矯正歯科医が、それぞれエキスパートとして、患者

図3　時期をずらして行う手術の工夫

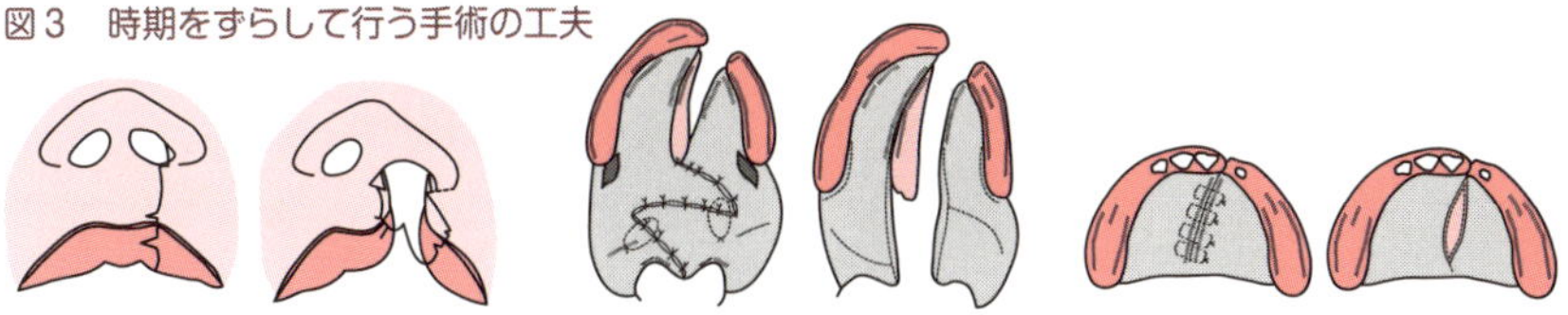

口唇形成術　　軟口蓋形成術（1歳前後）　　上あごの形成術（1歳半前後）

さんが小さいときから診ていきます。私たち口腔《こうくう》外科医による手術と、言語聴覚士によることばの指導、矯正歯科医による顔の成長と歯並びに対する治療、これらはどれも欠くことのできない大切な治療です。

「発音」と「あごの成長」を考えた手術

はっきりとした発音ができるようになるためには、軟口蓋（口蓋垂を含む上あごの後ろの部分）の手術をして、軟口蓋がしっかりと動くことができるようにしなければなりません。しかし、骨のある上あごに対する手術をあまり年令の小さいときに行うと、骨格の成長を小さくしてしまいます。上あごが小さくなると、下あごが前に出る噛《か》み合わせ（反対咬合《はんたいこうごう》）になりやすくなります。私たちは、軟口蓋と上あごの手術を別々の時期に行うことによって、上あごがしっかりと成長できるような工夫をしています（図3）。軟口蓋の手術は1歳前後に行い、上あごの手術はおよそ1歳半で行います。上あごの手術を半年間遅らせることで、その後の上あごの成長が随分と良くなります。ファーラー法（Furlow法）という手術法を取り入れているのも、上あごの成長に対する工夫の1つです。

ことばの指導と矯正歯科治療

上あごと軟口蓋の手術をした後は、言語聴覚士がことばの指導を行います。し

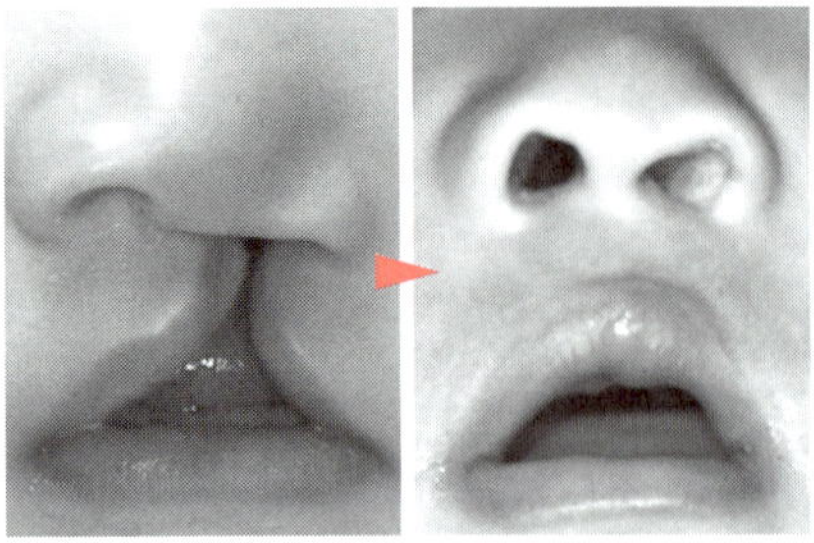

手術前／生後２か月　　手術後／1歳

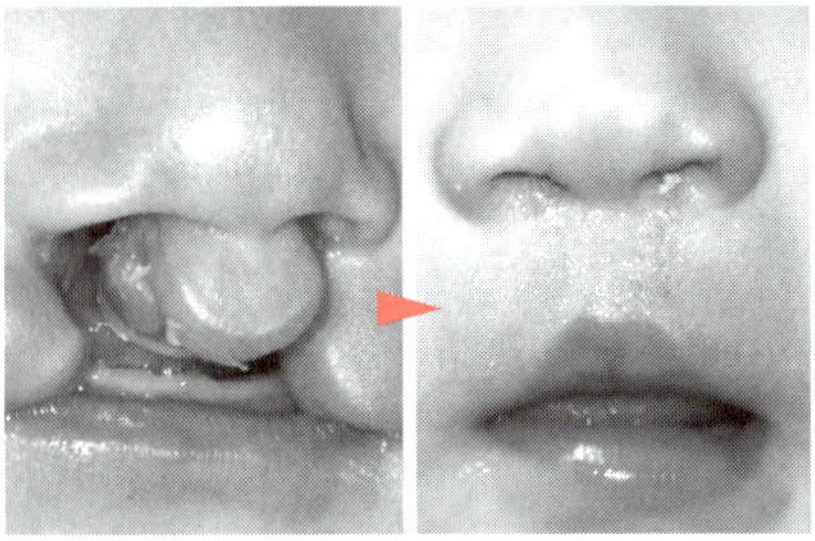

手術前／生後1か月　　手術後／1歳

かし、全員に発音の練習が必要なわけではなく、ことばの成長を見守るだけでいいお子さんもたくさんいます。発音の練習を行う場合は、4歳頃から行うことが多いです。小学校に入るまでに良い発音を覚えることが目標です。その後、思春期までお子さんのことばの成長を見守っていきます。

また矯正歯科治療については、まず5歳頃に顔とあごの成長や噛み合わせの状態を分析します。この分析によって、上あごの骨格の成長や上あごの歯並びの幅が小さいことが分かった場合には、乳歯のときから矯正歯科治療を始めます。次に、乳歯から永久歯に生えかわるまでの期間は、あごの成長をコントロールしたり、永久歯が生えかわる隙間を調整したりすることが中心になります。歯茎のつながり忘れ（顎裂）のところに骨を入れる手術を行うのもこの時期になります。最終的には永久歯の歯並びを整えますが、これはもっと大きくなってから（13歳前後から）始めます。何歳からどのくらいの期間で矯正歯科治療を行うかは、それぞれの患者さんの歯並びや噛み合わせの状態、あごの成長の様子によって変わってきますので、定期的に検査を行い、治療計画を立てていきます。

チーム医療がとても大切です

「チーム医療」というのは、さまざまな治療の専門家が集まって、十分なコミュニケーションをとりながら、治療を進めていくことをいいます。最近では、さまざまな病気の治療に「チーム医療」が大切だといわれているので、このことばを耳

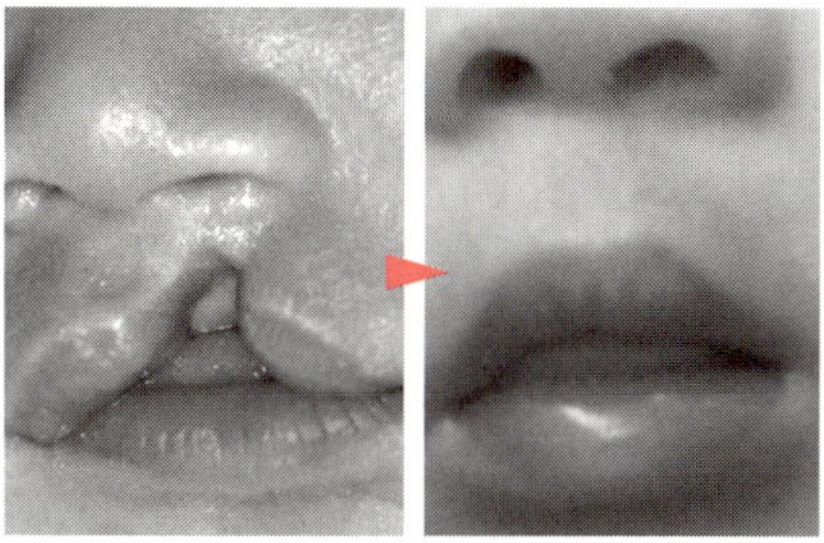

図4　手術前後の例　手術前／生後2か月　手術後／生後8か月

にした方も多いと思います。高度な専門化が進む現代では、医学のレベルはどんどん高くなっているのですが、医療の現場では専門家同士のコミュニケーションが十分にとれていないと、むしろ医療の質は低くなります。

当科は、およそ30年前から口唇裂・口蓋裂の総合治療を専門としてきました。口唇裂・口蓋裂治療のために設立された診療科なので、言語聴覚士、矯正歯科医、口腔外科医そして歯科衛生士が同じ診療室で協働し、とても明るくオープンな空気の中で診療を行っています。患者さんに疑問や困ったことがあれば、その場にスタッフが集まって話し合い、問題を解決することができます。このようにスタッフ同士が密接に連携して治療を進めていることが私たちの大きな特色です。

お子さんと家族の笑顔のために

いままで述べましたように、口唇裂・口蓋裂はもともとだれでも持っていた形であったことに加えて、良いタイミングで良い治療を行っていけば、きれいにつながります。お子さんが大きくなったときに口唇裂・口蓋裂のことをしっかりと理解した上で、でも「全然気にならない」と言ってもらえるように精一杯の治療を行っていきたいと考えています。

パート 3

痛くない麻酔

麻酔科 主任部長 橘《たちばな》 一也《かずや》

麻酔とは――適切な全身麻酔の必要性

小さなお子さんが手術や検査を受けるためには、全身麻酔下に行われることが一般的です。全身麻酔を用いることによって、①鎮痛効果、②鎮静効果、③不動化（体の動きがない状態）が得られ、お子さんが痛みやストレスを感じることなく安全に手術を受けることが可能となります。

お母さんのお腹《なか》の中にいる赤ちゃんも、在胎28～30週になると痛みを感じるようになります。新生児においては、浅い麻酔下で行われた外科手術によってストレス反応が増強し、術中、術後の合併症や死亡率が上昇すると報告されています。また新生児期に繰り返しの、あるいは長時間に及ぶ痛みの刺激は、その後の痛みに対する感受性や、痛みへの反応を変化させてしまう可能性も示唆されています。

さまざまな臓器が未成熟な新生児においても、手術や侵襲《しんしゅう》（体への負担が大きい）を伴う処置時には適切な麻酔が必要といえます。

麻酔の実際――麻酔導入前に痛い処置を行わないのが基本

家族や保護者と離れて1人で手術室に入室することは、お子さんにとって大きな不安と恐怖になります。通常手術室入室30分前にミダゾラムシロップという薬

表1　吸入麻酔薬と静脈麻酔薬の利点と欠点

	利点	欠点
吸入麻酔	麻酔導入時に痛みを伴わない 緩徐な麻酔導入が可能（上気道閉塞が予想されるとき） マスク換気困難時など再覚醒が容易（特にセボフルラン） 呼気終末麻酔ガス分圧を測定観察できる	マスクを嫌がる場合がある 吸入麻酔薬の匂いを嫌がる場合がある 吸入麻酔薬による気道刺激 覚醒時興奮が強い 術後嘔気・嘔吐が多い
静脈麻酔	換気とは無関係に速い麻酔導入・維持が可能 覚醒時興奮が少ない 術後嘔気・嘔吐が少ない 環境汚染がない 吸入麻酔薬が禁忌となる症例に適用	静脈ルート確保時の穿刺痛 静注薬投与時痛がある 徐脈や血圧低下の可能性 麻酔深度モニターが不十分

を飲んでいただきます。この内服によって少し眠くなった状態で手術室に向かうことができます。あるいは、眠っていなくても手術室に向かったことを覚えていないという効果が期待できます。何度も手術を受けなければならないお子さんの場合は特に有用といえます。小さなお子さんの場合、手術室入室後に、起きている状況で痛みを伴う処置をすることは基本的にありません。

手術室に着いたら、まずは口元にマスクをあてて、普段通りの呼吸をしていただきます。マスクを介してガスの麻酔薬である吸入麻酔薬（現在最も使用されるのはセボフルラン）を吸っていただくことで、すぐに入眠できます。この時点からが全身麻酔の開始となります。その後、麻酔深度が深くなり、痛みを感じなくなった時点で四肢《しし》から点滴を確保します。全身麻酔が効いてくると自分の呼吸が弱くなったり消失したりしますので、外から呼吸を助ける処置（気管挿管など）も行います。

鎮痛、鎮静、不動化を維持するために、手術中は麻酔薬が持続的または間欠的に投与されており、手術の侵襲度や血圧、呼吸の状態をモニターしながら麻酔科医によって麻酔薬の投与量が常に調節されています。この麻酔維持法には、吸入麻酔薬を主体とする方法（ガスの麻酔薬を吸って肺から麻酔薬を取り込む方法）と静脈麻酔薬を主体とした方法（完全静脈麻酔〈total intravenous anesthesia／ＴＩＶＡ〉）の2通りがあります。お子さんの麻酔時には各麻酔法に長所と短所があります（表1）。どちらの麻酔方法を選択するかは、お子さんの手術内容や状態に応じて担当麻酔科医が検討しています（表2）。

表2　麻酔方法の選択

静脈麻酔を推奨	吸入麻酔を推奨
迅速導入が必要な症例（フルストマック、緊急手術など） 悪性高熱の高リクス症例 マスクを怖がる症例 恐怖心が強い精神発達障害児 中枢神経系の虚血のリスクが高い脳外科手術症例 行動異常のある症例 すでに静脈ルートがある症例 静脈麻酔導入を自ら希望する症例 術後嘔吐歴がある症例	好んでこの方法を選択する児 マスク換気困難が予想される児 静脈穿刺を怖がる児 静脈路の確保困難な児

術中の鎮痛――痛みを感じない麻薬の使用

術中の侵襲（痛みを伴う手術操作など）に対して、十分な鎮痛を行うことは麻酔管理の上で基本となります。侵襲が小さい手術の場合には、吸入麻酔薬による鎮痛効果のみで管理することが可能です。しかし、大きな手術侵襲に対して吸入麻酔薬のみで対応しようとすると、吸入麻酔薬濃度を上げる必要があります。この場合、心収縮抑制や血管拡張作用などの吸入麻酔薬による副作用が強く現れて血圧が低下する場合があり、手術を継続することができません。このような場合は、強い鎮痛作用を有しながら、血圧への影響が少ない麻薬を使用します。現在、頻《ひん》用《よう》されている麻薬はフェンタニルです。フェンタニルの鎮痛効果は非常に強く、循環への悪影響が少ないですが、たくさんの量を使用すると副作用も出ます。代表的な副作用は呼吸抑制や嘔気《おうき》・嘔吐《おうと》が挙げられます。また多くの量を投与することや長時間の持続投与、肝機能障害を伴う症例では麻酔からの覚醒遅延を起こす可能性もあります。

国内においてもレミフェンタニルの使用が可能となりました。レミフェンタニルはフェンタニルと同等の鎮痛効果を有しながら、context-sensitive half-time（薬物投与を中止後に、その血中濃度が半減するまでの時間）が短く、しかも投与時間に左右されず短いという特徴を有します（図）。さらに薬が代謝（分解されて薬の作用が消失すること）されるのに必要な臓器（肝臓や腎臓など）が未熟である新生

図　麻薬の状況感受性半減期

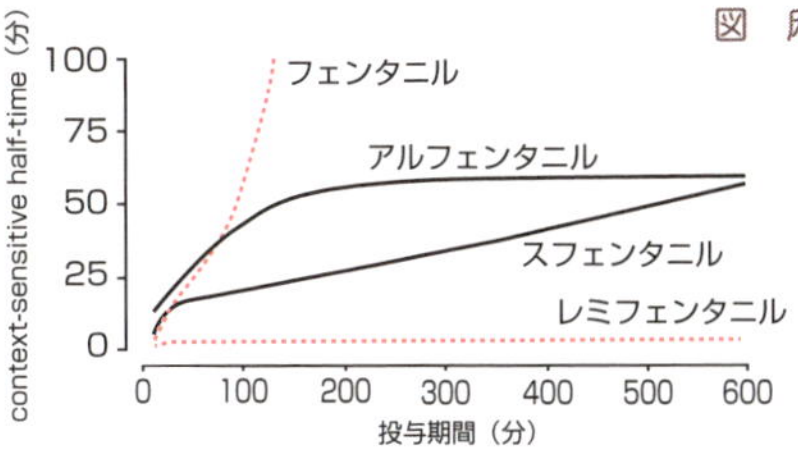

※context-sensitive half-time とは、薬物投与を中止後に、その血中濃度が半減するまでの時間のことです。
フェンタニルは投与時間が長くなるほど、context-sensitive half-time が長くなりますが、レミフェンタニルは投与時間に関わらず context-sensitive half-time が非常に短いことがわかります。
（出典：Egan TD et al: Anesthesiology 1993;79:881-92 を改変）

児・乳児ではフェンタニルを使用しにくかったのですが、レミフェンタニルは新生児や乳児においてもcontext-sensitive half-timeが短いのが大きな特徴です。年齢にかかわらず、麻薬による術後の呼吸抑制を気にすることなく、術中の疼痛《とうつう》（痛み）に対して十分な対応が可能となります。つまり、術後に麻酔から覚醒させ十分な呼吸機能の回復を要する症例の麻酔維持には有用となります。一方で、「切れ味が良い（麻薬の効果が速やかに切れる）」ために、投与終了後は早期に疼痛が生じる可能性が高いので、あらかじめ別の鎮痛薬を投与しておく必要があります。

術後鎮痛――痛みを取り除く麻酔

術中に使用した麻薬などの静脈麻酔薬も、術後急性期にはその作用が残存するため、鎮痛が得られることがあります。また、術中から術後鎮痛を考慮した鎮痛薬を使用している場合があります。必要な鎮痛効果と手術部位によってその手法が変わります。

①硬膜外鎮痛法

この鎮痛法は術後に強い疼痛が予想される症例に対して施行します。この方法は、硬膜外腔《こうまくがいくう》というスペース（脊髄《せきずい》を覆う硬膜の外側にある空間）に細いカテーテル（菅《くだ》）を挿入し、カテーテルを介して術中・術後に局所麻酔薬を持続的に硬膜外腔に注入するという方法です。

成人では全身麻酔導入前に行う処置ですが小児では全身麻酔導入後に行いま

す。これにより非常に有効な鎮痛効果が得られます。硬膜外腔にフェンタニルなどの麻薬を局所麻酔薬と併用して注入することでより強い鎮痛効果が得られますが、同時に麻薬の副作用である嘔気・嘔吐の発生頻度も増すことがあり、お子さんの症状や状態に応じて適切な薬内容を検討する必要があります。当センターでは体重15kg以上のお子さんにおいて、必要な場合に硬膜外麻酔による鎮痛を行っています。

②仙骨硬膜外麻酔

下肢《かし》手術や下腹部の手術で、術後早期の疼痛対策として頻用されています。仙《せん》骨裂孔《こつれっこう》を穿刺《せんし》点（針を刺す部分）として硬膜外腔に局所麻酔薬を注入します。多くの場合カテーテルは挿入せずに、手術前に1回、局所麻酔薬をボーラス投与（ある程度の量の薬などを短時間で一気に投与すること）していることが多いです。これにより6～8時間は鎮痛効果の継続が期待できます。

③末梢神経ブロック

局所麻酔を全身麻酔と併用することによって、全身麻酔薬の投与量を少なくできます。それによって、全身麻酔薬による副作用を減じることが可能となります。また、術後の鎮痛効果にも優れていることから、小児においては、以前より局所麻酔薬を用いた末梢《まっしょう》神経ブロックが積極的に行われてきました。神経ブロックの手技は、かつては針が筋膜を貫く感触を頼りに麻酔科医の感覚に頼って行われてきました。近年はエコー（超音波）の発展により、エコーガイド下に神経ブロックを行うようになってきました。エコーガイド下で行うことによって、より少ない局所麻酔薬の投与量でより確実に神経ブロックを行うことが可能となり、血管の誤穿刺などの合併症発生も少なく、安全に神経ブロックを施行できるとされています。

当センターでは、おへそ周囲に術創部《じゅつそうぶ》(手術のために切開する創《きず》)が加えられる手術に対して腹直筋鞘《ふくちょくきんしょう》ブロックを、鼠径《そけい》ヘルニアや陰嚢水腫《いんのうすいしゅ》、停留精巣に対する手術には腸骨鼠径・腸骨下腹神経ブロックを、前腹壁に創が及ぶ手術には腹横筋膜面ブロックを施行しています。ブロックによる鎮痛効果は8～10時間です。

④経静脈的自己調節鎮痛法
(intravenous patient-controlled analgesia／IV-PCA)

小さなお子さんや、何らかの理由で前述の鎮痛法が困難で術後疼痛が強いお子さんの場合は、点滴によって持続的に鎮痛薬を投与し、痛いときに介助者や自らが追加投与することができる方法です。この場合に頻用されるのはフェンタニルという麻薬です。強い鎮痛作用を有しますが、投与量が過剰になると息が止まったり、嘔気・嘔吐が強く出たりする可能性があります。フェンタニルは鎮静作用も有しますから、適切な投与による鎮痛・鎮静作用により術後は穏やかに眠れる経過をとることが可能になります。

お子さんの手術において、術中はもちろん術後も「痛くない麻酔」を心掛けています。今後とも、より安全で苦痛の少ない周術期(術前・術中・術後)を提供したいと思います。

パート3

超音波検査

放射線科 副部長 市田《いちだ》 和香子《わかこ》　主任部長 西川《にしかわ》 正則《まさのり》

超音波検査はどんな検査なの？

放射線科では、胎児や心臓以外のほぼすべての部位の超音波検査（エコー検査）を行っています（当センターでは、胎児や心臓の超音波検査は、それぞれ他部門で行われています）。ベッドサイドでも手軽に行えること、被《ひ》ばくがないなど小児にとってやさしい検査であること、何度も繰り返して検査ができることなどの理由に加え、小児では超音波検査のみで確定診断できる疾患が比較的多いことから、検査件数は年々増加し続けています（図2）。検査機器も日々進歩し、侵襲的《しんしゅうてき》な（体への負担が大きい）検査に代わるアプリケーションもどんどん開発されてきており、小児の画像検査の中心的役割を果たしていくと期待されている検査です。

超音波検査ではどんなことが分かるの？

超音波とは、周波数が2万ヘルツ以上の、人には聞こえない音とされています。医療用の超音波は、その中でもメガヘルツ（100万ヘルツ）という単位の高い周波数のものが用いられています。超音波が体内を通り、組織の性質が異なる部分で反射することを利用して画像を作ります（図3）。反射の程度で画像の白黒の度合いが決まり、反射した超音波が戻ってくるまでの時間で反射面までの距離が分かり、これらのデータから断層画像を表示します。

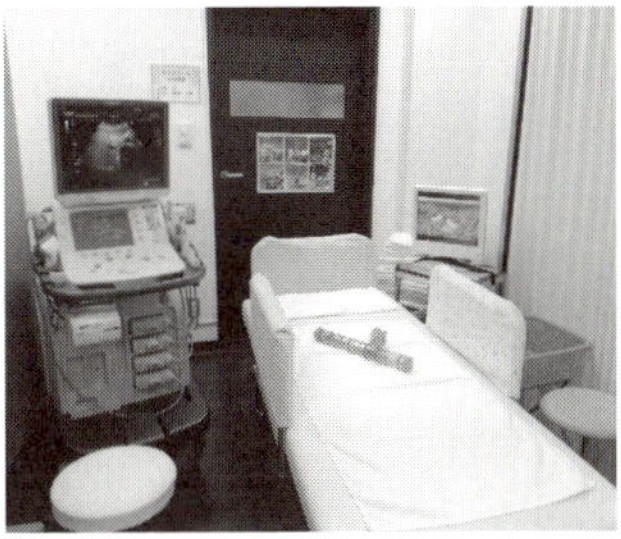

図1　超音波検査室

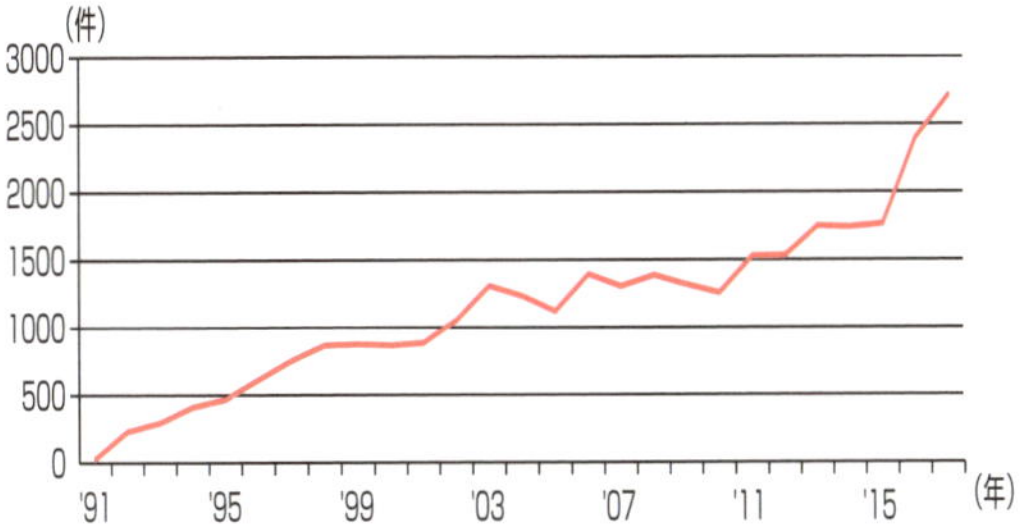

図2　当科の超音波検査数の推移

超音波が通った部分の断面の画像が得られますので、プローブ（図3）を当てた部位、方向によって任意の断面の画像をみることができます。断層画像という点ではCTやMR検査と同種の検査ですが、超音波検査は反射の程度で画像を作っていますので、その組織の性状を反映した画像が得られるという特徴があります。特に病変が充実性のものか、のう胞《ほう》性のものか（中身がしっかりつまっているものか、液体の入った袋状のものか）がわかりやすいとされています。画像はほぼリアルタイムに作成されますので、腸管などの動きや腫瘤《しゅりゅう》の圧迫に伴う変形などを観察できたり、炎症性疾患では痛みの有無や場所などを確認しながら同時に画像上で病変の評価を行えるという利点もあります。ただ、空気や骨は超音波を強く反射しますので、肺の中や、空気の多く入った腸管や骨の後ろ側の情報は得られないという弱点もあります。

また、音波のドップラー効果を使うことで、血液などの流れを、向きや速さとあわせて表示することもできます。さらに、組織内を音波が伝わっていく速さから組織の硬さを推測する方法も開発されています。これにより、今までは生検といって、実際の組織を採取して病理検査をしないとわからなかったような肝臓の線維化の程度などを、非侵襲的にある程度判断することができるようになりました（現状では病理検査にとって代わるものではなく、相補的な役割を果たしている段階です）。

図3　超音波検査のしくみ

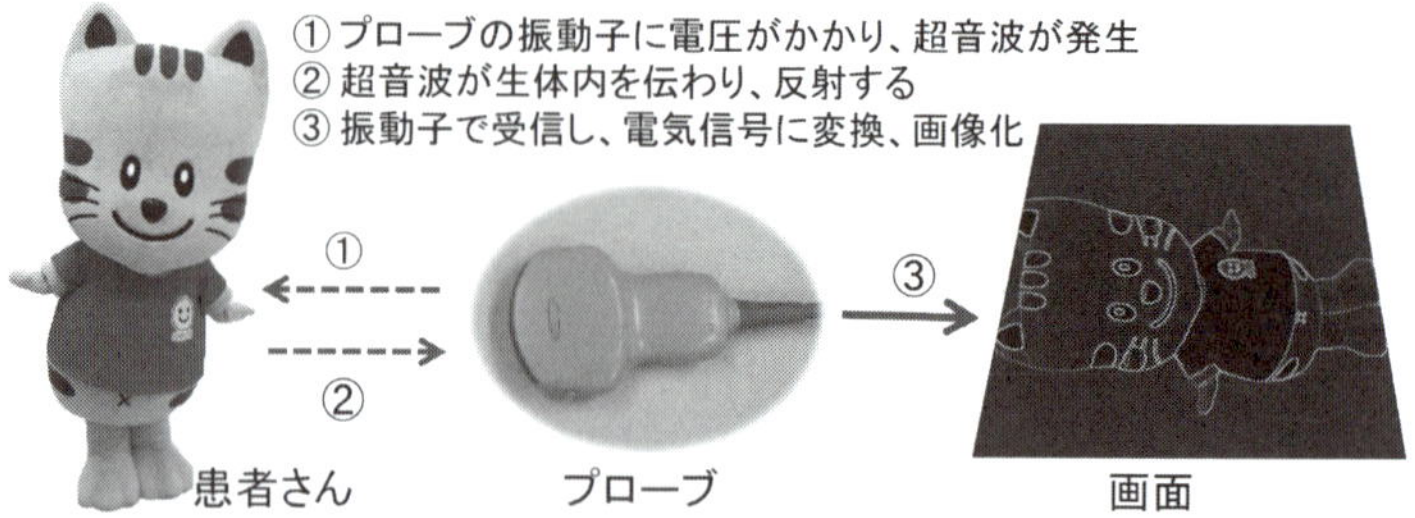
① プローブの振動子に電圧がかかり、超音波が発生
② 超音波が生体内を伝わり、反射する
③ 振動子で受信し、電気信号に変換、画像化
①
②
③
患者さん
プローブ
画面

小児の病気ではどんな超音波検査をするの？

最も多いのは腹部領域の検査です。腹痛や嘔吐《おうと》の原因を調べたり、血液や尿検査などで検査値の異常があれば、その理由になる異常がないかをみたりします。特に、「表1」に示すような疾患は超音波検査が有用で、超音波検査のみで確定診断ができる疾患も多くあります。また、前述の肝臓の硬さが分かるソフトを使って、胆道閉鎖症の術後などで肝臓の線維化の程度を推測したりもします。

内分泌《ないぶんぴつ》（ホルモン）に関連する疾患では、思春期早発症や無月経などで子宮や卵巣の発達の程度を評価したり、クレチン症などでは甲状腺の大きさや血流の状態、存在部位（通常とは違う場所に存在することがある）などを評価をします。

脳については、新生児から乳児期では頭蓋の骨のすきまである大泉門《だいせんもん》が開いているので、そこから超音波を当てて内部の状態を観察することができます。水頭症《すいとうしょう》がないか（脳室が拡大していないか）、出血や腫瘍などの異常なものがないかなどをみます。脊髄も、新生児から乳児期早期では背骨の椎弓《ついきゅう》という部分の骨がしっかりできていないので、内部を観察することができます。腰背部の皮膚に小さなくぼみや、膨隆があったり、色素斑や毛が生えているなどの所見がある赤ちゃんでは、脊髄の異常を伴っていることもあるので、超音波検査でチェックすることで、早い時期に異常を発見することができます。中枢神経系（脳脊髄《のうせきずい》）の画像検査はMR・CT検査で行うことが多いですが、赤ちゃんは体格が小さいためきれいな画像が撮れないこと

表1　超音波検査が有用な小児の腹部疾患

・虫垂炎＊	・腸炎	・胆石・総胆管結石＊
・腸重積＊	・メッケル憩室	・尿路結石
・壊死性腸炎	・脂肪肝＊	・卵巣捻転＊
・肥厚性幽門狭窄症＊	・肝硬変＊	・卵巣のう腫＊
・腸回転異常（中腸軸捻転）＊	・胆道閉鎖症	・鼠径ヘルニア＊
・先天性消化管閉鎖	・胆道拡張症＊	・大網のう腫・腸間膜のう腫（リンパ管奇形）
・腸管ポリープ	・膵炎	

＊　超音波のみで診断できる疾患

や、呼吸のモニターや体温調節など、注意しなければならない問題もあります。その点、超音波検査は分解能の高い精細な画像が得られること、ベッドサイドで短時間のうちに検査でき、安全に施行できることなど、赤ちゃんに適している点が非常に多い検査といえます。

頸部や全身の体表の異常として、腫瘤やリンパ節が触れるときに、大きさ、進展範囲や内部の性状、血流の多さなどを観察し、何の病気か、良性か悪性かなどの診断の参考とします。悪性（小児がん）かどうかは、最終的には病理診断によりますが、悪性とわかった場合には、ほかの画像検査とあわせて得た情報から治療方針を立てることになります。治療中の治療効果判定、治療後に再発がないかの検査、また、治療後に年数がたってから発生する二次がんやさまざまな内分泌異常についても、超音波で検索が行われます。遺伝子異常やいろいろな症候群などで、腫瘍ができやすい素因を持つ患者さんでは、腫瘍ができていないかの定期的なチェックに被ばくがなく、手軽に行える超音波検査を用いることが多いです。

このように、小児の画像診断で重要な役割を果たす検査として、当科では多くの超音波検査を行っています。ハード面として、患者さんがリラックスできるように、保護者の方も一緒に検査室に入ってもらい、アニメなどのビデオをみたり、おもちゃで遊びながら検査ができる部屋を準備しています（図1）。

今後もよりよい検査ができるように、ソフト、ハード面ともさらに充実させていく予定です。

パート
3

周産期病理・小児病理

病理診断科 副部長 松岡《まつおか》 圭子《けいこ》　主任部長 竹内《たけうち》 真《まこと》

周産期病理とは

周産期病理は、胎児および新生児にみられる病気を診断し、その原因を追究し、今後の妊娠に活かしていくということが主な目的になります。対象となるのは、受精卵から出生するまでの胎児、出生から28日までの新生児、そして後述する胎児の付属物である胎盤です（図1、2）。

●周産期病理解剖の意義

周産期の病理解剖と成人の病理解剖は、次の点で大きな違いがあります。

1．両親の遺伝診断あるいは家族計画に役立ちます。

例えば、死亡した子どもが両親にとって最初のお子さんの場合、今後の妊娠に不安を抱くことになります。適切な病理解剖が行われ、不幸にもお子さんに奇形や遺伝疾患があった場合、遺伝カウンセリングに大いに役立ちます。詳しい剖検（病理解剖）結果は産科医にとっても、次の妊娠管理のための貴重な情報になります。病理解剖で異常な所見がなければ、先天異常や胎盤異常がないことの証拠であり、将来の妊娠に対する明るい情報となることは間違いありません。

2．周産期医療の質を維持し向上させます。

成人の病気では、画像診断や診断手段などの進歩の結果、すでに基礎疾患は分かっていることが多いです。しかし、周産期の病気は、成人ほど画像診断や診断

図1　胎児期と新生児期

受精卵	胎芽期	胎児期	新生児
0-14日	～9週	～出生	～28日
	子宮内		子宮外

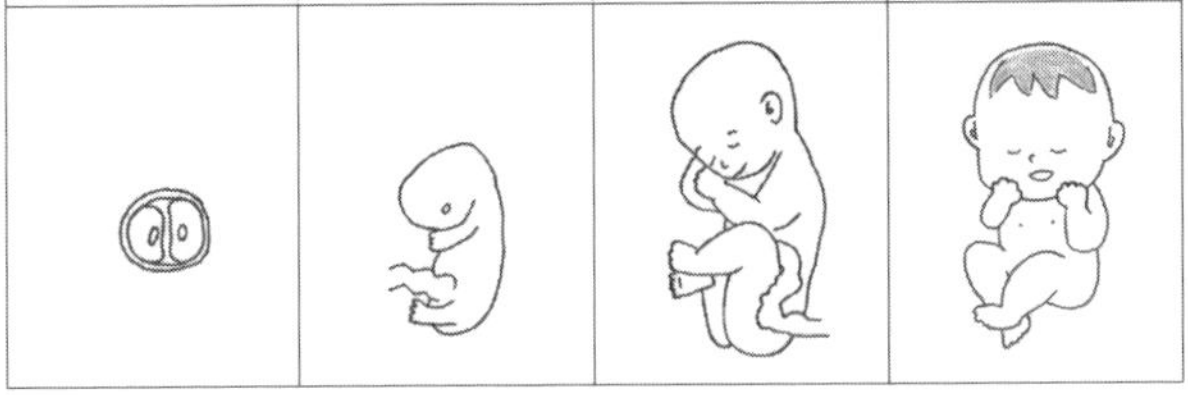

検査が進んでいないこともあり、突然予期せずに発生することがあります。当センターの解剖依頼の項目をみますと、原因不明の子宮内胎児死亡や原因不明の早期新生児死亡（生後7日までの新生児死亡）がよく挙げられています。当科の病理解剖の結果では、前者の60％近くが、後者ではほとんどの死因が判明しています。このような結果を産科医や新生児科医が再確認することができれば、将来、同じような症例の診断や管理に生かすことができます。そして、このような情報の集積によって、周産期医療がさらに発展することになります。

3．周産期死亡を解明することにより、疫学調査（死亡原因と考えられる病気の要因と発生の関連性について、統計的に調査すること）に貢献します。

「乳幼児死亡率の増加が国を滅ぼす」ということから、ソ連の崩壊を予言した統計学者がいます。周産期死亡率も、その地域の社会経済や健康管理のあり方が影響していることは明らかであり、それぞれの病気の予防対策の指標にもなります。このような基礎資料の背景には、確実で適正な病理解剖が行われているか否かが重要になってきます。

●胎盤について

周産期病理を考えるにあたって、胎児や新生児とともに胎盤も重要な臓器です。胎盤は、受精卵の着床と同時に発育が始まり、妊娠4か月までにその原形が完成し、胎児とともに分娩まで発育します。胎盤は、胎児と臍帯《さいたい》（へその緒）でつながっており（図2a）、母からの血液が充満した空間の中に、漬かっています（図2

図2　a：胎児と胎盤　b：胎盤の構造

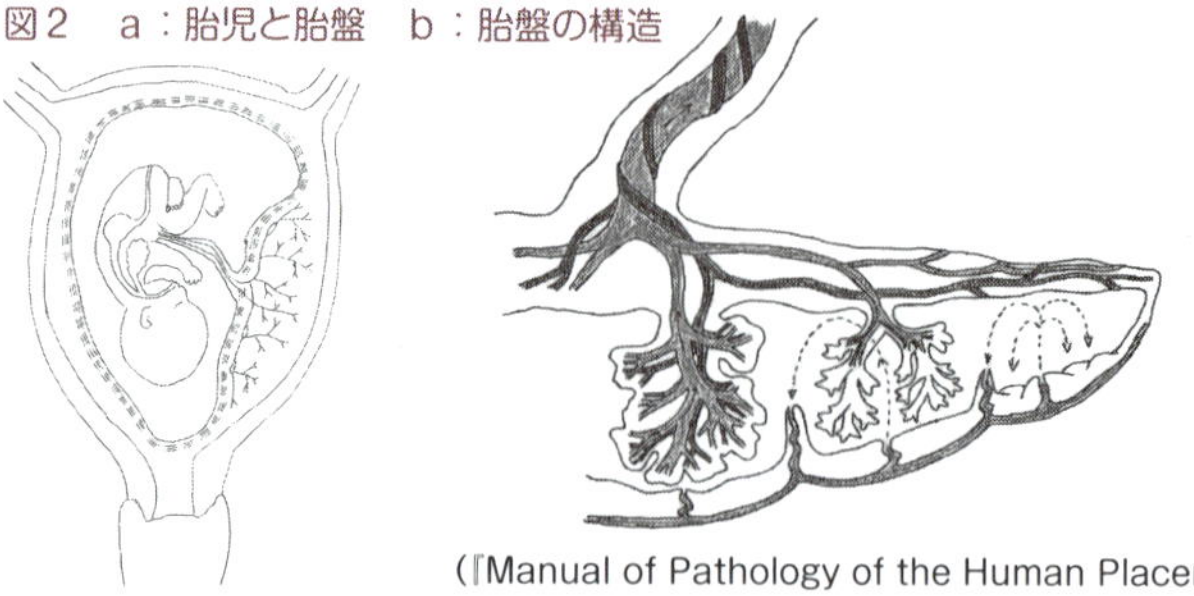

(『Manual of Pathology of the Human Placenta』Springer をもとに作図)

b)。その様子はさながら木が土中に細かい根をはった状態に似ています。胎盤で、胎児の発育のために必要な呼吸および栄養代謝、吸収、排泄、蛋白合成、ホルモンや酵素産生などが行われています。さらに、出産時に胎盤がはがれるときにも、胎盤から血液を固める因子(凝固因子)が放出され、子宮の出血を止める役目をしています。つまり胎盤は、妊娠中の約280日間、胎児と母親との間を強く結びつけている重要な臓器です。お腹《なか》の中から文字通り「母子のきずな」は結ばれており、昔の風習で「数え」で子どもの年を考えるのも理にかなっているように思います。

胎盤は、母児ともに負担をかけず調べることができる唯一の臓器なので、絨毛膜羊膜炎や胎盤早期剥離《はくり》など、何らかの異常が疑われるときは必ず検査しておくべきでしょう。胎盤を調べることによって病気が判明することがあるからです。

小児病理・小児がん

小児病理では、小児期にみられる病気を扱い、その疾患は多岐にわたります。速やかに診断し、治療に直結するという点で、小児がんの病理診断は小児病理の大きな柱の1つとなります。

小児がんの代表的なものに、胎児性腫瘍《しゅよう》と総称される神経芽腫《がしゅ》、腎芽腫、肝芽腫などがあります。この「芽腫」というのは、お腹の中の赤ちゃんの体でさまざまな臓器が作られていく芽の段階と似ていることから、このような名前になってい

図3　a：腎芽腫　b：胎生12週の胎児の腎臓

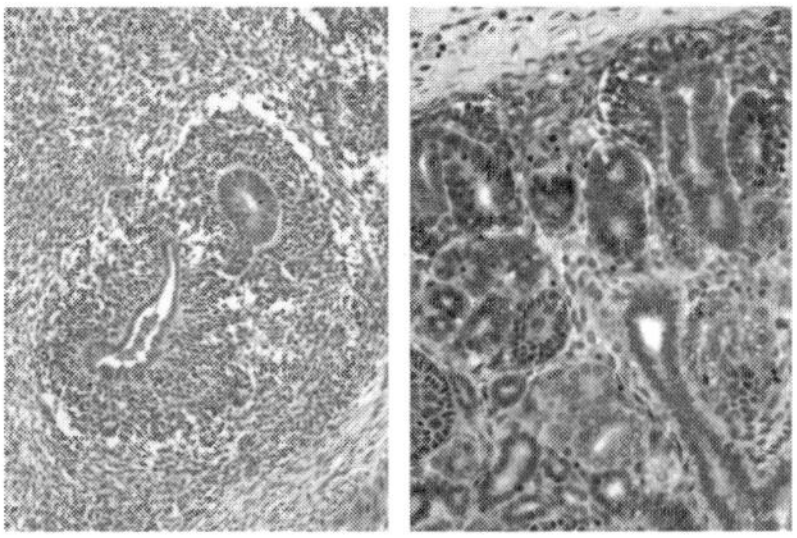

ます。ほとんどは、10歳くらいまでにみられ、成人ではめったにみられません。

たとえば「図3ａ」に示す腎芽腫の組織像をみてみましょう。このがんは、種のような小さな細胞集団が塊《かたまり》となって増えている中で、一部に管《くだ》のような構造（後に腎臓になる芽）を作ろうとする様子がうかがえます。これは、「図３ｂ」に示した胎児の腎臓ができる段階の像とよく似ています。

●小児がん研究を推し進める全国的な連携

小児がんでも、病理の対象となる病気は多種あるのに対して個々の数が少ないため、１つの施設で経験する症例が非常に限られています。当センターは、全国でも有数の小児専門病院の１つですが、年間に診断する小児がんはわずか30例程度です。小児病院以外になると、その数はさらに少なくなります。そこで現在、臨床医と協同して日本小児がん研究グループ（Japan Children's Cancer Group／ＪＣＣＧ）が組織されています。これは、小児がんの診断や治療を標準化するとともに、さらに研究を進め診療に活かしていくことを目的としています。ＪＣＣＧの病理診断委員会では、全国の小児病理医が協力して、病理診断の精度を上げるとともに、数少ない症例を共有するシステムを作っています。当科の病理医も参加し、多数の小児病理医と連携して、子どもたちの治療のために正しい診断を早くできるようにしています。

パート
3

運動麻痺や先天異常に対する機能回復

リハビリテーション科 主任部長 田村《たむら》 太資《だいすけ》
リハビリテーション部門 理学療法士 瓦井《かわらい》 義広《よしひろ》　作業療法士 稲垣《いながき》 友里《ゆり》

リハビリテーションとは

リハビリテーション（rehabilitation、以下リハと省略します）の持つ本来の意味は、再び（re-）能力を持たせる（habilitation）とされています。リハの目標は、障害のある人たちを、1人の市民として地域で健常者と変わりなく生活できるようにすることにあります。この目標を達成するには、障害のある人に対する治療のみならず、障害に対する代替手段の導入からかかわりを持つ社会構造の変革まで、幅広い範囲での働きかけが必要となります。

現在リハは、医学的リハ、教育的リハ、職業的リハ、社会的リハの4分野に分かれるとされています。これら4分野は互いに無関係なものではなく、それぞれが有機的に結びつくことで最大限の効果が得られると考えられています。

障害とは

リハを必要とする患者さんは、何らかの障害を有していると考えられます。障害とは、世界保健機構（WHO）によると「ある人にとって、したいという意志があるにもかかわらずできないことあるいは困難なこと」と定義されますが、障害は万人にとって普遍的な概念ではなく、障害を感じる個々により変化する相対的な概念であると考えられています。

図1　国際生活機能分類

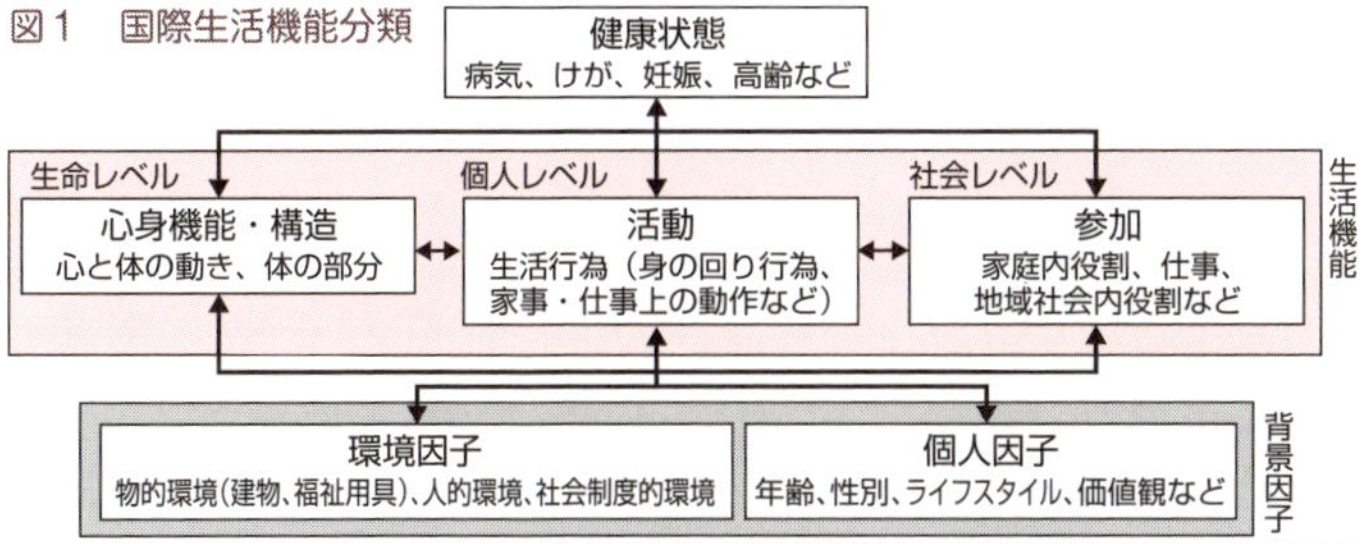

（厚生労働省「生活機能分類の活用に向けて」をもとに作図）

また、病状が変化することで障害が重くなることもあれば、病状が安定していても成長や周囲環境の変化によって、患者さん自身が障害と感じる部分が変わっていくこともあります。WHOによって定められている国際生活機能分類は、障害を有する対象者の障害状況、日常生活機能能力と実施状況に加えて、対象者をとりまく背景因子に分けて考えることで、社会参加を目指すために何が必要なのかを分かりやすく示してくれています（図1）。

小児では、精神運動発達に伴い運動技能は発達していき、自分自身をとりまく環境も日々変化します。このため小児においては、自分自身が感じる障害が変化していきます。このことが、自然発達を終え周囲環境の変化が少ない成人との大きな違いであり、障害を有する小児に対しては、成人と異なったアプローチが必要となります。

小児のリハビリテーションの実際

当センターで扱う小児のリハ対象には、主に「小児運動麻痺」と「四肢《しし》先天異常」があります。ともに成人分野では存在しない特性があり、特別な知識と経験が求められる分野です。

●小児の運動麻痺・運動発達遅滞に対する治療

脳性麻痺を代表とする小児の麻痺と、脳梗塞《のうこうそく》を代表とする成人の麻痺との間には大きな違いがあります。成人の麻痺は、発症後半年～1年で回復しなくなり、

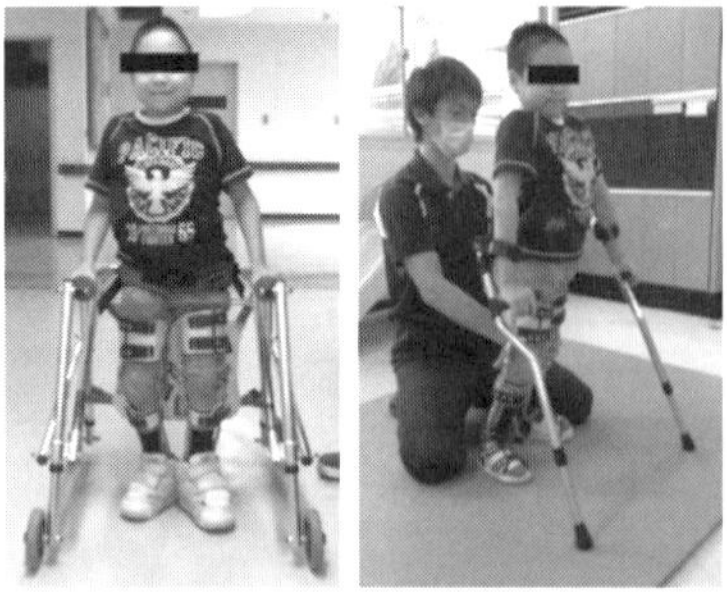

図2右　ロフストランドクラッチを用いた歩行練習
図2左　PC歩行器を用いた歩行練習

恒常状態となります。一方、小児の麻痺では、成長過程での運動発達が見込まれ、運動機能としては改善していきます。このため、障害を有する小児のリハでは、半年といった短い期間ではなく、成長に合わせてリハプログラムを変化させていく必要があります。

当センターでは、Neuro-Developmental-Treatmentといわれる治療法を中心に運動発達の促通を図っています。この手技は腹臥位《ふくがい》や座位、立位などの抗重力位といわれる姿勢を積極的に用いることで、立位姿勢での支持性を向上させ、運動発達を促す方法です。この方法を通じて、歩行の自立や車いす操作ができる座位獲得を目指します。

麻痺のある小児の運動発達は、残念ながら無限大ではなく、本人の持つ能力および麻痺の程度によって限界があります。リハをすることによって歩くことができない小児が全員自立歩行を得られるわけではなく、独歩以外での移動方法を模索することもリハでは重要となります。短下肢《たんかし》装具などの補助により歩行が可能となる場合や歩行杖を利用する場合(図2右)、さらには歩行に特化した特殊な機器(歩行器)を利用することで移動が獲得できる場合(図2左)、車いすを選択せざるを得ない場合など、個々の患者さんにとって最も適していて、かつ運動発達を促すことができる方法を、状態に応じて選択します。

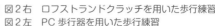

●四肢先天異常に対する治療

四肢先天異常は状態が幅広いですが、当センターでは、縦列欠損に含まれる、前腕(肘《ひじ》から手首までの部分)に2本ある骨(橈骨《とうこつ》・尺骨《しゃっこつ》)のうち母指(親指)側の骨

図3　内反手・母指欠損の治療：手関節安定化後、示指を母指化します

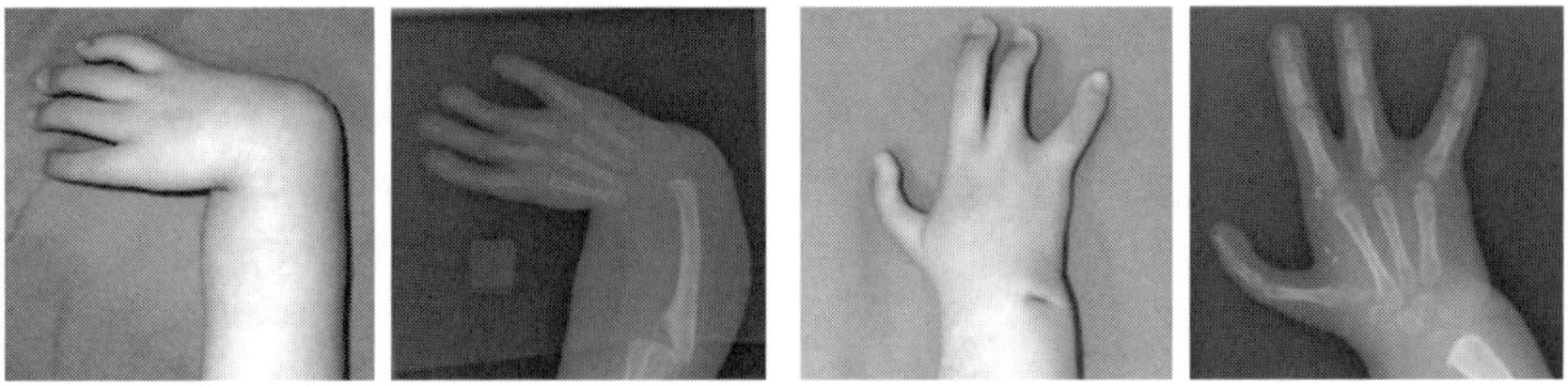

が欠損する橈側列欠損（母指形成不全・欠損を含む）や、下腿《かたい》（膝《ひざ》から足首までの部分）に2本ある骨（脛骨《けいこつ》・腓骨《ひこつ》）のうち一方が欠損し、足部（足首からつま先までの部分）に変形をきたす脛骨列欠損・腓骨列欠損を中心に治療を行っています。ここでは、治療法が確立されている橈骨欠損の内反手《ないはんしゅ》・母指欠損型患者さんの治療について述べていきます。

上肢《じょうし》（手と腕）が行う最も大事な動作の1つに食事が挙げられます。食事動作には、母指－示指《じし》（人差し指）間で食物をつまみ、手のひらを返して指先を顔の方に向け、肘を曲げて口に運ぶ、といった一連の流れが必要になります。一方で内反手の橈骨欠損・母指欠損児では、これらの動作の多くが障害されます。まず、母指がないため示指との間でつまみ動作ができません。また手関節がなく、不安定なため手のひらを返すこともできません。さらに重度の橈骨欠損児では肘が曲げられない場合もあります。このような小児に対して、まず整形外科的な再建治療を行い（図3）、その後リハで再教育を行って機能改善を図ります。

治療は1～1歳半をめどに開始し、外科的治療は2歳頃までに終了、以後リハと装具療法を成長終了時まで実施します。小児に対する上肢へのリハは生活動作と密接にかかわるため、対象児の発達レベルに合わせて、ままごとや玩具などを利用しつつ実施します。

パート
3

ダウン症候群

遺伝診療科 副部長 植田 紀美子《うえだ きみこ》　主任部長 岡本 伸彦《おかもと のぶひこ》

ダウン症候群とは、どんな病気なのでしょうか？

ヒトの染色体には、長いものから順に１～22種類の常染色体と、ＸおよびＹと呼ばれる性染色体があります。男性は常染色体２セットとＸ、Ｙを１本ずつ、女性は常染色体２セットとＸを２本持っています。父親と母親から23本ずつの染色体を受け継いで生まれてきます。

ダウン症候群では21番目の染色体が１本多く存在します（標準型の場合）。染色体の突然変異は誰にでも起こり得ます。性別や人種、経済状況などにかかわらず、どの国でも８００～１０００人に１人の割合で生まれます。

ダウン症候群に伴う病気（合併症）

ヒトの遺伝子の数は約２万６０００個あり、そのうち約３３０個の遺伝子が21番染色体にあります。この遺伝子が過剰にあるため１・５倍働くことが、ダウン症候群のさまざまな特徴を生み出します。合併症としては、先天性心疾患（50％）、難聴（75％）、眼疾患（60％）、浸出性中耳炎《しんしゅつせいちゅうじえん》（50～70％）、消化管閉鎖（12％）、環軸椎《かんじくつい》亜脱臼《あだっきゅう》（10～20％）、先天性股関節《こかんせつ》脱臼（６％）、甲状腺疾患（15％）、点頭てんかん（５～10％）、白血病（１％未満）などがあり、症状の出方には個人差があります。

21番染色体は過剰にありますが、ほかの染色体は普通に働いています。そのた

表　すくすく外来の１年間の講義内容①

		講義内容	担当診療科または職種
ひよこ組	第１回	フォローアップ（必要な検査や診察）のお話	遺伝診療科
	第２回	TAM（一過性骨髄異常増殖症）など血液のお話	血液・腫瘍科
	第３回	心臓のお話	小児循環器科
	第４回	コミュニケーションのお話	言語聴覚士
	第５回	体の動かし方のお話	理学療法士
	第６回	目のお話／耳・鼻のお話	眼科／耳鼻咽喉科

め、どの子どもも必ず親に似たところがあり、加えて生後の環境により個性が出てきます。ゆっくり発達しますが、発達の道筋は通常どおりです。ダウン症候群の子どもは、社会的な適応力は高いともいわれています。

ライフステージに応じた適切な治療、支援が必要です

当センターでは、生まれてから大人になるまでの長い間、複数の診療科で多くのダウン症候群の子どもとその家族とかかわり、大阪府で出生するダウン症候群の新生児の約半数を診察しています。他府県からも多くの方が受診されます。

私たちは子どもの成長を継続して見守り、医学的管理はもちろんのこと、生活全般に対して、本人や家族と意見を交わす場面がたくさんあります。

ダウン症候群の診断時は、適切に病気を理解していただけるように遺伝カウンセリングを行い、心理支援も行います。診断後は、心臓や消化器など生まれつきの病気の治療が優先されます。子どもたちはライフステージごとに、さまざまな健康問題が生じる可能性があるので、複数の診療科で定期的に診察します。

乳児期の集団外来（すくすく外来）

診断後すぐの乳児期は、医療機関とのかかわりは特に重要です。また、家族と子どもとの愛着形成に重要な時期です。

表　すくすく外来の１年間の講義内容②

		講義内容	担当診療科または職種
りす組	第７回	哺乳・離乳・栄養のお話	管理栄養士
	第８回	歯科衛生のお話・歯磨き実習	口腔外科
	第９回	まわりの世界との関わりのお話	臨床心理士
	第１０回	おなか・ホルモンのお話／療育のお話	消化器・内分泌科／遺伝診療科
	第１１回	言葉と食べることのお話	言語聴覚士
	第１２回	姿勢と運動のお話	リハビリテーション科

当センターでは、乳児期の子どもと家族に対して、総合支援外来（すくすく外来）を行っています。1年のコースで、毎月1回、個別診療に続いて、約90分間の集団外来を行っています。専門分化された当センターの特徴を活かし、各科スタッフによる講義（表）、赤ちゃん体操指導員によるベビーマッサージ、保育士による遊びの実技、ピアボランティアからの情報提供や家族間交流を行っています。母親のみならず、父親、祖父母、きょうだいの参加があります。同じ病気を持つ、同年令の子どもの家族らが、情報を交換できる交流の時間も大事にしています。1年のすくすく外来を修了してからも、仲間同士で子どもの育ちを共有されているようです。

豊かな成人期を迎えるために

医療の進歩によりダウン症候群の平均寿命は、1950年代が9～12歳であったのに対し、現在は50～60歳と著しく改善しました。ダウン症候群を持ちながら、思春期から青年期、そして成人期を、心も体も健康にいきいきと過ごすことがますます重要となってきています。健康管理の課題も、小児期から成人期まで持ち越す課題と、成人期以降に新たに出てくる課題があります。

赤ちゃんのときから当センターに通っている子どもたちも、いずれは成人期を迎えます。成人期に生じてくる健康管理の課題に早急に対応していけるように、成人期からかかわっていく医療機関と当センターの連携が重要になってきます。

パート
3

プラダー・ウィリー症候群（PWS）

副院長 位田《いだ》 忍《しのぶ》

プラダー・ウィリー症候群（PWS）とはどんな病気でしょうか？

ヒトの染色体は23対、46本で、父親と母親から23本ずつの染色体を受け継いでいます。

PWSでは、15番染色体のq11－q13領域欠失（欠けていること）が約75％であり、15番染色体が2本とも母性によるものが10％であるとされています。1万～1万5000人に1人の割合で発生し、性差、人種差はありません。

PWSの症状にはどんなものがあるでしょうか？

PWSでは、脳の視床下部の働きが悪いために、さまざまな症状が年齢ごとに起こってきます。主な症状として特徴的顔貌《がんぼう》（アーモンド型の目、狭い前額部、下向きの口角など）、小さな手足、性腺機能不全、外性器低形成、皮膚色素低下、体温調節不良があります。乳児期に目立つものには筋緊張低下、哺乳障害、運動発達遅滞、精神遅滞があります。幼児期に始まるものとして食欲亢進、肥満、低身長、特徴的な異常行動（短気で爆発的性盗癖、虚偽など）、構音障害（鼻に抜けるような声）、皮膚の引っかき（skin picking）などがあります。

肥満予防に継続的な食事療法がとても大切です

乳児期の哺乳不良に引き続き2～3歳頃から過食が現れ、何もしなければ、肥満になります。これはPWSの一番厄介な問題で、肥満の予防と治療は内科医療の中心になります。視床下部にある満腹中枢の障害から起こる過食により、見守りがないと際限なく食べてしまいます。一方でPWSでは活動性が低く必要カロリーは少ないため、太らないためにはカロリー制限が必須ですが、ダイエットは至難の業です。

栄養管理をできるだけ早い年齢から始めて継続すると、後で述べる成長ホルモン（GH）治療と同じように、肥満予防ができます。年齢に合わせた食事療法のポイントがあり、家族の努力と幼稚園や学校の先生たちの協力が得られるとダイエットがうまくいきます。

乳児期（筋緊張の低下）／筋緊張の低下のため、摂食量の確保にしばしば経管《けいかん》栄養が必要になる時期です。幼児期（過食が始まる）／目標エネルギー＝身長（cm）×10キロカロリーとして、蛋白《たんぱく》、ビタミン、ミネラルは十分補います。

成長ホルモン治療は体の筋肉を増やし脂肪を減らします

PWSにおける成長ホルモン（GH）の効果として、身長の伸びを改善する、体の筋肉を増やして脂肪を減らし体組成を改善する、運動能力を高める、呼吸機能を改善することが期待されます。GH治療は若い年齢で開始すると、肥満予防の可能性があります。しかし、GHは全員に使えるわけではなく、開始する基準は身長がマイナス2・0SD以下の低身長であることが必要です。また、すでに糖尿病を起していたり睡眠時無呼吸などの呼吸障害があったりする場合や、年齢が20歳以上は使えません。GHは栄養指導と組み合わせて投与することが必要です。

乳児期から青年期に及ぶ、他職種チームによる自立支援とファミリーケア・心理的ケア

PWSにおいて、青年期以降は大人としての自覚が進む時期である一方、社会的発達の遅れが目立ちます。変化への対応やストレスへの耐性が弱く、嘘をついたり感情を爆発させたり行動問題が起こってきますが、PWSの特性とは理解されず、それがさらに問題を大きくします。複数の診療科で行う医療に加えて、遺伝カウンセラー、ケースワーカー、就労支援相談支援事業所の相談員など障害福祉分野からのファミリーケア・心理的ケアも必要です。

当センターでは、感情豊かでやさしいPWSの長所が出るように、中学生頃から高校卒業後の進路を見据えてPWSの自立支援を多職種チームで行っています。近畿地方・西日本からも多くの患者さんが当センターを受診されています。

パート
4
寄り添う

パート

4

安心してのぞめるお産

母性東棟 助産師 主任 藤川《ふじかわ》 陽子《ようこ》　産科 副部長 岡本《おかもと》 陽子《ようこ》
母性東棟 看護師長 椿野《つばきの》 幸美《ゆきみ》

安心してのぞめるお産とは、「産婦さんがお産に集中できる状態にあること」ととらえています。不安や心配が強いと、お産に集中できません。産婦さんが、自分と赤ちゃんの力を信じてお産にのぞめるよう、そしてその後の育児が安心して行えるよう、当センターには妊娠中から産後までトータルにサポートする体制が整っています。

そのサポート体制について、「妊娠期」「分娩期」「育児期」3つの時期に分けてご紹介します。

妊娠期のサポート

〈安心ポイント1〉助産師による個別相談がある

妊娠中の体の悩みは人それぞれです。そこで、妊婦健診の際に助産師が妊婦さん一人ひとりの体調や悩みに対して相談にのっています。心身ともに健やかに妊娠生活が送れるようお手伝いしています。また、お産や育児に向けての準備についてもお話しています。

〈安心ポイント2〉助産師によるファミリーエコーがある（注1）

お腹《なか》の中の赤ちゃんの様子を、家族で見ていただく機会があります。エコー（超音波）によるリアルな映像に、赤ちゃんへの愛おしさもふくらむことでしょう。

〈安心ポイント3〉両親学級（ほほえみ学級）がある

妊娠生活やお産のこと、そして育児のことなどをお伝えする教室があります。

（注1）妊娠糖尿病のスクリーニング検査の待ち時間に、希望される方のみ行います。
（注2）対象者は年齢や持病がないなどの条件があります。
（注3）帝王切開の場合は、手術室には入れません。パートナーの方に限り、手術室隣の蘇生室（生まれた赤ちゃんを診察する部屋）に入ることができます。

月に1度は土曜開催もあるので、パートナーの方との参加も大歓迎です。

〈安心ポイント4〉助産外来がある（注2）

妊娠中期まで経過が順調の方は、ご希望によって助産師による妊婦健診を受けることができます。30分程度助産師とゆっくり話しながら、ご自分の体や赤ちゃんと向き合う時間を持ちませんか。パートナーの方や上のお子さんとも一緒に受診できます。

分娩期のサポート

〈安心ポイント5〉お産に携わるスタッフは全員助産師である

お産が少しでも順調に進むように、助産師が常に産婦さんのことを見守っています。お産中はどのように過ごしたらよいかなどを的確にアドバイスします。

〈安心ポイント6〉産科、新生児科、麻酔科など緊急時もチーム医療で対応している

何があるか分からないのもお産の一面です。緊急のときも、複数の医師や助産師、看護師が24時間のチーム体制で対応しています。

〈安心ポイント7〉立ち合い分娩ができる

自然分娩の場合、陣痛を夫婦で乗り越えたり、赤ちゃんの誕生の時を家族で迎えたりすることができます（注3）。

〈安心ポイント8〉早期母子接触（カンガルーケア）ができる

生まれたての赤ちゃんと母親が肌と肌を触れ合わせることで、母子の絆を深めたり、赤ちゃんの抵抗力を高めるといった良い効果があります。赤ちゃんの呼吸の状態などをスタッフが観察しながら、安全に配慮して行います。

育児期のサポート

〈安心ポイント9〉母児同室（母親と赤ちゃんは一緒の部屋）で過ごす

赤ちゃんにとって、母親と一緒に過ごすことはとても自然なことです。そばにいる赤ちゃんの欲求を感じ取りすぐにおっぱいをあげることで、おっぱいの出もよくなります。赤ちゃんがどうして泣いているかが分からず、悩むこともしばしばあるかもしれません。困ったときはスタッフにも相談しながら、少しずつ育児に慣れていってください。

〈安心ポイント10〉上のお子さんも面会できる（注4）

個室に限り、産後のお部屋に上のお子さんも入室できます。

〈安心ポイント11〉産後2週間健診（子育てサポート外来）がある

産後2週間の時期に当センターにお集まりいただき、赤ちゃんの体重を測ったり、お母さん同士が育児の悩みなどを語らったりする機会があります。

〈安心ポイント12〉母乳外来がある

「母乳が足りているか心配」または「おっぱいが痛くてつらい」など、母乳育児に関する悩みを個別で相談にのっています。助産師や看護師が、乳房の状態や授乳の様子を診てアドバイスします。

（注4）お子さんへの問診や体温チェックがあります。

〈安心ポイント13〉電話相談がある

産後1か月までの間、ご自身の体のことや育児のことで困っていることなどを電話で相談できます。

〈安心ポイント14〉産後1か月健診で助産師との個別相談がある

産後1か月健診で当センターでの受診は終了します。その際、妊婦健診時と同じく助産師が産後の体調のこと、母乳のこと、また赤ちゃんのことなどについて個別で相談にのっています。

〈安心ポイント15〉産後ケア入院ができる

育児をサポートしてくれる人がいないなどの理由で育児に悩んでいる方は、退院後に再度入院することができます。助産師などからアドバイスを受けたり、休息したりすることで、リフレッシュしてまた自宅での育児にのぞめます。

〈安心ポイント16〉地域の保健師と連携している

育児は、皆さんがお住まいの地域で行っていくことになります。育児に不安がある場合などは、当センターからお住まいの地域担当の保健師に連絡することで、速やかに保健師がサポートしてくれます。

このようなサポート体制のもと、妊娠中からご自身の産む力を育みながら過ごし、自信と安心を持って当センターでお産にのぞんでみませんか。そして、私たちと一緒に楽しい育児をスタートさせましょう。

パート
4

無痛分娩

麻酔科 主任部長 橘《たちばな》 一也《かずや》 産科 主任部長 光田《みつだ》 信明《のぶあき》

分娩時の痛みは、分娩の進行とともに、その部位も変化します（表）。当センターでは、分娩時の痛みを硬膜外麻酔によって軽減する方法を行っています。

硬膜外無痛分娩の適応と開始時期

妊娠高血圧症候群、心疾患合併妊娠、中枢神経や脳血管疾患合併妊娠などのハイリスク妊娠は、無痛分娩の医学的適応となります。近年は、分娩時の痛みを緩和したい理由から無痛分娩を選択される方も増加しています。一方、硬膜外無痛分娩が禁忌となるのは、出血傾向がある、穿刺《せんし》部位あるいは全身の感染症を認める、抹消《まっしょう》血管抵抗の低下が望ましくない心臓血管合併妊婦や、高度脱水やショック状態の方、脊髄《せきずい》や脊椎《せきつい》疾患を有する方が挙げられます。

早期に無痛分娩を開始しても、器械分娩（吸引分娩や鉗子《かんし》分娩）率や児頭の回旋異常、アプガースコア（出産した赤ちゃんの状態を点数で評価すること）に影響を及ぼさないとされています。一方で、硬膜外無痛分娩中は母体体温が上昇しやすいと指摘されています。分娩経過中の母体高熱が新生児の予後に悪影響を与える可能性が示唆されており、母体の高体温が長時間に及ぶことは好ましくありません。早期の硬膜外無痛分娩の開始は分娩の進行を緩慢にする可能性もあり、無痛分娩の開始は早すぎず、遅すぎず、が良いといえるでしょう。

当センターでは、妊婦が鎮痛処置の開始を希望した時期に麻酔を導入する（始める）ことを基本としています。

表　分娩の進行と痛み

分娩の進行	神経伝達経路	痛みの原因
分娩第１期： （陣痛開始から子宮口全開大までの期間）	第10胸椎～第１腰椎	子宮頸部の拡張 子宮体部の収縮痛
分娩第２期： （子宮口全開大から児娩出までの期間）	第２～４仙骨	子宮体部の収縮痛 下部産道や会陰部の伸展痛

硬膜外無痛分娩の実際（図）

硬膜外無痛分娩を開始すると決定した時点で、母体の血圧と経皮《けいひ》的動脈血酸素飽和度をモニターし、胎児心拍数モニタリングを行います。妊婦を側臥位《そくがい》（体を横に向けて寝ること）とし、第2・3腰椎《ようつい》または第3・4腰椎の椎間《ついかん》より穿刺し、カテーテル（管《くだ》）を硬膜外腔に挿入します。カテーテルが血管内や、くも膜下誤注入でないことを確認して処置は終了です。

無痛分娩では、局所麻酔により感覚神経を優先的に遮断し、運動神経遮断が回避されて、いきむことができる状況が望ましいです。

硬膜外腔への局所麻酔薬投与後は血圧の低下をきたすことがありますから、最初の薬剤投与後少なくとも30分間は5分間隔で血圧を測定します。また、無痛分娩開始時には過強陣痛による一過性の胎児徐脈の出現にも注意を払います。

麻酔開始後は絶食となりますが、清澄水《せいちょうすい》（水、お茶、果肉を含まないジュースなど）の摂取は可能です。また硬膜外麻酔の影響により、下肢《かし》の感覚麻痺《まひ》や運動神経麻痺を伴う場合もありますので、ベッドの上で安静にする必要があります。

硬膜外無痛分娩のお産（赤ちゃん）への影響

お産に与える影響として、陣痛が弱くなりやすく、分娩時間が延長します。分

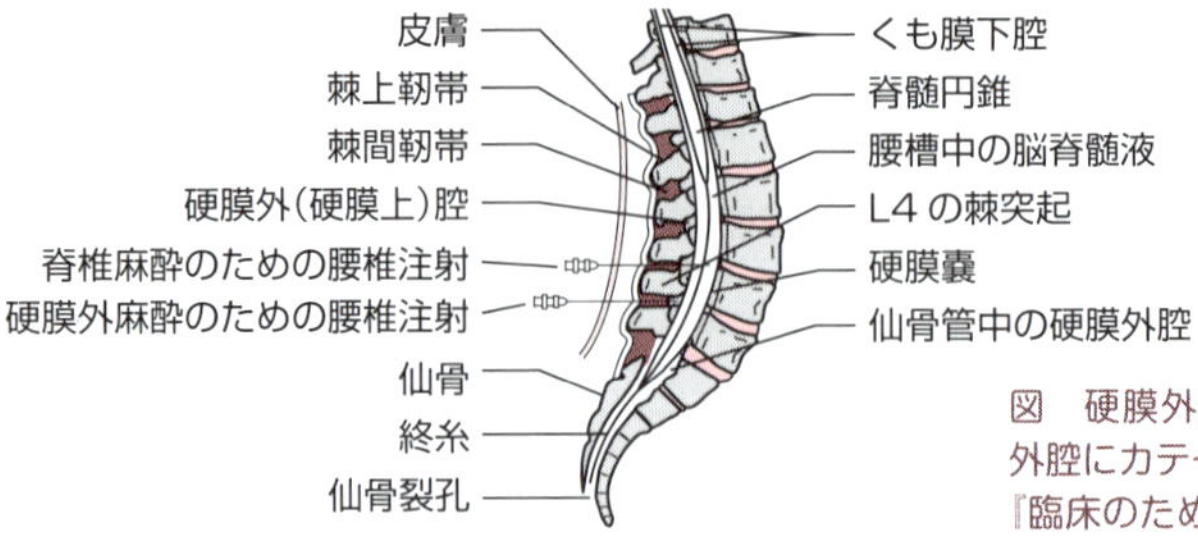

図　硬膜外麻酔：硬膜外麻酔では硬膜外腔にカテーテルを挿入します
『臨床のための解剖学』佐藤達夫・坂井建雄監訳　第1版　p513をもとに作図

娩には分娩第1期と分娩第2期（怒責《どせき》〈いきむこと〉時間）があります（表）。

無痛分娩による分娩第1期は、通常の所要時間に比べると時間が長くなることや、短くなることがありますが、全体として、少し長くなる傾向にあります。分娩第2期は、時間が15分～1時間ほど長くなることが知られています。結果、オキシトシンによる分娩促進薬の使用頻度《ひんど》や器械分娩の頻度が数%ほど増えることが示されています。しかし、無痛分娩により帝王切開率が増えることはありません。

硬膜外無痛分娩で投与される麻酔薬が赤ちゃんに影響を及ぼす可能性は極めて少なく、新生児予後にも違いがないことが示されています。

硬膜外無痛分娩に伴う合併症

1．血圧低下

局所麻酔薬を投与し硬膜外無痛分娩を開始すると、交感神経が抑制され血管拡張を伴い血圧が低下することがあります。対策として、①輸液を行う、②昇圧薬を投与する、③妊娠子宮によって大血管が圧迫される可能性があるので仰臥位《ぎょうがい》（仰《あお》むけに寝ること）を避け、側臥位または半側臥位とする、などが挙げられます。血圧の低下を認めた場合には悪心（吐き気）・嘔吐《おうと》を伴うことがあります。

2．神経障害

穿刺部位からの出血は、通常は自然に止血され問題になることはありません。しかし、出血傾向を認める妊婦の場合（処置前に必ず出血傾向がないか検査しています）、出血が止まりにくく血腫《けっしゅ》（血の塊《かたまり》）となり神経を圧迫し、下肢麻痺などの症状が現れる可能性が非常に稀《まれ》にあります。このような場合には、早急に神経除圧術が必要となることがあります。

また、無痛分娩中は下半身の感覚が低下しますから、妊婦自身が自ら体位を変えたり、足を移動させたりすることが困難な状況です。長時間の無理な分娩体位や局所的な外部からの圧迫によって一時的な神経麻痺が生じる可能性もあり、医療従事者によって頻回に足の位置を変えるなどの配慮をしています。

3. 硬膜外カテーテルの脊髄くも膜下腔や血管内への迷入

硬膜外カテーテルが脊髄くも膜下腔に迷入することが稀にあります。この場合、局所麻酔薬を投与すると高位脊髄まで神経遮断が起こり、呼吸困難や循環抑制をきたし、呼吸や循環をサポートする全身管理が必要となることがあります。

また、カテーテルが血管内に迷入することもあります。この場合は局所麻酔薬中毒が起こり得ます。耳鳴り、口唇《こうしん》周囲のしびれ、金属味、不穏、痙攣《けいれん》や不整脈などの症状出現に注意します。穿刺時および経過中に硬膜に穴があいた場合は、硬膜穿刺後頭痛が起こる場合があります。内科的治療でまず対応しますが、改善しない場合には自分の血液を硬膜外腔に注入し、硬膜の穴を塞《ふさ》ぐ処置（硬膜外自己血パッチ）を行うこともあります。

安全で快適な分娩をしていただくためには、無痛分娩施行中の細かな母児監視と、母体および胎児急変時に迅速かつ適切に対応できる体制が必須といえます。

パート
4

発達外来が担う医療

発達外来推進室 室長 平野《ひらの》 慎也《しんや》　育・療支援部門 心理士 山本《やまもと》 悦代《えつよ》

新生児医療の現在

当センターには現在、新生児から学童までたくさんの子どもが入院、あるいは通院しています。周産期の病院としてスタートしたこともあり、それ以来、地域の医療機関とも密接な連携をとりながら、早産や低出生体重児、あるいは合併症を持った、いわゆる「ハイリスク新生児《しんせいじ》」という赤ちゃんに対応しています。

現在、当センターで生まれる赤ちゃんは年間約１６００人で、これまで大きな変動はありません。このうちハイリスク新生児は、当センター以外からの受け入れも含めて年間約２５０人が新生児集中治療室（ＮＩＣＵ）に入院しています。そのうち出生体重が１０００ｇ未満の超低出生体重児といわれる赤ちゃんは、約50人います（国内で、超低出生体重児は1年に３０００人近く生まれています）。

開院当初は、このような超低出生体重児といわれる小さな赤ちゃんの命を助けることが難しい時代でもありました。例えば、１９８０年の全国集計では、超低出生体重児の赤ちゃんは10人に6人の割合（60％）で亡くなっていました。そのため、新生児科医は、入院中の脳室内出血や感染症などの大きな合併症を起こさずに小さな赤ちゃんの命を助けることに一生懸命になっていました。その後、新生児医療そのものや新しい医療機器の発展、新しい薬の登場によって、超低出生体重児はどんどん助かるようになってきました。２０１０年には、超低出生体重児の死亡率は10％を下回るようになっています。

表　発達外来スケジュール

区分け	A	B	F	H	S	循
対象	超低出生体重児(<1000g)	極低出生体重児(1000g-1500g)	胎児治療	脳低温療法	外科疾患	循環器疾患
修正４か月	新	新	新	新	新	
修正７か月	新・心	新	新	新	新・心	
修正 10 か月	新・心	新・心	新	新	新・心	新・心
修正１歳６か月	新・心	新・心	新・心	新・心	新・心	新・心
３歳	新・心	新・心	新・心	新・心	新・心	新・心
４歳６か月	新・心	新			新・心	新・心
６歳	新・心	新・心	新・心	新・心	新・心	新・心
学童期(８歳)	新・心					

新：新生児科　心：心理　　注：すべて保険師の面談あり

新生児の医療は、小さく早く生まれた赤ちゃんの命を助ける医療から、大きな合併症がなく退院できるように、医療の質も進化を遂げてきています。そして現在では、退院した後の赤ちゃんの発達について、ますます目が向けられるようになってきています。

赤ちゃんの発達と成長をフォローアップ

赤ちゃんに限らず、子どもはみんな成長し発達していきます。その成長と発達は、退院後も家族とともに家庭や学校などでも育まれていきます。それぞれの子どもたちの成長や発達は全く同じではありません。特に、早産・低出生体重児で生まれた赤ちゃんは、成長と発達において「ハイリスク」です。赤ちゃん自身に脳性麻痺《まひ》や精神運動発達の遅れなど、神経学的合併症が出てくる可能性も高いので、もしそうであれば、早くみつけて対処していくことがとても重要になります。神経学的合併症のない子どもであっても、身体発育や精神運動発達は、正期産児とは異なることがあります。また、大きな発達の遅れなどを認めず順調に経過している子どもでも、小学校に入学してから、学習障害や行動の問題が明らかになってくることもあります。

そのためには長期間にわたるフォローアップが必要になります。

当センターでは、ＮＩＣＵを退院した赤ちゃんが就学するまで、複数科の医師および心理士・保健師などの専門スタッフによる継続的な診察を、「発達外来《はったつがいらい》」と称して行ってきました。

成長や発達に問題を抱える赤ちゃんは、早産、超低出生体重児だけではありません。当センターには、小児外科疾患や循環器疾患のために生まれてすぐに大きな外科の手術を受けた赤ちゃん、低体温療法などの特殊な治療を受けた赤ちゃん、また、お母さんのお腹《なか》の中で過ごしている時期に治療（胎児治療）を受けて生まれてきた赤ちゃんなどがいろいろな診療科にかかっています。このような子どもたちも同じように、長期的にフォローアップする必要があります。

そこで現在は、「表」に示したように１０００g未満の超低出生体重児、１０００〜１５００gの極低出生体重児、胎児治療、外科疾患、循環器疾患など、フォローアップする子どもに応じたスケジュールを組み、発達外来にて診察を行っています。そこでは、臨床心理士による心理発達検査や、院内の保健師も一緒に加わって、家族の相談を受けながら保健指導も行っています。また、発達外来診察の後、それぞれの子どもの成長や発達の状況を関連のスタッフで共有し、より良い医療が提供できるように、本人や家庭にフィードバックをしています。

発達外来での診療を次の治療につなげる

さて、現在少子高齢化が社会的に大きな問題となっています。２０１４年の出生数は98万１０００人と、初めて１００万人を下回りました。大阪府でも、１９７０（昭和45）年のピーク時の出生数は１６９万８８０９人（出生率22・１％）

でしたが、2015年の出生数は7万596人（出生率8・1％）まで低下してきています。その内訳をよくみてみると、出生体重2500g未満の低出生体重児といわれる赤ちゃんは、1999年には7552人（出生数の8・5％）でしたが2015年には6551人（出生数の9・3％）となり、近年その傾向は落ち着いているようではありますが、出生の数は減っているもののむしろその割合は増加しています。ここ数年来の話題として、胎児期に低栄養の環境で育った場合、成人期になってからの慢性疾患の発症に影響を与える、いわゆる成人病胎児起源説（DOHaD／Developmental Origins of Health and Disease）があります。低出生体重児や在胎期間の標準体重よりもかなり小さく出生した赤ちゃんは、内分泌や栄養という側面からも、成長をフォローすることが必要となってきています。

それぞれの子どもに対して神経学的・精神運動発達的側面から、そして栄養的側面からもフォローし、地域とかかわりの深い保健師とともに長期的な視野に立って助言をすることが必要です。各専門診療科の医師やスタッフと連携しつつ、総合的に成長・発達をサポートすることが必要です。そのほかに、発達外来推進室では、発達外来でのさまざまな子どもの診療を今後のフォローアップに生かせるように、それらの情報を蓄積し、縦断的な発達の特徴についても考えながら、これからの患者さんに役立てるような情報を発信していこうと取り組んでいます。

パート
4

患者支援センター

患者支援センター センター長 位田《いだ》 忍《しのぶ》 副センター長 田家《たいえ》 由美子《ゆみこ》
看護部 部長 福寿《ふくじゅ》 祥子《しょうこ》

患者支援センターはどんなことをしていますか？

患者支援センターは当センターで診察や治療を必要とする患者さんのための支援窓口です。2015年7月から本格的に活動を始めました。サービスの内容は地域連携支援、在宅医療支援、総合相談、小児がん相談、入退院センターです。医師、看護師、医療ソーシャルワーカー（MSW）、心理士、保健師、薬剤師、事務員など多職種のスタッフがワンフロアで連携を図りながら、患者さんがより良い医療を受け、また家族とともに地域や家庭で安心して生活できるようにサポートします。医療のことだけでなく、日常でのさまざまな相談を受けており、福祉サービスの利用、教育を受けることや遊びを含めた日常生活が送れるように、多職種のスタッフが専門知識を生かして、地域の医療機関、保健所、学校など多くの機関と連携するコーディネーターの役を担っています（図）。

地域連携支援

当センターと地域の医療機関との「双方向の連携」のための窓口です。紹介患者さんの初診受付、予約調整とその通知、紹介元医療機関への受診結果の報告、治療経過・結果の報告、ほかの医療機関初診予約の取得、セカンドオピニオンの受付を行います。そのほか、「連携医療機関」の登録、産科セミオープン施設の登録な

図　患者支援センターの構成と主な役割

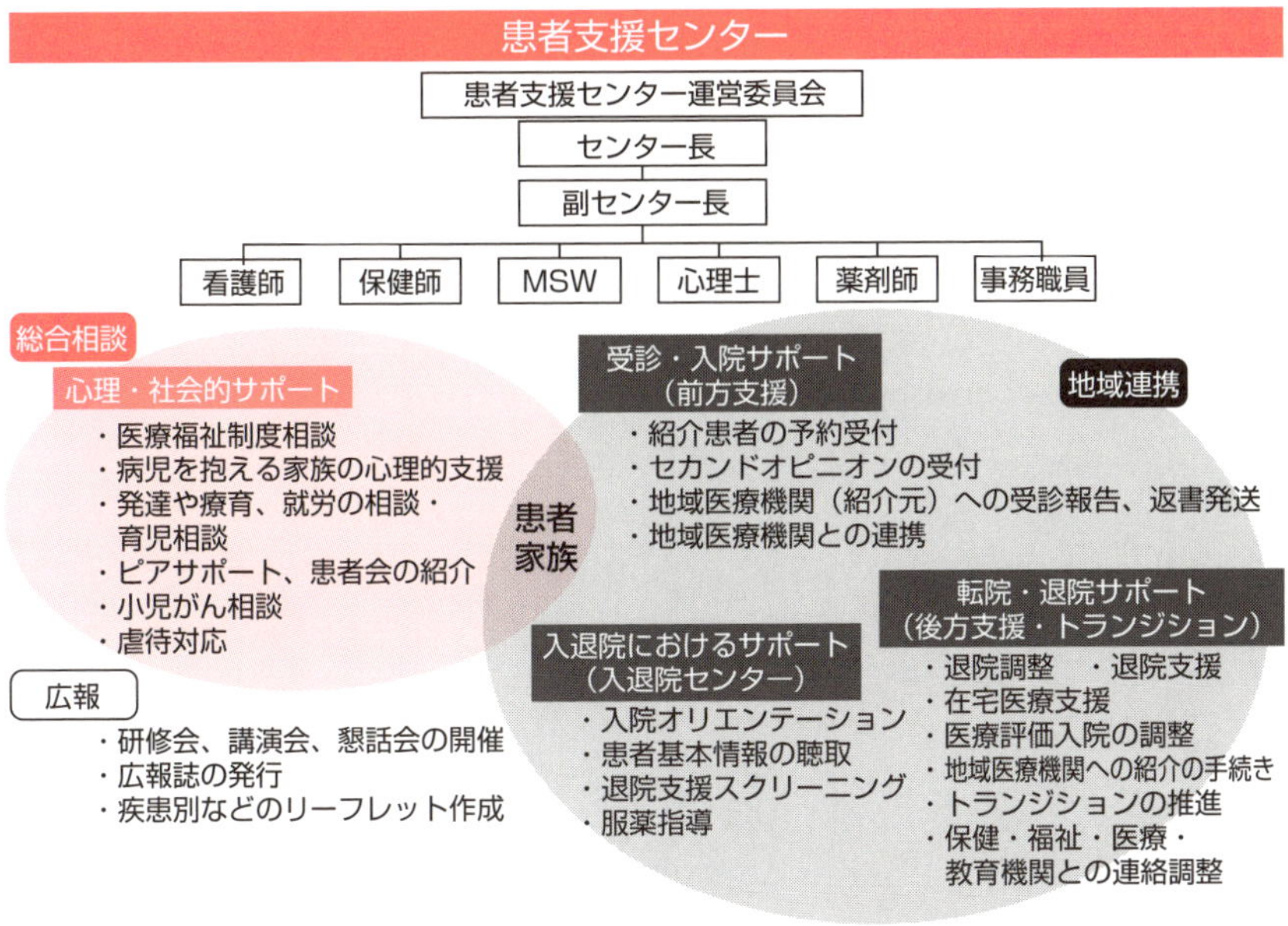

どの業務を行います。また、当センターの活動を地域の医療機関に紹介する研修会や講演会（地域医療連携研修会やイブニングセミナー、地域連携懇話会など）の企画・開催や地域医療連携ニュースを年3回発刊するとともに、当センターで診療している疾患やその治療などに関するリーフレットを作成し、患者さんへ情報発信しています。

さらに、医師・看護師・MSWが病院訪問を行っています。当センターの医療を紹介するとともに、地域連携における要望などを直接聞くため、また、疾患を持ちながら成長した患者さんの医療を引き継ぎ受け入れていただく成人診療医療機関との連携のためです。

在宅医療支援

2006年に在宅医療支援室が開設され、活動してきました。医療的ケアを必要とする子どもと家族が地域で安心して生活するために、医師や看護師、MSWや心理士が協働して、入院治療から在宅医療への移行と維持に関する総合的窓口の役割を果たします。家庭訪問、地域の関係者との検討会を行って在宅医や訪問看護ステーションとの連携を図ること、子どもの在宅生活の相談や当センターでの医療評価入院、他施設でのレスパイトの調整などをしています（パート1「在宅医療」72ページ参照）。

総合相談

子どもの病気や治療、発育や発達で心配なこと、心理的な問題に関すること、子育てでの悩みごと、在宅療養について、小児がんについて、かかりつけ医の相談、医療費助成や福祉制度に関する相談など、よろず相談を受けています。このような不安や困難、変化などを解消する支援や子どもの生活の安定、養育環境を整えるためにMSW、看護師、心理士、保健師が、相談内容によって担当者を決め、心理・社会的に一緒に問題を解決するお手伝いをします。

小児がん相談

当センターは全国に15か所ある小児がん拠点病院（パート1「小児がんについて」38ページ参照）の1つで、多くの小児がん患者さんの診断・治療とフォローアップを行っています。小児がん相談窓口では、小児がん患者さんと家族の抱える問題を一緒に解決できるようにお手伝いしています。成長のこと、学校のこと、がん診療に関する一般的な情報、社会保障制度のこと、地域の医療機関との連携のこと、セカンドオピニオン、患者会の紹介などを行っています。患者さんの治療中、治療後はもちろん、ほかの病院を受診している患者さん、家族にも対応しています。

入退院センター

入院治療を行う患者さんと家族が安心して入院生活を送れるように、入院前からかかわり支援しています。入院が決定し、入院予約をされた患者さんは、入院前に入退院センターで入院までの注意事項の説明や入院オリエンテーション、基本情報の聴取、退院支援スクリーニング（退院支援が必要な患者さんを見極めること）を行います。「治療を受ける子どもへの説明」リーフレットを配り、入院後の検査や治療への心構えのお手伝いをしています。また入院生活における不安や質問にもお答えし、必要に応じて適切な職種によるサポートを行います。入院当日は、薬剤師による他院処方の持参薬の鑑別および服薬指導を行います。

入院前に得られた情報は電子カルテに入力し、身体的・心理的・社会的に支援の必要な患者さんの情報は、入院前に外来や病棟看護師に伝え、連携を図るとともに、退院支援につなげています。

パート
4

私たちは、子どもと家族の絆、そしてその笑顔を大切にしたい！

看護部 小児看護専門看護師 川口《かわぐち》 めぐみ　副看護部長 古川《ふるかわ》 弘美《ひろみ》

子どもと家族にとって身近な看護職（助産師・看護師）

病院で働く医療専門職といえば、医師、看護師、薬剤師、そして、診療放射線技師、作業療法士などがあります。これらの医療専門職の中で一番人数が多いのは看護職（助産師と看護師を合わせたもの）です。そのため、子どもと家族の方と接する機会が多く、身近な存在ではないでしょうか。

看護師・助産師は身近な医療専門職という特徴を生かして、子どもと家族が安心して安全に診察を受けられるように診療の補助を行ったり、療養生活支援や子育て支援を行ったり、入院中は療養生活上のお世話をしたりします。また、子どもと家族を支援するにあたって、医師だけでなく、ＭＳＷ（医療ソーシャルワーカー）、保健師、心理士などの他職種と一緒に取り組んだり、支援者を子どもと家族に紹介したりします。

当センターで大切にしていること

当センターには、さまざまな健康状態にある妊産婦さん、赤ちゃん、子どもと家族が来られます。そして、それぞれの方は健康状態だけではなく、家族としてもさまざまなライフステージにあります。妊娠・出産をきっかけにこれから家族となる方、一緒に生活するようになってまだ間がない家族、初めて困難な出来事

図1　周産期の看護

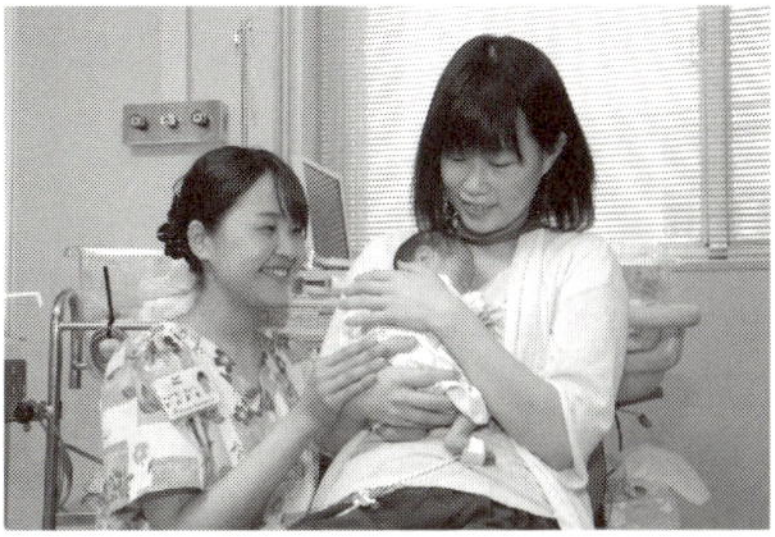

に向き合うことになった家族などです。

このような子どもと家族が健康面の課題、ライフステージの課題を乗り越えられるように、子どもと家族の気持ちに寄り添い、「親と子の絆を大切に心のこもった看護を提供する」ことを心掛けています。

妊娠中と分娩前後の看護

妊産婦さんには主体的にマタニティライフを過ごしていただくとともに、自身のバースプランを大切にし、安心して満足のいく出産ができるように助産師を中心に支援しています。

お産直後はお母さんと赤ちゃんにとって母子関係を育むとても大切な時間です。母児同室（お母さんと赤ちゃんが同じ病室で過ごすこと）を勧め、それぞれの母子に合った方法を一緒に考えていきます。退院後から1か月健診までは、子育てサポート外来・母乳外来・電話相談などで育児や産後のお母さんの体のことについて支援します。そして、生まれてきた子どもが地域で健やかに成長していける環境を家族とともに考え、地域の保健機関と協力しながら整えていきます。また、胎児の病気が分かった際には、小児部門の看護師と早期から連絡を取りながら、家族の気持の揺れに寄り添い、切れ目のない支援を行っていきます。

図2　小児期の看護

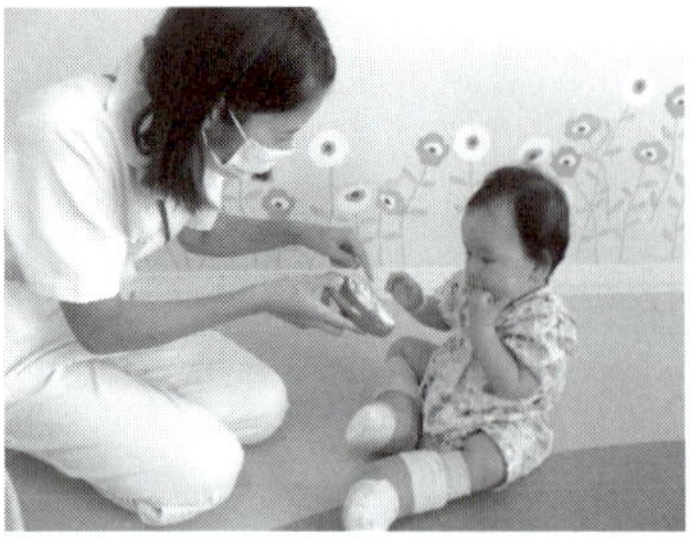

新生児期（新生児棟）の看護

両親と赤ちゃんの絆を大切にしています。そのために、24時間いつでも自由な入室面会ができるようにするとともに、両親が自信と喜びを持って育児をできるように両親の気持ちを汲み取りながら支援しています。

また、一人ひとりの赤ちゃんを尊重し、言葉を話せない赤ちゃんのサインを丁寧に読み取りながら、発達状態に合わせた療養環境やケア過程を調整するため、ディベロップメンタルケア（具体的には音や光刺激からの保護、ケアパターンの調整、心地よい触覚・運動感覚の刺激、痛みの軽減を図るケア）を行っています。

小児期の看護

病気だから、障がいがあるから、できないではなく、子どもたちが将来の夢を描き、笑顔で過ごせるように支援しています。また、子どもたちが本来いるべき場所（家、学校、地域など）で安全に過ごせるように、家族とともに子どもの育ちを支えます。

入院・手術などの経験が子どもにとって嫌な体験ではなく、頑張った、乗り越えられた体験と捉えられるように工夫しています。手術を受ける子どもには、子どもとどのように手術を乗り越えるか作戦を練る、手術看護外来があります。入院病棟では、痛みに対して、どのような薬がいいのか、痛みが出たらどうするかを子どもの体験をもとに看護師が一緒に考えます。また、退院後の生活では子ども・家族と一緒にさまざまな場面を想定して、対応を考えていきます。

また、いずれは大人になる子どもが自立していくことを視野に入れ、子ども自身が自分の体を理解し、主体的に対処できるように子どもの発達状況に合わせて支援しています。小児外来においては、10歳前後の子どもを対象とした「1／2（2分の1）成人式外来」と、中学生・高校生を対象とした「ここからステップ外来」があり、病気とともに生きる子どもの自立を支援しています。

パート
4

病気を持つ子どもの栄養食事指導

栄養管理室 副室長 西本《にしもと》 裕紀子《ゆきこ》

栄養食事指導で発育をサポート

子どもの成長・発達において適切な栄養摂取が重要であることは言うまでもありません。当センターでは、子どもの発育に問題があり、その要因として栄養不良が考えられる場合や、食事療法が必須の病気がある場合などに、子ども本人や家族に対して、管理栄養士による栄養食事指導を継続的に行っています。指導内容の内訳は「表」の通りですが、栄養指導を行う患者さんの7割以上に何らかの基礎疾患があります。肥満や低身長などのように体格が偏る子どもや、病気を持つ子どもの栄養摂取基準は明確なものはありませんが、それぞれの成長発達段階や病態に応じて適切な栄養を摂取でき、一人ひとりが順調に発育できるようにサポートしています。

乳幼児期の発育不良は、成長曲線の確認、栄養評価、食生活の詳細な聞き取りの中から、不適切な食事内容、家族の不安や育児ストレスなど個別の問題点を抽出し、その改善を支援しています。

染色体異常などの先天異常症候群では、乳児期には筋緊張低下による哺乳不良や発達遅延に伴う摂食不良から痩《や》せを呈することが多いですが、一旦摂食機能を獲得すると、食欲のコントロールが困難となり肥満に転じることが少なくありません。プラダー・ウィリー症候群やダウン症候群では、診断後早期から継続的にサポートし、咀嚼《そしゃく》機能などの発達レベルに合わせて食事形態の改善をゆっくり進め、丸呑みなどの食癖や偏食を乳幼児期から予防し、修正し難い食行動が生じる

表　小児の栄養食事指導内容

指導項目	2016年 内訳比率
発育不良・栄養不良	38.9 %
肥満・肥満予防	37.8 %
重症心身障害児	8.9 %
食道・胃・腸疾患	3.5 %
腎疾患	3.6 %
糖尿病・耐糖能異常	2.6 %
脂質代謝異常	1.3 %
その他の先天代謝異常	1.3 %
脳・神経・筋疾患	0.9 %
心疾患	0.4 %
肝・胆・膵疾患	0.3 %
骨代謝異常	0.3 %
食育	0.3 %
核酸代謝異常	0.1 %
高血圧	0.1 %

前に、家庭で適切な食習慣を身につけられるように指導しています。

糖代謝異常であるグルコーストランスポーター1欠損症は、グルコースに代わってケトン体が脳のエネルギー源となって神経症状を改善します。そのために、著しく高脂肪かつ低糖質の「ケトン食」を継続することが治療の第1選択となります。当センターでは、血中ケトン体濃度や臨床症状をモニタリングしながら、在宅でもケトン食を無理なく継続できるよう、たくさんの食事レシピを考案して普段の食生活の中に取り入れられるよう、患者さんと家族を支援しています。

独自で考案した食事療法も導入

重症心身障害児では、間接カロリメトリーを用いて安静時エネルギー消費量を実測し、成長率の推移を見ながら、必要エネルギー量の設定を行っています。さらに、個々の患者さんに応じて独自で考案した「ベースライス法ミキサー食（水の代わりに酵素分解した米飯を用いる）」の導入を行っており、嘔吐《おうと》や下痢、便秘、ダンピング（食後の急激な血糖変動）などの消化器症状の改善や、栄養状態の改善が得られたりすることで、患者さんと家族のＱＯＬ（生活の質）が向上しています。

このように当センターでは、さまざまな病気を持つ子ども一人ひとりの特性を栄養士がしっかりと理解し、家庭環境なども考慮したきめ細かな栄養指導を行うことで、患者さんと家族が適切な食事を摂《と》りながら、前向きに病気とつきあっていくことができるように支援しています。

パート
4
妊婦さんと家族の禁煙支援

母性内科 主任部長 和栗《わぐり》 雅子《まさこ》

禁煙外来開設までの経緯

２００３年のある日、妊娠後も１日にたばこ20～30本を吸い続けていた２人の妊婦さんが、子宮内胎児発育不全と切迫早産のため入院となり、子宮の張り止めの点滴をしながらも、外にたばこを吸いに行っていることを知りました。

たばこにはニコチン・一酸化炭素・タール、そのほか多くの有害物質が含まれており、妊婦さんやその同居者がたばこを吸っていると胎児にも悪影響を及ぼす可能性が高いことは古くから知られています。特に早産や低出生体重児が生まれる率は高いというのに、前述のような状況が発生することに矛盾を強く感じ、当時の産科医・助産師・保健師らとともに勉強会・見学などを重ねた後、２００４年３月に、妊婦さんを対象とした禁煙外来を開設しました。同時に、妊娠前の女性や通院している妊婦さんの夫および小児の両親の禁煙支援も行うこととしました。

当センターの禁煙外来受診者の喫煙状況・禁煙率

２００３年までに当センターで出産した妊婦さんにおける年齢別の喫煙率は、12～20歳32・8％、21～35歳11・6％、36～50歳11・3％で、10歳代の若年妊婦さんで高かったです。初年度に禁煙外来を受診した妊婦さんの特徴としては、平均喫煙開始年齢17歳、妊娠時までの喫煙年数12年、同居者（夫・実父母）の喫煙率は７割

・妊婦健診後に毎回、禁煙外来を受診し10回以上通院した
・産後の入院中から開始した
・夫婦で通院し競争しあった
・面会時に禁煙外来案内ポスターを家族が見て受診、患者の退院前に禁煙に成功した
・他院で分娩予定の妊婦さんが、禁煙外来のみ当センターに通院した

表　当センターの禁煙支援例

を超えていました。まとめると、子どもの頃からの同居者、特に母親も喫煙者であると、10歳代(特に小・中学生)からたばこを吸い始めることが多く、妊娠時には喫煙年数10年以上となることも多くなるためニコチン依存度が強く、妊娠時の同居者(両親・夫)が喫煙者であれば、環境的にも禁煙を継続しづらいため、妊娠した後でも自力で禁煙しにくいと考えられます。

当センター禁煙外来を2004年からの12年間に受診した妊婦、非妊婦女性、男性の禁煙率などについて検討したところ、禁煙率は、男性が8割と高く、非妊婦女性6割、妊婦4割で、禁煙方法別の禁煙率は「薬使用なし」が4割と低く、「ニコチン貼付剤」は5割、「内服薬」は8割でした。「内服薬使用」は妊婦で1割未満、非妊婦女性は6割、男性は7割でした。以上より、妊婦は薬が使用しづらいため禁煙率が低くなったと考えられ、妊娠前に禁煙率が高い内服薬で禁煙しておくことが推奨されます。

なお、ニコチン貼付剤(ニコチネルTTS®)は妊婦には禁忌ですが、内服薬(チャンピックス®)は、禁忌ではなく有益性投与となっています。ただし、妊娠中の投与に関する安全性は確立しておらず、医師の裁量と判断により行うことになっています。

当センターの禁煙支援例の一部を表に示します。

禁煙できて、晴れやかな表情で修了証を受け取る姿を見るときは、サポートした私たちも幸せを感じ、これからも禁煙支援を継続していきたいと考えています。

パート
4

入院が必要な赤ちゃんへの看護

新生児棟 新生児集中ケア認定看護師 大島《おおしま》 ゆかり　小児看護専門看護師 吉田《よしだ》 まち子《こ》

新生児棟での看護

新生児棟には新生児A棟と新生児B棟があり、小さく生まれた赤ちゃんや治療が必要な赤ちゃんが入院する病棟です。新生児A棟（NICU）は新生児の集中治療室で、医師と看護師が24時間体制で治療を続けています。新生児B棟（GCU）は回復病棟で、赤ちゃんの家族が育児に慣れて安心して退院を迎えられるように、病棟看護師をはじめ保健師や退院調整看護師たちが支援しています。赤ちゃんの入院中は、ほかにもメディカルソーシャルワーカー・臨床心理士・理学療法士・作業療法士・臨床検査技師・臨床工学技士・保育士・栄養士など、たくさんの職種がかかわりを持ち、チームでサポートしています。

特に看護師は、子宮という安心安全な環境から外界に出てきたばかりの赤ちゃんをストレスから保護するために、子宮内環境に近づけるたくさんの工夫を行っています。

例えば、保育器内の赤ちゃんには、適切な体温が維持できるように、保育器の室温と湿度を細かく調整します。また、目に入る光や音の刺激がストレスとならないように、照度の調整や環境音の配慮をしています。赤ちゃんの体を柔らかいウレタン製の素材で囲み、お母さんのお腹《なか》の中にいるような丸まった姿勢（胎児姿勢）を作っています（図）。この姿勢で過ごすことで、赤ちゃんは安心してゆっくり眠り、快適な刺激を受けながら成長発達することができます。常に赤ちゃんの

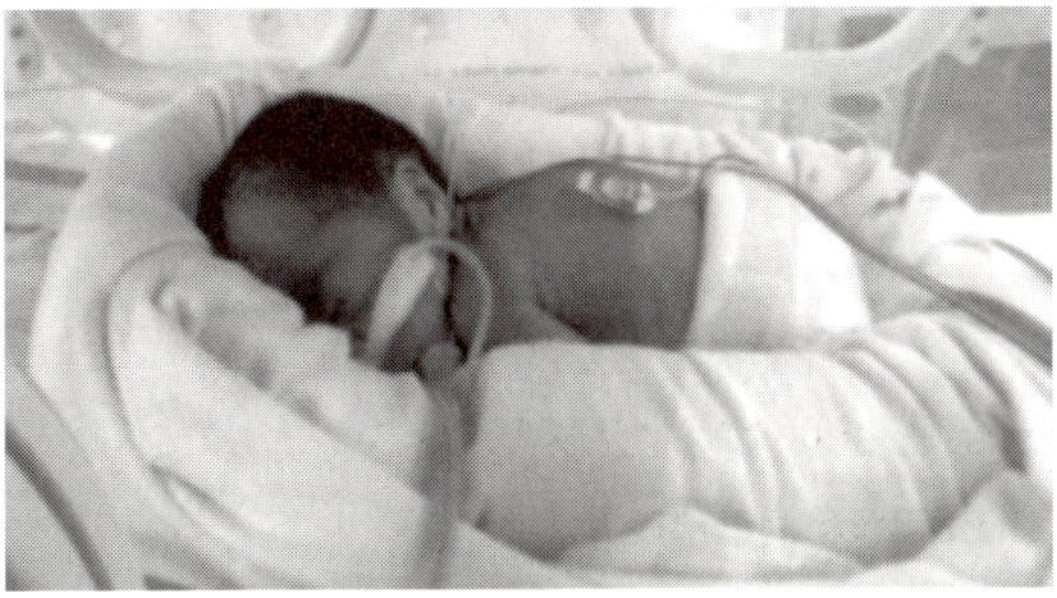

図　保育器内の赤ちゃん：赤ちゃんは体の周囲を囲まれることで、安心して眠れます

表情やしぐさ、体の状況を確認しながら、きめ細やかなケアを心掛け実践しています。

寄り添える看護を目指す

看護師は赤ちゃんが生まれてきたこと、成長発達を家族とともに喜び、家族と赤ちゃんが絆を育むことができるように応援しています。両親は24時間いつでも入院している赤ちゃんに会いたいときに会うことが可能です。面会時には、赤ちゃんに触れたり母乳を口に含ませたり、といったスキンシップを行うことができます。病棟の周囲にはガラス張りの面会廊下があり、両親以外の方は窓越しの面会をしていただいています。

また、母乳は赤ちゃんの成長を支え、免疫力を高める利点があるため、母乳育児を推進しサポートしています。赤ちゃんの状態が安定すれば、お父さんやお母さんの胸におむつをつけただけの赤ちゃんを、素肌の上で直接抱っこしていただけます。

お母さんの妊娠中には、産科医師や専門医、助産師・産科看護師と、赤ちゃんの退院後は、外来スタッフや保健師などのスタッフと連携し、赤ちゃんの成長発達をサポートします。私たちは、赤ちゃんの出生や成長発達を家族とともに見守り続けます。

パート
4

ホスピタル・プレイ士の活動

育・療支援部門 ホスピタル・プレイ士 長野《ながの》 友希《ゆき》
子どものこころの診療科 主任部長 小杉《こすぎ》 恵《めぐみ》

ホスピタル・プレイ士とは

医療環境は、子どもが日常的に慣れ親しんでいる場所とはかけ離れています。馴染みのない器具、機械、服装、場所を目にしたり、特殊な医療用語を聞いたりすることで、子どもは恐怖を感じたり、将来起こり得ることの予測ができずに不安になったりしています。ホスピタル・プレイ士（以下、HP士）とは、子どもの不安や恐怖を軽減し、前向きにかつ主体的に医療経験に向かえるよう、子どもとその家族に対して心理社会的支援を行う専門職です。また、HP士は院内名称であり、チャイルド・ライフ・スペシャリスト（以下、CLS、米国）、ホスピタル・プレイ・スペシャリスト（以下、HPS、英国）、子ども療養支援士（日本）のいずれかの資格を保持しています。

HP士の活動の基になるプログラム（チャイルド・ライフ・プログラム、ホスピタル・プレイ・プログラム）は、欧米で発達してきました。例えば、アメリカやカナダでは、20世紀初頭に、小児病院で、子どもが日常性を確保できるような遊びのプログラムが始まり、1950年代には、現在のチャイルド・ライフ・プログラムの原型が作られました。国内では1990年代後半にCLSが活動を始め、当センターでは、2006年にHPSの資格を持つHP士が採用されました。2011年には、国内においても、CLS、HPSと類似した職種である子ども療養支援士の養成が始まりました。2017年8月現在、全国の約40病院でCL

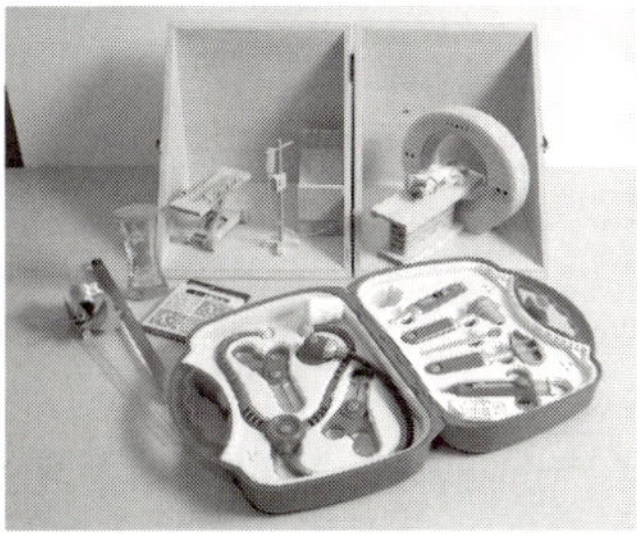

図1 プレパレーションなどで用いる道具

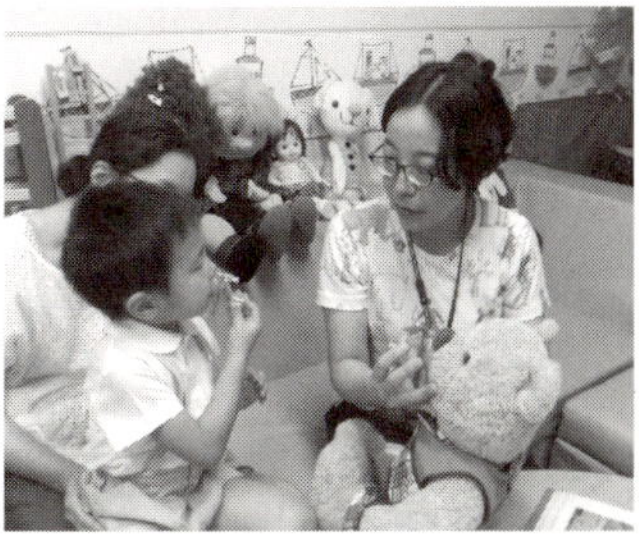

図2 手術前プレパレーションの様子

S、HPS、子ども療養支援士が働いています。

当センターでの活動

HP士は、主に病棟で活動していますが、外来でも介入を行うことがあり、子どもや家族が医療環境において抱える課題を評価し、それぞれに合った支援（手術・検査・処置に関する支援、療養支援、家族支援など）を行います。

手術・検査・処置に関する支援では、子どもの成長・発達に合わせた遊びや道具を用いて、子ども自身が「できる」「がんばれる」と思えるよう、心の準備（心理的プレパレーション）をサポートします（図1、2）。手術・検査・処置の後には、子どもと一緒に医療体験を振り返り、その経験が子どもの自信につながるように支援します。苦痛を伴う検査や処置では、HP士が付き添い、子どもが落ち着いて検査や処置を受けられるように、リラクゼーション支援を行います。療養支援においては、入院生活のなかで、子どもの日常性が確保できるような遊びを提供したり、病院環境を整備したりします。家族支援としては、家族が中心になって子どもの病気に向き合い治療に取り組んでいけるよう、保護者やきょうだいの情緒支援などを行います。

このような直接的支援に加え、子ども自身が困難を乗り越えていく力を伸ばせるよう、他職種と情報共有を行い支援方法を検討します。また、病院全体の療養環境改善に向けた取り組みなども行っています。

パート
4

院内学級

血液・腫瘍科 主任部長 井上《いのうえ》 雅美《まさみ》

分教室について

大阪府立羽曳野《はびきの》支援学校（以下、支援学校）の校長先生をはじめとした多くの教職員が、当センターの分教室を運営し、授業を行っています。２０１６年度の児童生徒の在籍状況は、小学部86人、中学部41人の計１２７人でした。退院後は、ほとんどの児童生徒が地域校に戻っていることは、地域校と支援学校の連携が良好であるからこその実績です。

基本的に、子どもたちはベッドを離れて教室で授業を受けますが、ベッドから離れられない状態の子どもにはベッドサイド授業が行われています。学習交流会、クリスマス会での演奏、作品展など、子どもたちの生き生きとした姿は必見に値します（図）。

特筆すべきこととして、入院中の中学3年生の高校受験を当センター内で行ったことがあります。高校側の協力がなければ実現しないことであり、入院中の子どもの進学を支援する分教室の真摯な取り組みによる成果の1つです。

自立を育む時間割

支援学校が行っている特別な授業として、「自立活動の時間」があります。当センターの分教室でも週に1度、「自立活動の時間」が時間割に組まれています。こ

図　子どもたちの作品展

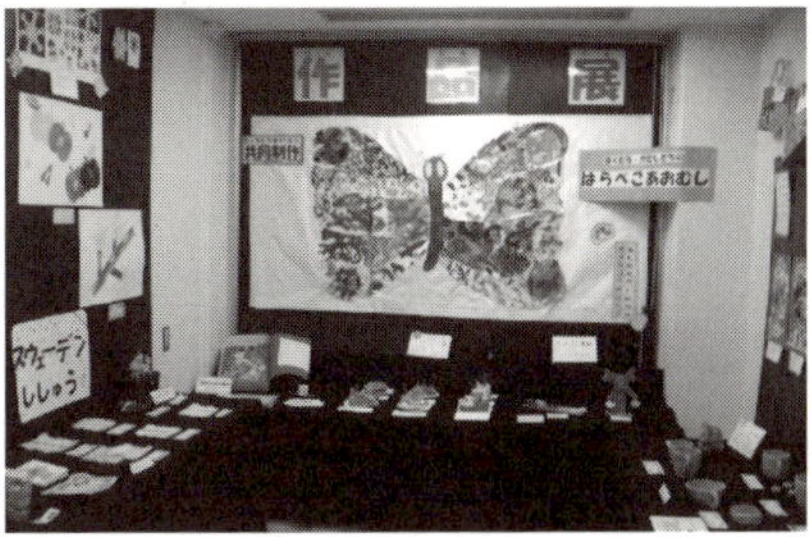

れは地域校では行われていない授業です。

自立活動の時間では、子どもの「発表する力」「話を聞く力」「仲間どうし、つながりあう力」を育てることを目標にしています。すなわち、自分の考えをより良い方法で表現できる力をつけるとともに、ほかの人の意見も大切にしながら仲間が協調し支え合うことで、豊かに生きることができることを目指す授業です。

高校生に対する授業

大阪府立高等学校の生徒が当センターに入院した場合、出張授業が行われています。とはいえ、小学生、中学生に対して授業を行っている支援学校分教室と比較すると、授業時間が限られていることや、私立高等学校の生徒では学校によって対応が異なるため、高校生に対する授業を充実させることは今後の課題と考えています。

パート
4

AYA世代への取り組み——青少年ルームの設置

子どものこころの診療科 副部長 平山《ひらやま》 哲《さとる》 主任部長 小杉《こすぎ》 恵《めぐみ》

青少年へのアメニティ

思春期・若年成人（AYA世代：Adolescent and Young Adult）が病気になり小児科や小児病院を受診するときに、子どもとは違う青少年世代のニーズに合うアメニティ（快適さ、居心地の良さ）を提供できることは、治療を進めることと同じくらいとても重要なことです。

AYA世代は、進学や就職、結婚や出産など人生の節目となることが多くある「移行期」です。治療のことで思い悩むこととあわせて、長期入院による家族との離別、友達や学校・職場などからの離別などの心理的影響もあります。

以前から、病棟においては主治医のほかに看護師や保育士、心理士などがかかわり、心理的なサポートをしていました。また2009年からはホスピタル・プレイ士によるベッドサイドでのかかわりが開始されました（ホスピタル・プレイ士についての詳細は260ページ参照）。しかし、病状が安定したAYA世代の人たちは、ベッドから離れてさまざまなことに思いを馳せる、そんな時間や場所が必要です。

2010年に国内で初めて設置された青少年のためのプレイルーム（青少年ルーム、図）の紹介とあわせて、当センターでのAYA世代への取り組みを紹介します。

青少年ルームの活用と私たちの役割

図　青少年ルーム

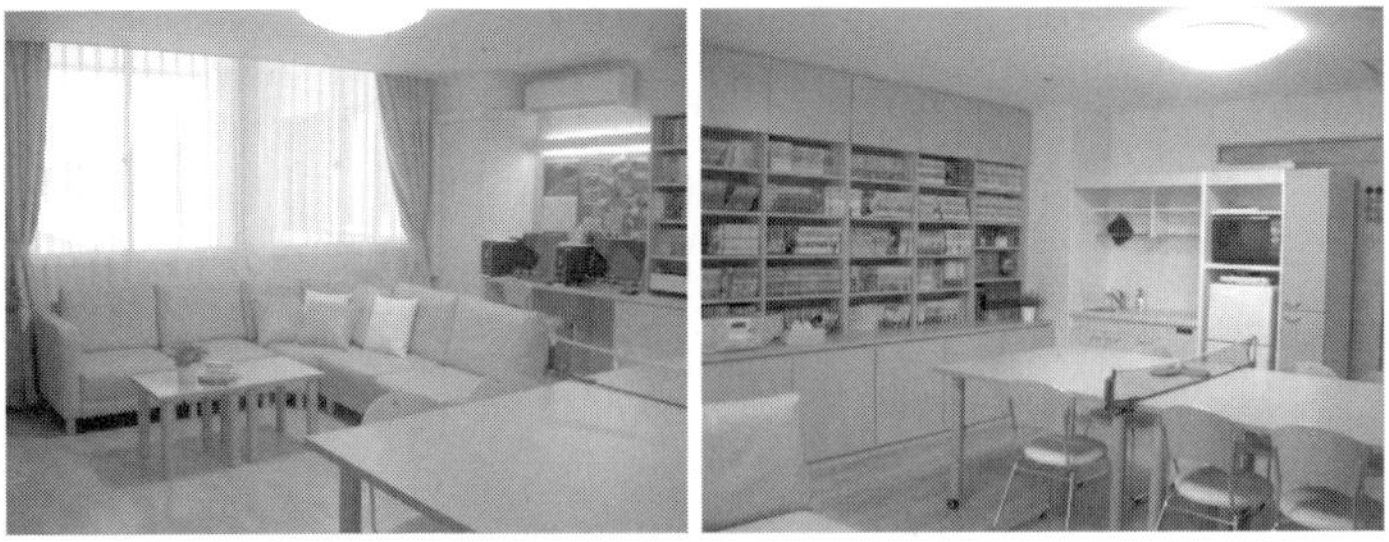

「病院のこどもヨーロッパ協会」では「病院のこども憲章」を策定し、第７条には「こどもたちは、年齢や症状にあったあそび、レクリエーション、及び、教育に完全参加すると共に、ニーズにあうように設計され、しつらえられ、スタッフが配属され、設備が施された環境におかれるべきである」と規定しています。

この理念を尊重し、高校生以上のＡＹＡ世代全般の人たちには日常の医療環境から離れ「家庭にいるような自由な空間」でリラックスできる場として、２０１０年に青少年のためのプレイルーム（青少年ルーム）を寄付により設置しました。

長期入院中に病状が落ち着いている乳幼児は病棟のプレイルームで遊び、小・中学生は病院内に設置された学校に登校します。同じようにＡＹＡ世代の人たちは、病状が落ち着き治療がひと段落している時間帯に、病棟からやや離れた外来棟の一角にある青少年ルームを利用することができます。

青少年ルームでは医療行為から離れ、映画をみたり漫画を読んだりインターネットをしたり、また卓球などをして気分転換を図ることができます。何もすることなくソファーに座っているだけのときや、ほかの利用者とおしゃべりをしているときもあります。医療とは離れた家庭に近い環境としてのコンセプトを重視し、そこにいる大人は医療者としてではなく人生の先輩として付かず離れず寄り添うようにいて、ＡＹＡ世代の心の支えとなる役割を担っています。

小児の入院が多い病院ですが、ＡＹＡ世代であっても当センターで安心して治療が受けられる、その思いを担う１つの場であり続けられるよう運営を行っています。

パート
4

ボランティア会の活動

臨床研究支援室 室長 植田《うえだ》 紀美子《きみこ》

ボランティア会の成り立ち

当センター小児部門が開設した3年後の1994年、入院中の子どもたちに遊びなどを提供することを目的に有志が集まり、ボランティア会が発足しました。こうして、その当時では先駆的な病院ボランティアの活動が始まりました。1995年は阪神・淡路大震災が発生し、全国から大勢のボランティアが被災地に駆けつけたことから「ボランティア元年」と呼ばれていますが、ちょうどその1年前のことです。

当センターは、ボランティア会との有機的な連携のために委員会を設置し、ボランティア活動の推進を図っています。2008年にはボランティア活動の拡充を目指し、ボランティアコーディネーター（センターにおけるボランティア活動を促進し支える専門職員）を配置しました。以降、ボランティア活動メニュー、ボランティア数（2017年8月現在、154人）が拡大し、患者さんや家族への支援をさらに深めることができ、ボランティア自身の自己実現・創造的活動の場にもなっています。

ボランティア活動の特徴

ボランティア活動は、5つの理念（①入院や通院中の子どもたちのQOL〈生活

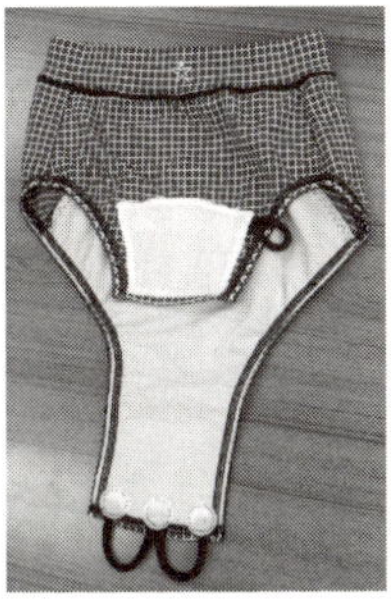

図1　特別な洋服：導尿を要する子どものパンツ

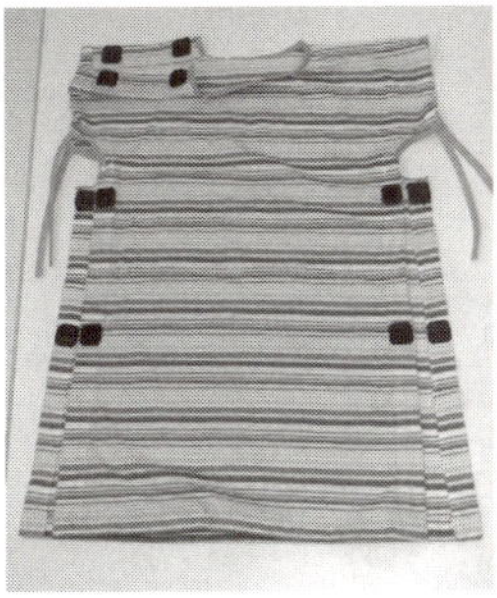

図2　特別な洋服：動きに制限のある子どものシャツ

の質ともいわれ、精神的、社会的活動を含めた総合的な活力、生きがい、満足度〉の向上、②不安や孤独感を持つ家族のサポート、③適切な療養環境の整備、④センターと地域のパイプ役になる、⑤自分自身の得意分野を生かし、社会とのつながり、自己実現を目指す〉のもと、患者さんが当センターの中で「子どもとしての生活の場」を確保し、できるだけ子どもの通常の生活ができるように支援することを目標としています。

そして、ボランティア一人ひとりが6つの大切なこと〈①察する、②いつも笑顔で、③傾聴する、④相手のニーズに応える、⑤個人情報を保持する、⑥活動の振返りと思いの共有〉を念頭に活動しています。

ボランティア活動の紹介

患者さんやその家族のニーズに沿ったきめ細やかな支援として、20種類以上の多岐にわたる活動を行っています。例えば、市販されていないような特別な洋服〈患部を覆う帽子、左右の袖の太さや長さが異なる上着、体重１５００ｇ以下の赤ちゃんのドレスなど〈図１、２〉〉や、小物〈気管切開用マスクの首ひも、尿バック用袋、中心静脈カテーテル用袋、成人用スタイなど〉などの制作、受診中の患者さんの兄弟姉妹の保育、お母さんたちの手芸教室など、独創的な活動があります。これらの顕著な活動が認められ、２０１５年度には、「子どもと家族・若者応援団表彰」内閣府特命担当大臣表彰を受賞しました。

パート
4

親と子のとしょかん

母子保健調査室 室長 佐藤《さとう》 拓代《たくよ》　母子保健調査室 サブリーダー 清水《しみず》 仁美《ひとみ》

入院患者さんやその家族のためのユニークな図書館

「親と子のとしょかん」は小児病院ならではの取り組みの1つで、子どものための本やＤＶＤがたくさんあります。児童書は約５８００冊、ＤＶＤは約５００本、大人用の図書も約７００冊あり、図書館司書も３人います。

文字が読めて、直接「親と子のとしょかん」に来る子どもたちは、図書館司書のアドバイスを受けながら、おとぎ話や民話、冒険、科学ものなど、世界が広がる本を選んで病室で読むことができます。「親と子のとしょかん」に来られない子どもたちには、ボランティアの協力を得て病室を巡回する、移動図書サービスを毎週金曜に行っています。また、紙芝居のような大きな絵本もあるので、両親や大人たちが子どもに読み聞かせることもできます。

図書館に入ってすぐ目に付く場所に、季節に合わせた「雨」や「夏休み研究」といったテーマを決めて展示を行っており、来室する子どもに興味を持ってもらうようにしています(図)。

私たちは、子どもの興味に寄り添い、入院している間も生き生きとした子どもの世界を保つことが大切と考えています。そして、利用しやすい「親と子のとしょかん」になるよう心掛けています。

図　季節に合わせた展示をしています

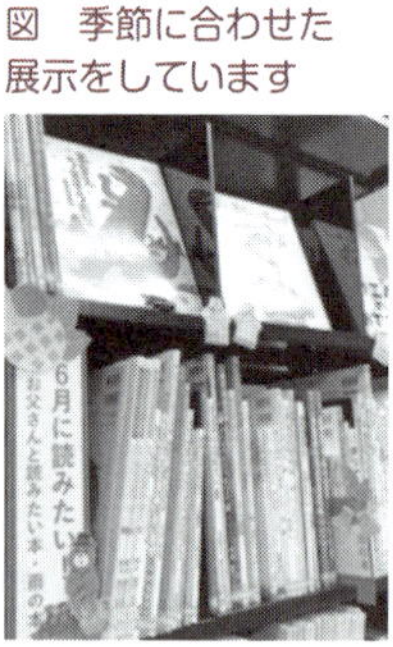

パート

5

病院を支える部門

パート
5

薬剤師の業務

薬局 薬局長 藤田《ふじた》 敬子《けいこ》

小児への調剤の工夫

医師が処方する薬の中で小児用として販売されている薬はごく一部で、成人用の薬が大部分を占めています。特に、新生児や未熟児を対象とした薬はほとんどありません。

小児は、大人をただ小さくしただけではありません。大人と違って臓器も発達していませんし、機能も未熟で身体調節機能も十分備わっていません。特に小さいお子さんに薬を使用する場合は、いろいろなことに注意する必要があります。

乳幼児の場合は、成人に使用する錠剤やカプセルをそのまま服用することができません。成人の何分の一という細かい用量に対応するために、薬剤師は錠剤を粉砕したり、カプセルから中身を取り出して粉末にし、乳幼児に適した量に調製しています。生まれたばかりの新生児や乳幼児に対する薬は極めて少量なので、量が正しいかどうか、常に細心の注意を払って調剤しています。

注射薬も量の調整が難しい場合などは、シリンジに少量ずつ分けることも行っています。また、小児の微量の抗がん剤調製も薬剤師が行っています。

入院患者さんについては、大きいお子さんには本人に、小さいお子さんには保護者の方に、ベッドサイドで薬の説明を行っています。薬を飲む必要性を理解して、確実に服用していただけるよう心がけています。また薬を飲むのを嫌がるお子さんの相談に応じ、飲みやすくする工夫を提案しています。

チーム活動と治験協力

多くの職種と連携して診療の支援にあたるチームの活動では、がん患者さんの痛みや心のケア、栄養や感染への対処について、医師・看護師・栄養士などと協力しています。

治療に使用される多くの薬には、小児の適応（厚生労働省が効果を認めたもの）がないものが多くあります。これは、製薬会社が小児を対象とした治験（「新薬」の承認を得るために厚生労働省の指導に従い実施している「治療を兼ねた臨床試験」のこと）を今まで実施していないからなのです。このことを受けて、小児患者さんのために適切に評価された医薬品が用いられるべきという考えのもと、多くの治験が実施されるようになっています。治験が適切に実施できるよう、薬剤師も積極的に関与し、小児適応を持つ薬の開発に協力しています。

「妊娠と薬外来」

妊娠中に医薬品を使用する場合は、母体だけでなく胎児への影響を考慮する必要があります。しかし倫理上、妊婦に治験は行えないため、データがほとんどなく、医薬品の使用によるリスクを過剰に心配するあまりに、医師が必要な薬物治療を控えてしまったり、患者さん本人が自己判断で薬を中断してしまうケースがあります。母体の健康状態の悪化を招くと、かえって胎児に悪影響を及ぼすことも考えられます。また、慢性疾患で医薬品を使用しているからといって、最初から妊娠をあきらめてしまう例もあります。

「妊娠と薬外来」（事前予約制）では、医薬品が胎児に及ぼす影響について不安を感じている妊婦さんおよび妊娠を希望する方に対して、薬剤師と母性内科・産科の医師が一緒に相談に応じています。妊娠の時期（前期・中期・後期）による薬の影響の違いや、薬を使用することのリスク（危険性）とベネフィット（有益性）を、「妊娠と薬情報センター」から入手した最新情報に基づいて説明しています。

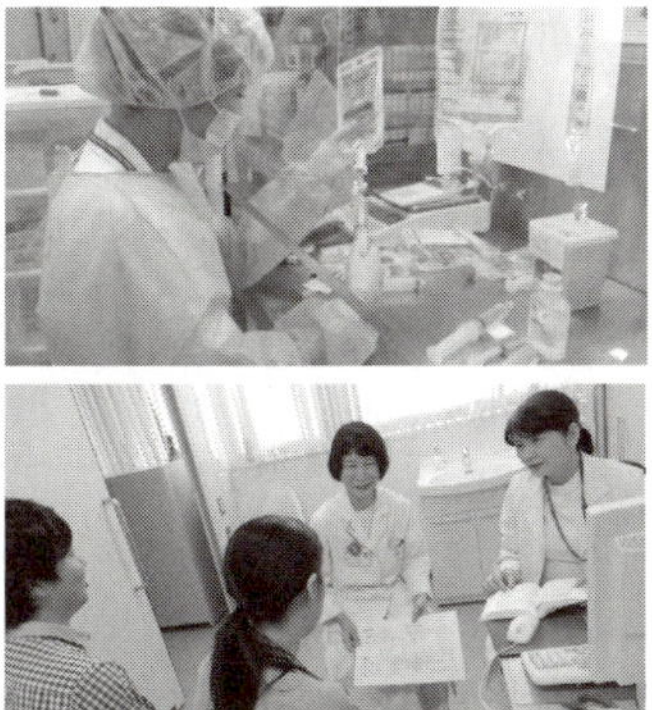

図　上：NICU　下：妊娠と薬外来

パート
5

臨床検査技師の業務

臨床検査部門 技師長 藤原《ふじわら》 太《ふとし》

臨床検査技師の業務は主に、検体検査、病理検査、生理検査、輸血検査、マススクリーニング検査に分かれています。検体検査では血液、尿、便などの分析をして、臓器の状態・感染兆候・がん化兆候・治療効果などを調べます。病理検査では、体の組織や細胞の状態を検査します。生理検査では心電図、脳波などの体の微弱電流を測定し、体の異常を調べたり、超音波（エコー）を用いて心臓や、胎児を映し出したりする検査を行っています。

検体検査の特色

検体検査では、新生児や乳幼児が対象である場合、小児用採血容器（図1）を採用することで採血量を減らしています。約1mlの採血量で通常の検査が可能です。少ない検体量からより多くの情報を医師等に提供できるよう工夫しています。また、診察前の尿・血液検査、感染症検査では、速やかな結果報告を行っています。さらに検査は24時間対応です。最新分析装置を導入し、検査の迅速化・省力化も図っています。そのほかに感染コントロールチーム（ICT）、栄養サポートチーム（NST）、治験業務などのチーム医療にも積極的に参画しています。

生理検査の特色

生理検査では、先天性心疾患心エコー（図2）や、心臓手術後の運動耐容能評価目的の運動負荷心電図、てんかん発作確認のための脳波検査や長期脳波ビデオ同時記録を実施しています。また、妊産婦に対しては胎児超音波スクリーニングを実施しています。この検査により赤ちゃんの発育を確認し、形態的な異常をみつけることで、出生前後の管理・治療につなげています。そのほかに検査センターを設置し、ほかの医療機関からの依頼で心電図・心エコーを受託し、実施しています。

輸血・細胞管理室の設置

輸血検査を実施する輸血・細胞管理室を設置し、輸血にかかわる検査全般と、赤血球、血漿《けっしょう》、血小板などの血液製剤の管理を行っています。安全第一で、新生児用に血液製剤を少量に分割する作業、産科での危機的出血への対応、手術室への血液製剤搬送、骨髄《こつずい》移植後の製剤準備など、細心の注意を払って輸血検査業務を行っています。また細胞治療関連では、血液成分分離業務（末梢血造血幹細胞《まっしょうけつぞうけつかんさいぼう》採取、リンパ球・顆粒球《かりゅうきゅう》採取、骨髄濃縮など）に携わっています。

マススクリーニング検査（集団検診）

大阪府・堺市からの委託事業として、年間約4万8000件の先天性代謝異常等検査を行っています。受検率はおおよそ100％で、対象とするのは早期発見・早期治療が有効な25疾患です。血中の甲状腺刺激ホルモン・副腎皮質ホルモン・ガラクトース・アミノ酸・有機酸・脂肪酸を分析し、約1500人に1人の割合で発症前の患児を発見しています。

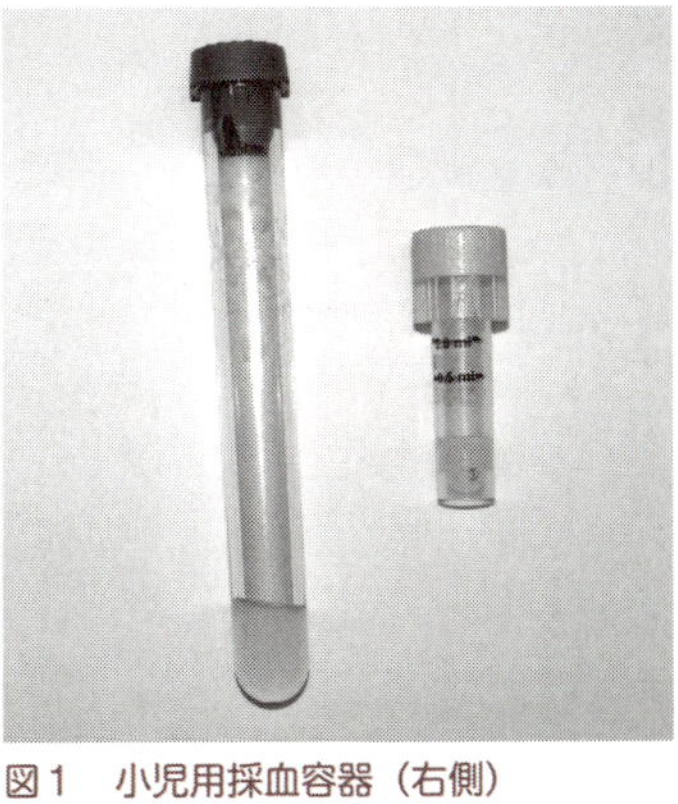

図1　小児用採血容器（右側）

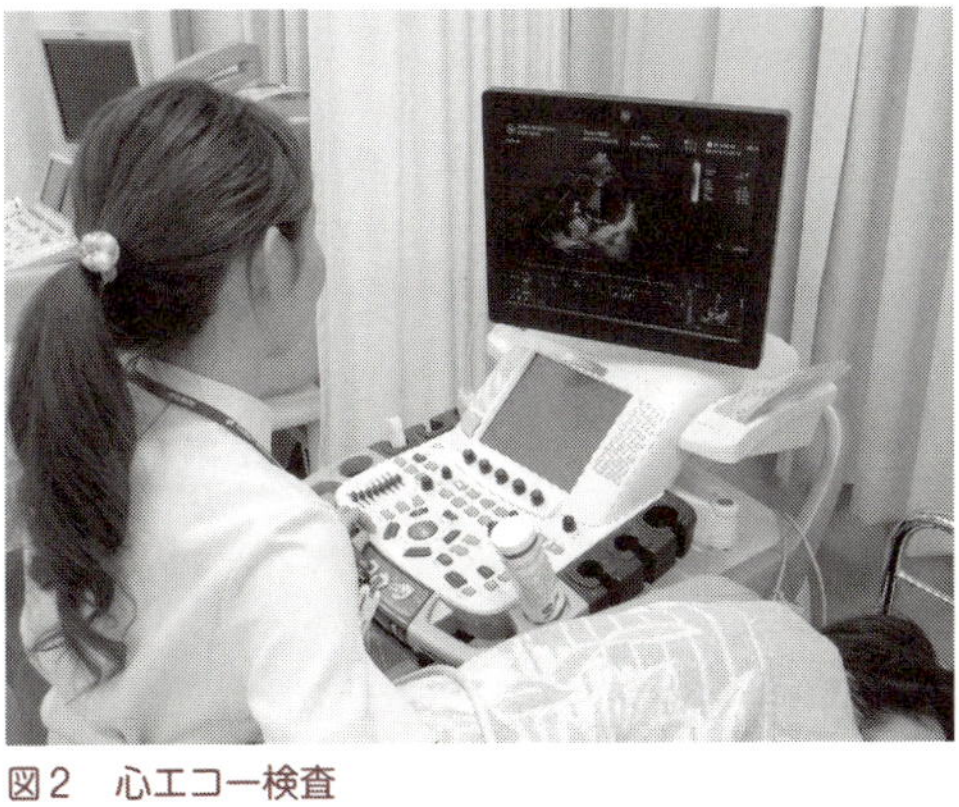

図2　心エコー検査

パート

5

診療放射線技師の仕事

放射線部門 技師長 横井《よこい》 章容《ふみやす》

いろいろな検査と治療

放射線部門の仕事は、大きく2つに分けて画像検査と放射線治療があります。

画像検査はX線を利用したX線撮影検査、透視・造影検査、血管造影検査・カテーテル治療、CT検査、骨密度測定検査、ラジオアイソトープを利用したRI検査、磁気を利用したMR検査、超音波を利用した超音波検査を行っており、放射線治療は、X線と電子線を利用したリニアック治療を行っています。

これらの検査・治療は最先端の装置と先進技術により支えられており、画像検査では、より低被曝《ひばく》線量で高画質画像が得られるFPD（平板型X線検出器）搭載型のX線撮影・透視装置、広範囲を短時間かつ低被曝線量で撮影できる320列CT装置、圧迫感のより少ないワイドボア1.5TMR装置などが導入されています。これらの装置により、形態的な画像だけでなく、血液など体液の流れや臓器の機能の変化も、動画、立体画像、立体動画や解析データ（数値・グラフなど）で得られます。また、得られた画像、解析データは、PACS（画像保管通信システム）を介して、読影レポートとともに電子カルテから医師へ配信しています。

放射線治療では、IMRT（強度変調放射線治療）・IGRT（画像誘導放射線治療）という高精度な治療ができる装置により、画像検査のデータを基に、がん（腫瘍《しゅよう》）以外の臓器にはできるだけ照射せず、がんの部分に、治療に必要な放射線量を確保して的確かつ効果的に照射できます。

やさしい検査とその環境作り

乳幼児・小児（子ども）の検査では、放射線による影響が成人に比べ高いため、被曝線量をできるだけ少なくすることと、長時間の安静や点滴などの苦痛と不安感や恐怖心から、検査への協力を得られないことがあることに、特に留意しています。

1回の検査での放射線量は、体に影響が出るといわれている線量よりもはるかに少ないのですが、疾病を抱えた子どもは将来にわたり多くの放射線検査を受ける可能性があり、累積の被曝線量が多くなることもあります。装置の性能に加え、患者さんの体型や検査目的に合わせた細やかな撮影条件を設定した検査方法を作成し、被曝線量の低減化と検査の高精度・効率化に努めています。

検査への協力を得る重要性は、体動が検査結果へ悪影響を及ぼすこと、そのときの検査だけでなくその後の検査にも影響を与えることがあるからです。検査への協力を得るためには、言葉や応対だけでは不十分で、「気をそらしてあげる」ことが重要です。例えば検査室をいろいろな色や柄の壁紙で装飾したり、電灯を消すと星空や海底の風景が現れたりするなど工夫をしています。さらに、装置自体にも彩色・装飾・イラストを貼付しています。また、各検査室では希望のBGMを流したり、アニメなどの動画を見たりしながらの検査・治療ができるように、オーディオ、ビデオ機器にも工夫をしています(図1〜4)。

このように、少しでも苦痛を和らげ、不安感、恐怖心を取り除いてあげることは、放射線検査・治療を安全確実に実施するためにも、私たち診療放射線技師の重要な仕事の1つです。

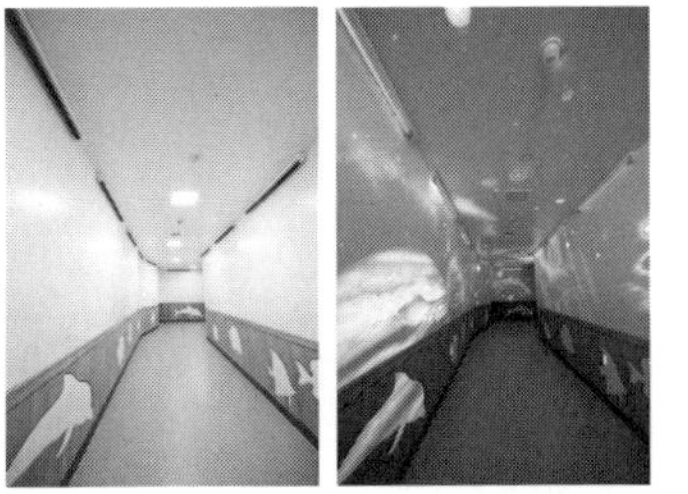

図1　リニアック室の通路：(左) 照明を点けたとき、(右) 照明を消したとき

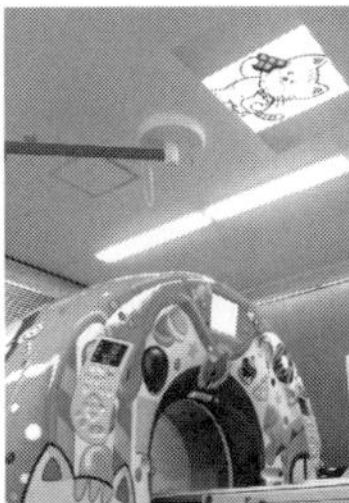

図2　CTの検査風景：天井にアニメが映され、寝台の移動に合わせて画像も移動する

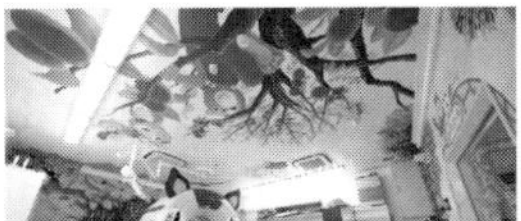

図3　リニアック棟のCT室：壁いっぱいのイラストと、装置の装飾

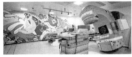

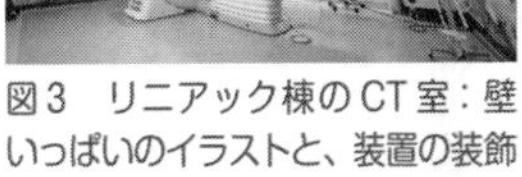

図4　リニアック室：壁いっぱいのイラストと、装置の装飾

パート
5

MEセンター（臨床工学部門）

MEセンター 副センター長 澤竹《さわたけ》 正浩《まさひろ》

周産期および小児に特化した医療技術が要求される臨床技術提供と医療機器管理など、MEセンターの業務を紹介します。

①体外循環関連業務

新生児、乳児から学童期、成人までの先天性心疾患に対する手術中の患者さんの心臓と、肺の機能を安全かつ確実に代行するために、臨床工学技士は人工心肺操作を担当し、心臓血管外科、麻酔科の医師、手術室看護師とともにチームで治療に参加しています。

また、高度の呼吸や循環不全の症例などに対して、患者さんの肺と心臓を休ませるために、集中治療室で人工心肺によく似た長時間使用できる体外式膜型肺（ECMO）を用いた補助循環にも対応しています。

②血液浄化関連業務

腎臓や肝臓の機能不全などで、体内に増加した過剰な水分、老廃物や毒素などを血液中より除去し、体内で不足した物質を補充する血液透析や血漿《けっしょう》交換などの血液浄化療法に対応しています。特に小児では体が小さく血管が細いので安定した血流量の確保や、水分や老廃物などの短時間での除去が難しく治療に苦労します。

③人工呼吸関連業務

院内すべての人工呼吸器と呼吸回路を中央管理しています。使用後の人工呼吸器はMEセンターに回収し、新しい呼吸回路をセットアップして機能点検を実施します。呼吸器の回路交換や、誤作動や回路破損などのトラブル発生時にも対応します。

④在宅人工換気療法

患者さんの状態が安定し、家族が在宅医療を希望する場合は、医師とともに患者さんに在宅用の人工呼吸器を装着して呼吸や加湿の状況、呼吸回路などに不具合がないか確認し、家族への在宅指導を開始します。家族が機器の使用法、回路の組み方などを習得し、不安なく十分に自己判断と対処ができるまで指導します。退院後も外来受診や入院時などに家族からの相談に対応します。

⑤産科胎児治療関連業務

双胎児間《そうたいじかん》輸血症候群や双胎無心体などにおける胎児治療の現場で、人工羊水注入・羊水排液用ポンプの操作やラジオ波手術装置などの操作を行っています。

⑥不整脈治療関連業務

心臓カテーテル検査や経皮的《けいひてき》カテーテル心筋焼灼術《しんきんしょうしゃくじゅつ》（アブレーション）時に心臓電気生理学的検査を、また心臓ペースメーカーの機能チェックを担当しています。

⑦特殊ガス治療関連業務

肺高血圧症に対して効果のある一酸化窒素や、高肺血流を伴う先天性心疾患に対して肺血流量を減らす効果がある窒素、高度気道狭《きょう》窄《さく》時に使用するヘリウムなどのガスボンベ管理、専用吸入システムなどのセットアップなどを実施しています。

⑧機器管理業務

MEセンターでは院内の医療機器の集約管理を強化し、人工呼吸器、輸液ポンプ、シリンジポンプ、経管経腸《けいかんけいちょう》栄養ポンプなどを中央管理しており、医療機器管理システムの電子カルテWeb画面上で使用状況などが確認できます。臨床現場における適切な機器使用のための支援、機器の故障やトラブルへの速やかな対応を目指しています。

⑨教育・啓蒙活動

ME機器、人工呼吸器の操作法、医療ガス安全管理などの研修会、スタッフを対象とした補助循環や血液透析、人工呼吸器の講習会などを実施しています。

⑩医療安全活動

医療機器などに関連するトラブルを分析し、医療安全管理室と連携して対策を立てています。また、医療安全対策マニュアルの作成、医療機器の安全性情報や回収・改修情報、警告などの情報を発信します。

今後も確実かつ安全な臨床技術を提供し、医療機器の適切な管理に努め、母と子、そして家族の笑顔を守るため、微力ながら貢献していきたいと思っています。

パート
5

中央滅菌材料センターはどんなところ?

中央滅菌材料センター　副センター長 中林《なかばやし》 頼子《よりこ》

中材の役割

中央滅菌材料センター(中材)は、病院の中で用いられる医療機器・器材の洗浄滅菌業務と、医療材料の管理業務を担っています。普段は皆さんのお目にかかることはない部門ですが、この2つの大きな役割を担うために、多くの委託業者の方が、日夜従事しています。

洗浄滅菌業務

病院の中では、さまざまな器械や器材を使用して、手術や診療が行われています。いろいろな場所で使用された器材は、そこでは洗浄はせずに、専用の容器に入れて汚染されたまま中材に搬送されてきます。このように現場で洗浄せずに中材で一括中央処理化することで、現場での感染の拡大を防ぐことができ、専門の職員の洗浄により器材の良好な品質管理が行えています。

中材に搬送された器材(図1)は、血液や組織などの汚れが付着しています。これらを、大きくて精密な食器洗浄器のような器械で洗浄します。内視鏡や、細い管《くだ》のような器械は、専用の洗浄器などを用いて器材に適切な洗浄を行います。

洗浄後は、ハサミの切れ味を確認したり、器材が滑らかに動くようにオイルを塗ったりして器械のメンテナンスを行います。これは、患者さんに安全な器材を提供する上で大切な仕事の1つです。

その後、病原体を完全に除去する「滅菌」という処置をします。耐熱性の器材には、100℃以上の高圧の蒸気で滅菌するオートクレーブという大きな器械を使用して滅菌します(図2)。高い温度では処理できない器材は、過酸化水素低温ガスプラズマ滅菌装置や、酸化エチレンガス滅菌装置で滅菌します。

器材は、滅菌バッグ（図3）と呼ばれる袋に入れて密封し、手術に使用する器械は、手術ごとにセットにして専用のケース（コンテナ〈図4〉）に入れて滅菌します。そのほかには、小児病院特有の物品として、哺乳瓶や搾乳《さくにゅう》器の洗浄や消毒も中材で行っています。医療器材の形状や材質に応じて洗浄方法、滅菌方法を選択し、安全で確実な医療器材を患者さんに届けられるように日々努めています。

医療材料管理業務

中材のもう1つの役割として、医療材料管理業務があります。最近の医療はますます高度化しており、使用する機器、医療材料は日々改良され進歩しています。新しい医療材料を使用して行われる治療も多くあります。中材では、新しい医療材料を購入する際に、その安全性や価格を十分に検討して選定し導入する役割を担っています。医療材料が、不足することなく供給されるように、そして使用する数に見合った在庫があるように数量の管理も行います。

また、同じ診療行為には、共通した医療材料が使用できるように標準化を行うことや、できるだけ優れた材料を安価で購入するように、価格交渉なども行っています。

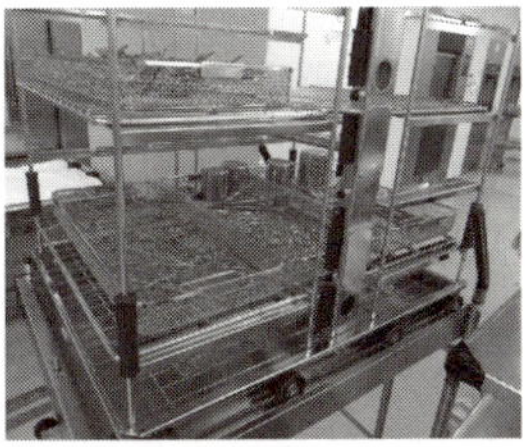

図1　洗浄器の中に入れる器材

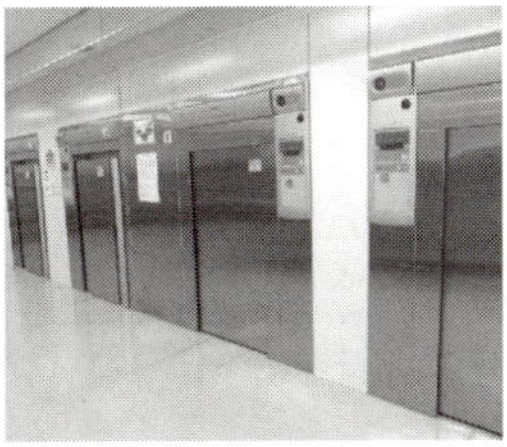

図2　高圧蒸気滅菌装置

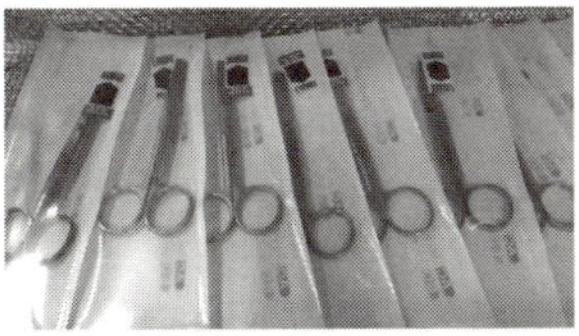

図3　滅菌バッグ

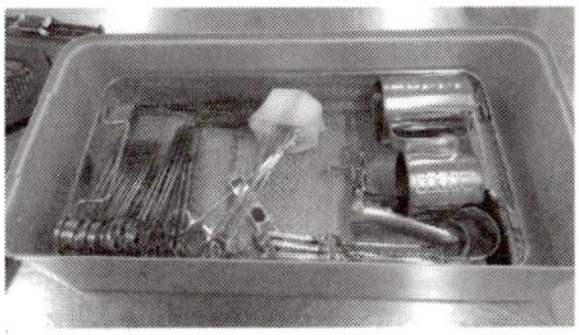

図4　コンテナ

パート5 医療安全管理室

医療安全管理者 兼 副看護部長 村田《むらた》 瑞穂《みずほ》

当センターでは、医療における安全管理を組織横断的に推進する目的で、2006年4月に医療安全管理室を設置し、医療安全管理者を配置しました。そして、「医療に係る安全管理のための指針」を定め、医療安全に取り組んでいます。

安全な医療を提供するために、何が必要なのかを考えて実行していくところが、医療安全管理室です。

安全管理に関する基本的な考え方

医療現場では、いかなる時にも患者さんの利益が最優先であるべきです。そのために、私たち医療従事者は、自ら行う行為の危険性を認識し、医療事故防止を心掛けることを大切にしています。そして、専門職としての責任を自覚し、日々医療に関する知識の習得と医療技術の研鑽《けんさん》に励むこと、状況を的確に把握し、適時・適切に判断を下すことを常に意識しています。

思い込みや慣れなどで基本的確認を怠ることにより、重大な過誤を起こす危険性があることを忘れないように心掛けています。そのためには、常に自ら行う医療行為の安全性・正確性などを確認することが必要です。

医療安全管理室の活動

医療安全管理室では、医療安全管理委員会と連携を取りながら、次のような活動を行っています。

①インシデントレポートを検討するカンファレンスの実施

当センターでは、医療従事者が医療を行う上で、「ヒヤリ」としたり「ハッ」としたりした事例で、医療事故には至らなかった場合、その事象（これをインシデントといいます）をインシデントレポートとして医療安全管理室に報告する仕組みをとっています。

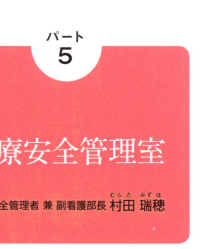

1件の重大事故の背景には、29件の軽症事故と、300件のヒヤリ・ハット事例が存在するといわれています。

重大事故を防ぐにはインシデントを分析することが必要です。医療安全管理室では、医療安全管理委員会委員とともに、報告されたインシデントレポートを一つひとつ分析、検討し、再発防止のための業務改善計画につなげられるよう、各部署の支援や部門間の調整を行っています。

②周知活動

各職員から報告のあったインシデントレポートは、毎月「月次報告」として集計し検討を加えた後、気になる事例なども掲載し、全職員に具体的に知らせるようにしています。

特に注意すべき事象については「WARNING」（ポスター）を作成し、一層の注意喚起を促します（図）。

③医療安全パトロールの実施

医療安全を実践するためには、当たり前のことを当たり前に行う必要があります。そのため、医療安全管理室では、院内で決められたマニュアルが各病棟・部門で守られ実施できているかどうか、実施状況の確認を行うため、「医療安全パトロール」を行っています。

④医療安全研修会の実施

医療安全管理室では、医療安全管理委員会と協力して、年2回、全職員を対象とした医療安全研修会を開催しています。当日参加できなかった職員はeラーニングを受講（DVDを視聴）します。

また、看護部や薬局、MEセンターなどと協力して、部署別にも医療安全に関する研修を行っています。

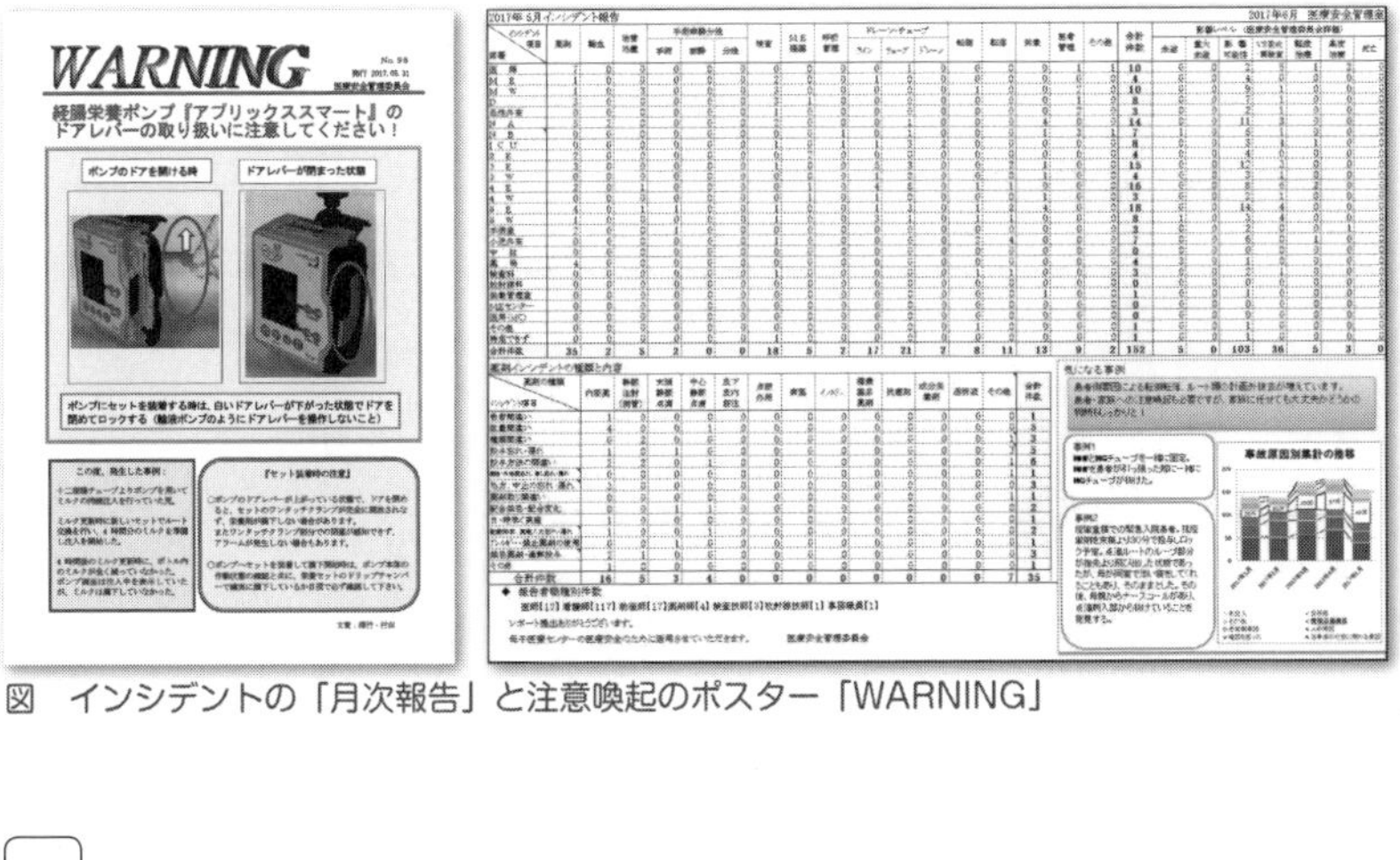

図　インシデントの「月次報告」と注意喚起のポスター「WARNING」

パート
5

病院内のすべての人を感染から守るために

感染管理室 感染管理認定看護師 木下《きのした》 真柄《まきえ》

感染管理室とICT

感染管理室は、感染対策の実動部隊である感染制御チーム（Infection Control Team／ICT、以下ICT）の活動拠点となる部署です。感染管理認定看護師が「感染管理者」として常駐し、感染制御の専門的知識を持つ医師（インフェクションコントロールドクター〈Infection Control Doctor／ICD〉）、薬剤師、臨床検査技師が所属し、感染管理活動を行っています。

ICTは、感染症患者さんへの対応、職員の感染防止に関すること、感染対策における研修会の実施、抗菌薬（抗生物質や合成抗菌剤）が正しく使われているかの監視と指導、感染に関する相談への対応や情報の収集と提供、アウトブレイク（特定の細菌や耐性菌による感染症の集団発生）への対応など、院内感染に関係するすべてを担います。

手洗いをしよう

細菌やウイルスなどの微生物は、人体・環境・空気中、どこにでも存在します。それらの微生物から身を守るには、まずは「手を洗う」ことが基本となりますが、医療従事者はただ単に手洗いをするだけでなく、正しいタイミングで手洗

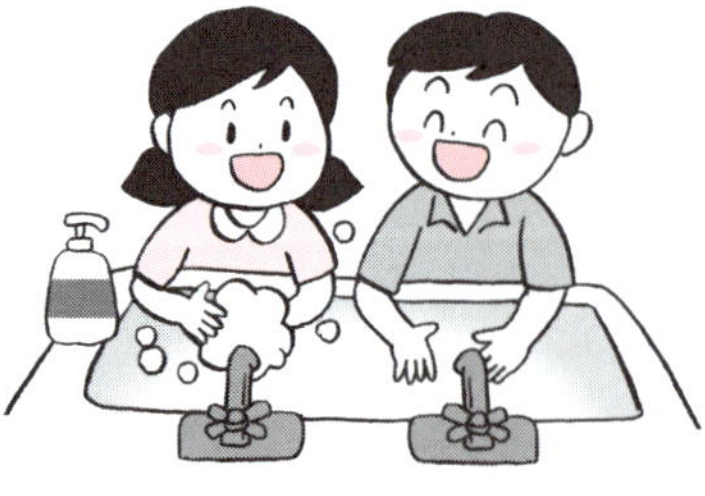

いをすることが重要になります。

当センターでは医療従事者に対して、WHO（世界保健機関）が推奨する「5つのタイミング」に沿って手洗いをするように指導しています。「予防は治療に勝る」というように医療従事者はもちろん、面会者や付き添い者、さらに患者さん自身もしっかり手を洗って、感染を予防しましょう。

ワクチンを接種しよう

ワクチンを接種する目的には次の3つがあります。

・自分が病気にかからないために
・病気になっても症状が軽くすむために
・周りの人に病気をうつさないために

妊婦さん、生まれたばかりの赤ちゃん、免疫が弱い患者さん、高齢者など、ワクチンを接種したくても接種できない人がたくさんいます。しかし、ワクチンを接種できる人たちが接種することにより感染症の流行をとめることができます。

「1人はみんなのために、みんなは1人のために」。ワクチン接種が可能な年齢になったら、ワクチンを接種しましょう。

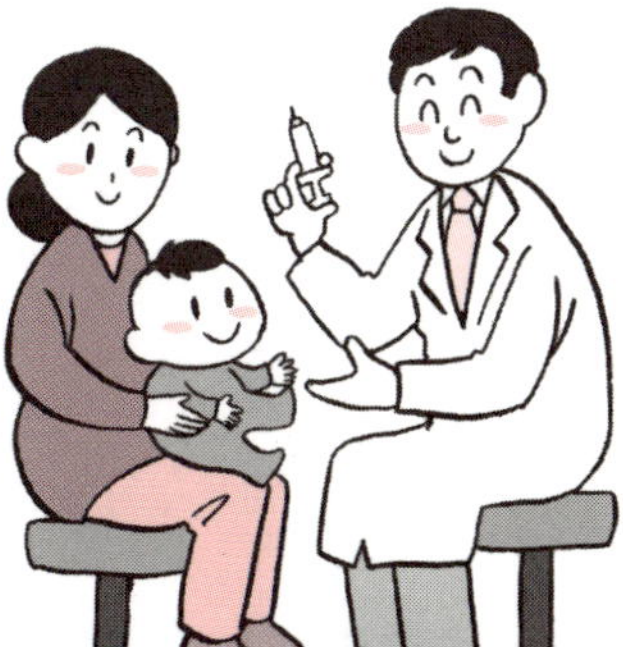

パート5

診療情報管理士の業務

診療情報管理室 室長 枝光《えだみつ》 尚美《なおみ》

診療録（カルテ）の管理

診療録は、医療機関を受診したすべての患者さんに対して作成され、法律で5年間の保存が義務づけられています。診療録は、法律で使用されている正式な名称です。一般的にはカルテと呼ばれていますので、ここではカルテという用語を使います。

カルテは、①患者さんの診療内容・経過などを記載し継続した医療を提供するために作成し利用されるものですが、それ以外に、②医療費請求の際の客観的な資料として、③医師や看護師たちの医学研究や教育のため、④医療訴訟の際には証拠資料として、利用されます。しかし、記録に不備があれば有効な利用はできません。また、カルテは患者さんの個人情報の宝庫ですから、内容が簡単に院外に漏れないように最大限のセキュリティー機能をもって管理する必要があります。そこで、組織的にカルテ作成の支援と保管を行う部門が必要なのです。

診療情報管理士は、患者さんに直接会うことはほとんどありませんが、医師・看護師が提供している医療行為が、適正に漏れなく記録できているかを点検し、膨大なデータから必要な情報を抽出するお手伝いをするとともに、患者さんの個人情報が漏れないような体制を整えることで、間接的に安心、安全な医療を提供する体制を支えています。

過去と未来をつなぐカルテ

たくさんの患者さんを診察する医師にとって、1人の患者さんの病態をすべて記憶するのは不可能です。カルテを参照することで、継続した治療が可能となるのです。特に小児期に発症する慢性疾患の場合、治療期間は長期に及ぶため途中で主治医が交代することもありますし、ほかの医療機関へ転院せざるを得ないこともあります。そのようなときには、適正に作成されたカルテは、医師や看護師の情報共有ツールとなります。カルテが患者さんに対して継続した医療やケアを可能とするのです。

患者さんと医療者をつなぐカルテ

医療は、患者さんと医療従事者の共同作業です。医療の質と患者さんの安全確保のためには、医療従事者だけでなく患者さんの参加が必要です。適正に作成されたカルテを基に説明をすることで患者さんは提供される医療に納得し、前向きに医療に取り組むことができます。

昔は、カルテは患者さんに見せるものではありませんでしたが、２００３年に「診療情報の提供等に関する指針」が策定され、患者さんの希望があれば、医療機関はカルテの開示に応じることとなりました。それに伴い、第三者が見ても理解できるような記録へと記録方法の見直しもされています。

医療者を育て、医療の質向上に貢献するカルテ

提供された最新の医療は、その検証をすることで医療の進歩に貢献します。当センターは、周産期・小児の高度先進的な専門病院なので長期間のカルテの保存が望まれます。当センターが設立された当初(１９８１年)は、助からなかった小さな命が、現在では助かるようになっています。提供した医療が適切であったかどうかの評価は、患者さんが成人して初めて評価できるものもあります。長期間のカルテの保存と適正な記録が不可欠なのです。当センターでは、開院以来35年間のすべてのカルテが保存されています。

診療情報管理室は、患者さんからは見えにくい縁の下の存在ではありますが、良い診療録が作成されることで、患者さんが安心して医療を受けられるよう、陰ながら患者さんを支えるお手伝いをしています。

パート5

保健師の業務

母子保健調査室 室長 佐藤《さとう》 拓代《たくよ》
母子保健調査室 保健師 仁木《にき》 敦子《あつこ》

保健師という職種

　大人の病院を含めても、全国で保健師が配置されている施設は非常に少なく、日本小児総合医療施設協議会に加盟している子ども病院36施設のなかでも8施設にすぎません。当センターは設立当初から、標準より小さく産まれた、あるいは病気や障害を持った子どもでも生活するのは地域であるとして、地域保健機関（保健所や保健センター）との連携推進を目指し保健師が配置されています。

　保健師は看護師の資格を持つ上に保健師の資格をとっているので、医療の知識があり、さらに地域支援を行う公衆衛生や、地域で生活するのに必要な社会サービスに関する知識もあります。すなわち、患者さん、家族、地域に対する支援ができる職種といえます。

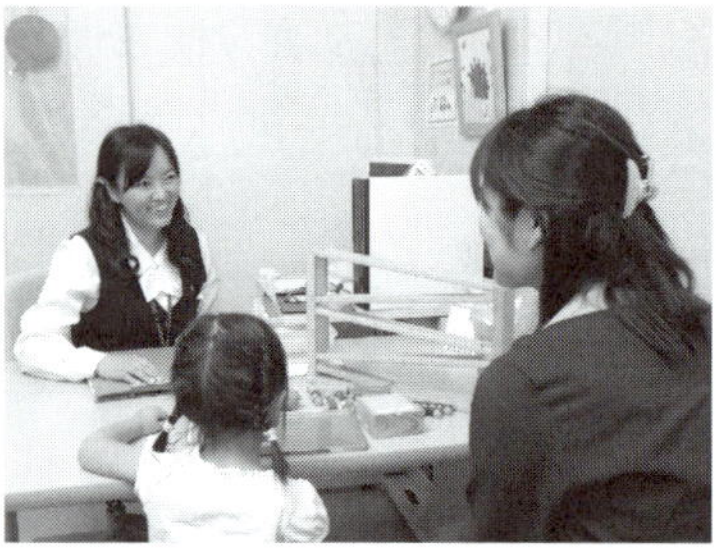

図　保健師の面接相談

地域での生活を見据えた支援

　当センターの保健師は、産科や新生児科のほかに臨床各科やNICU（新生児集中治療室）などの病棟と連携し、外来や病棟で妊婦さんや母親たちに面接します（図）。これから子どもを産み育てる場合は、地域保健機関に育児ができる環境を整える支援、退院後に子どもを育てる不安が強い、または育児負担が大きいなどが予想される場合は、地域保健機関に家庭訪問などの支援をお願いしています。在宅での医療が必要な場合は、患者支援センターと連携した関係機関支援の一翼を担っています。

なかには複雑な背景を持ち、地域で医療・保健・福祉が連携した支援が必要な方がいます。当センターには、医療(医師・看護師など)・保健(保健師)・福祉(ケースワーカー)とそれぞれ地域の機関と連携した職員がいるので、外来受診や入院中に地域関係機関と連携がしやすいのが強みです。

子どもの育ちと保護者の子育ての見守り

標準より小さく産まれた子どもや、出生後に外科治療が必要であった子どもに、新生児科医師、心理士たちで子どもの発達を支援する発達外来を行っています。発達外来では、できるだけ同じ保健師が保護者に対応し、育児のこと、生活のこと、子どもとのかかわりのことなどの相談に応じていますので、保護者とともに発育の喜びや心配を共有することができます。このような見守りを小学校入学前まで行っています。

子どもにとって最もふさわしい療育や進路は、保護者の関心が高いところです。入院中の子どものことを知り、発育や発達と家族の心配ごとなどに寄り添った支援を行ってきた保健師は、一緒に考えて、親子にとって良い選択ができるよう支援を行っています。

地域保健機関への支援

保健師は、大阪府市町村の出生状況などのデータを加工しグラフ化して、地域保健機関に提供しています。また、当センターは小さく産まれた子どもの医療の中核機関であることから、医療を知ってもらい地域支援に役立てていただく保健師研修も、大阪府と連携して行っています。

保健師は大阪府から派遣されていますので、いずれは大阪府保健所などに戻りますが、このことにより当センターと大阪府保健所などとの連携が強化されています。すなわち、当センターで蓄積した保健師の経験が、大阪府の各地域で生活する子どもと家族に対する保健機関の支援にも反映されているともいえるでしょう。

パート5

臨床研究部

（治験推進室と臨床研究支援室で構成されています）

臨床研究支援室 室長 植田《うえだ》 紀美子《きみこ》
治験推進室 室長 平野《ひらの》 慎也《しんや》

治験とは

新しい「薬」を開発するためには、「薬の候補」について動物を使って効果や毒性を調べるだけでなく、最終的には人で有効性や安全性を確認する必要があります。

この人での有効性や安全性について調べる試験を「臨床試験」と呼びます。その中でも、厚生労働省から薬として製造販売の承認を受けるために行う臨床試験のことを、特に「治験」と呼びます。治験は厚生労働省が定めた省令（医薬品の臨床試験の実施の基準／GCP）に従って行われます。治験には３つのステップ（フェーズ）があり（図1）、それぞれのステップで安全性や有効性を確認しながら進めていきます。

治験推進室

治験推進室は、２００８年に治験・臨床研究の推進を図る「拠点医療機関」（全国で30施設、小児病院では3施設）に選ばれたときに開室しました。

当センターでは、高度専門医療が行われているため、製薬企業などから治験や製造販売後調査（薬として承認された後、通常の診療下での使用について有効性や安全性を確認する調査）などの受託研究（当センター以外の機関からの委託を受けて、委託者が負担する経費を使用して行う研究）の依頼が多くあります。看護師・薬剤師・臨床検査技師のCRC（臨床研究コーディネーター）が治験依頼者とセンター各部門を橋渡しして、患者さんの対応や医師のサポート、各種事務書類の作成などを行っています。当室は、小児の治験などを推進することで小児医療に大きく貢献しています。

臨床研究とは

臨床研究とは、人を対象として行われる医学研究のことです（図2）。病気の予防・診断・治療方法の改善や病気の原因の解明、患者さんの生活の質の向上などを目的として行われます。新しい治療法の効果を評価していくことや、稀《まれ》にしかみられない病気も対象になります。すでに行われている治療の効果やその予後を観察していくこともあります。医療に活用できる確かな情報とするために、患者さんや家族にご協力いただいて行われます。

文部科学省と厚生労働省は、人間の尊厳および人権を守るとともに研究が適正かつ円滑に実施されるように「人を対象とする医学系研究に関する倫理指針」を定めています。臨床研究に携わるすべての関係者は、この指針を遵守することが求められています。

臨床研究支援室

医師や看護師、コメディカルが、子どもやその家族を対象とした臨床研究などを計画、実施する際、倫理的および科学的に問題なく行われるように、相談（疫学・統計コンサルテーションサービス）や研修などを通じて支援を行っています。

臨床研究では対象となる方を危険にさらさず、個人情報を適切に扱うことが重要です。臨床研究に携わる研究者は、常に高い倫理観と安全性を第一に考える精神を持ち続ける必要があります。公正な研究活動の推進のため、研究倫理教育に加え、研究活動における不正行為への対策も講じています。

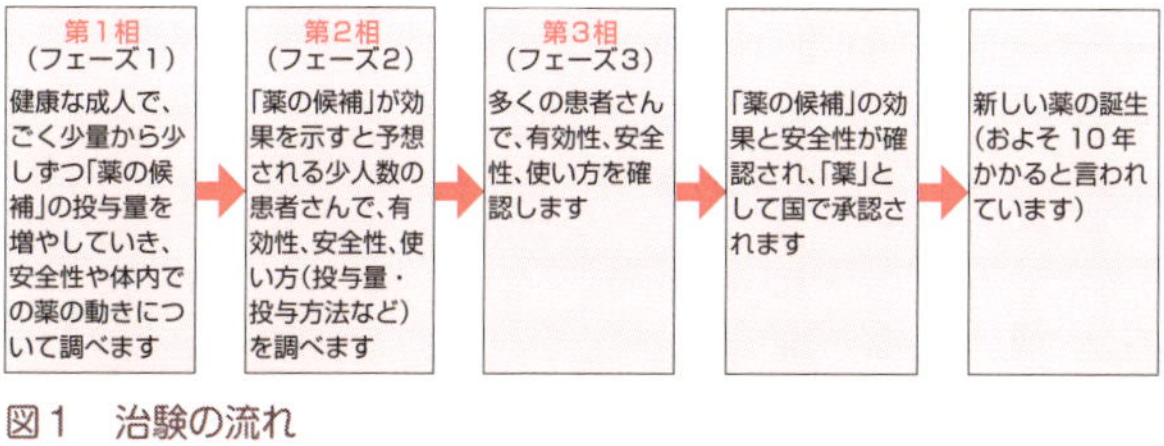
第1相
（フェーズ1）
健康な成人で、ごく少量から少しずつ「薬の候補」の投与量を増やしていき、安全性や体内での薬の動きについて調べます
第2相
（フェーズ2）
「薬の候補」が効果を示すと予想される少人数の患者さんで、有効性、安全性、使い方（投与量・投与方法など）を調べます
第3相
（フェーズ3）
多くの患者さんで、有効性、安全性、使い方を確認します
「薬の候補」の効果と安全性が確認され、「薬」として国で承認されます
新しい薬の誕生（およそ10年かかると言われています）

図1　治験の流れ

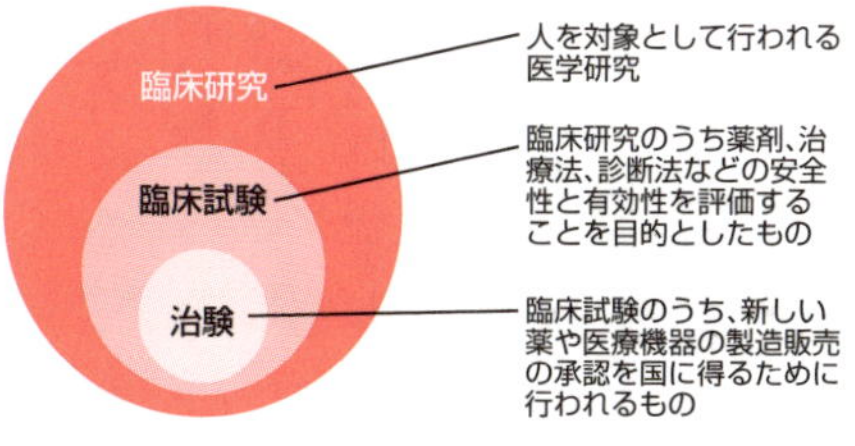
臨床研究
臨床試験
治験
人を対象として行われる医学研究
臨床研究のうち薬剤、治療法、診断法などの安全性と有効性を評価することを目的としたもの
臨床試験のうち、新しい薬や医療機器の製造販売の承認を国に得るために行われるもの

図2　医学研究

パート
5

情報企画室の仕事

情報企画室 室長 山田《やまだ》 俊哉《としや》

情報企画室の役割とは

患者さんにとって、情報企画室という部署は、あまり馴染みのないところかもしれません。確かに、私たち情報企画室の職員は、直接患者さんと接することは、ほとんどありません。ということは、情報企画室は患者さんにとってあまり関係のない、役に立っていないところなのでしょうか。いいえ、違います。情報企画室は、実は、大変、患者さんの役に立っているところなのです。では、どのようなところで、患者さんの役に立っているのでしょうか。外来を訪れた、ある患者さん「ひろしくん」を通して、みてみましょう。

ひろしくんは、当センターに定期的に通院しています。今日は、予約した診察日です。診察予約時間の少し前に病院に着いたひろしくんは、再来受付機に診察券を入れて、受診する診療科のボタンを押しました。すると、順番待ち番号の紙が出てきました。

この再来受付機は、病院のコンピューターの予約台帳とつながっており、診察に来た患者さんの予約があるかどうかの確認をして、順番待ち番号の紙を印刷します。同時に、外来受付の端末機（コンピューター）の画面には、ひろしくんが病院に着いたことが分かる仕組みになっています。

次に、ひろしくんは、外来前のアトリウムにやってきました。診

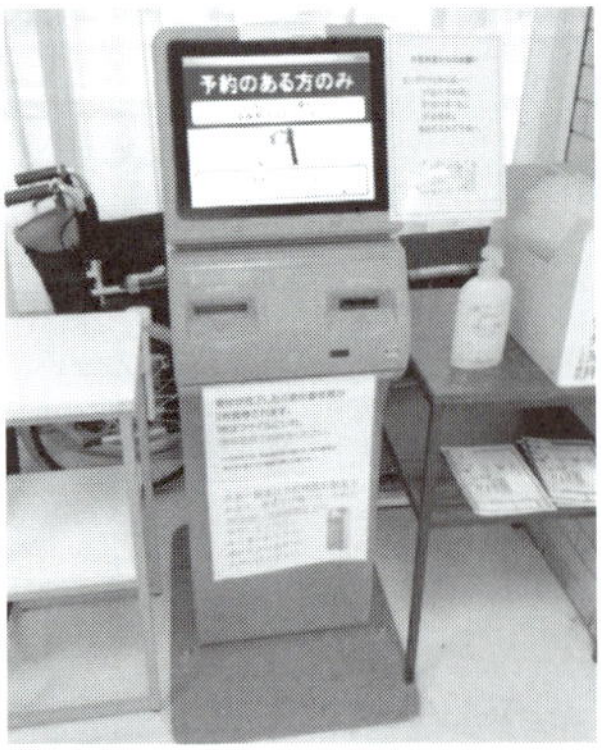

図1　再来受付機

察時間までまだ時間があるので、汽車の遊具で遊ぶことにしましたが、診察室から呼ばれたら、すぐ行かないといけないので気になります。でも大丈夫。アトリウムには、患者案内表示板といって、診察の順番待ちの番号が表示されているので、いつ頃呼ばれるかがだいたい分かります。

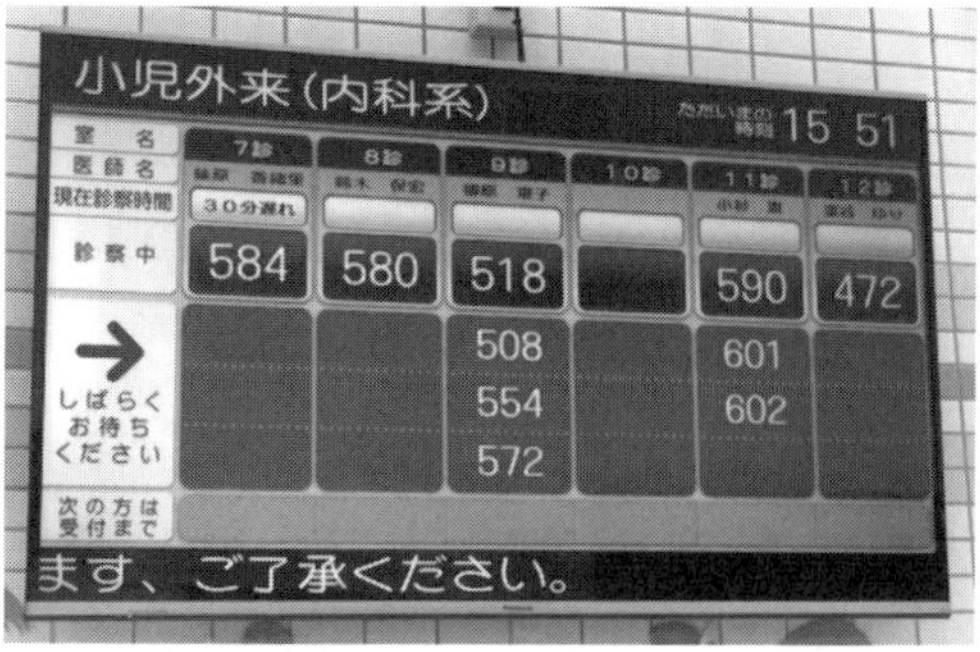

図2　患者案内表示板

　さて、ひろしくんの順番待ちの番号が、患者案内表示板に表示されました。診察室の前に移動します。しばらくすると、呼び出しの案内が表示されました。さあ、診察です。いつもの先生が、にっこり笑って迎えてくれました。

　先生は、「だいぶ、良くなってきているようだけど、お薬はそのまま続けて飲んでくださいね」と言って、診察室の机の上のパソコンに向かって何か操作をしました。すると、薬の処方箋が印刷されてきました。これも、病院のコンピューターが働いているからです。

　このように、情報企画室は、患者さんの診察がスムーズに進むようなコンピューターの仕組み（システム）を考え、そして、24時間365日動くようにしています。情報企画室の職員は、直接患者さんとお話したりお世話したりすることはありませんが、日々患者さんの役に立てるように頑張っています。

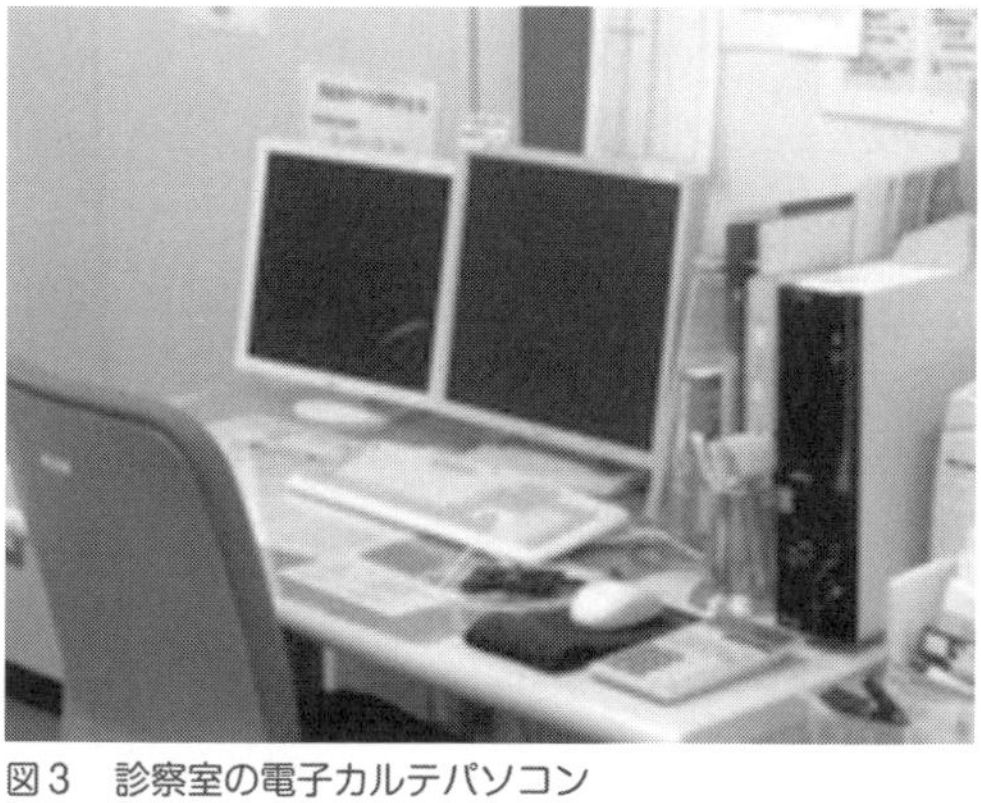
図3　診察室の電子カルテパソコン

パート
5

総合企画室

副院長・総合企画室 室長 川田《かわた》 博昭《ひろあき》

総合企画室の設置目的

当センターの理念は「母と子、そして家族が笑顔になれるよう、質の高い医療と研究を推進します。」ですが、その医療と研究を今後も維持、推進するためには、経営状況を良好に保つことが不可欠です。同時に、患者さんおよび家族の皆さんの要望をかなえるのみならず、職員が働きやすい環境を整備することも必要です。

総合企画室は、これらに関する諸問題を解決するために2015年4月1日に設けられた部署で、職員からの意見を参考に立案した経営改善策を実行に移すとともに、診療科個別では取り組めない課題への対応や長期的な視点に立った戦略についての検討を行い、その実効策を立案することが主たる業務です。総合企画室の構成員は、事務職員、医師、看護師、薬剤師、診療情報管理士で、すべて兼任です。毎週1回、業務を行っています。

これまでに立案、実行した目的ごとの主な業務

※［　］内は特定される場合の対象診療科

1．患者さんおよび家族の皆さんの要望の解決や質の高い医療の推進

・病院全体で「おもてなし」意識の向上
・院内でのスマホ使用案の作成
・外来診療での指導管理の徹底
・外来診察室・医療クラーク室再編案の作成
・初診枠の一部を地域紹介枠として限定（地域紹介枠の増加）［子どものこころの診療科］
・初診患者さんの待ち時間に描画を実施（心理検査の一種）［子ど

ものこころの診療科］
・近隣の院外薬局への医療消耗品配備依頼
・入院直後の外泊件数、入院後の術前検査数の軽減と妥当な在院日数の設定（病状と事情に応じた入院期間の決定）
・無痛分娩の推進［産科・麻酔科］
・鎮静を必要とするMR（Magnetic Resonance）検査の（安全のための）入院による施行への手順作成
・内分泌負荷テストを行う患者入院枠の増加、消化管内視鏡検査入院の増加［消化器・内分泌科］
・造血《ぞうけつ》細胞移植の増加［血液・腫瘍《しゅよう》科］
・医科で治療する患者さんの周術期における口腔《こうくう》管理［口腔外科］
・上顎骨《じょうがくこつ》形成術の申請［口腔外科］
・足底圧計測［リハビリテーション科］
・集中治療室（ICU）での専門家の鎮静に対する麻酔料の算定［集中治療科］
・積極的な服薬指導の推進
・持参薬の管理、薬剤師の入退院センターでの業務開始
・医療の質向上のための「こども病院ベンチマーク」基本案の作成（指標の選定と分析）
・新病棟開設にかかわる病床像の試案作成
・新生児集中治療室（NICU）病床増床策の作成

2. センターの経営改善

・使用頻度《ひんど》の少ない（古い）機器（超音波機器など）の売却、他部署での活用
・検査依頼などのペーパーパーレス化
・包括医療費支払い制度（DPC）の理解、適切・確実なDPC入力加算など取り漏れ対策の策定
・栄養管理室の委託業務費の削減
・診療科ごとの将来予想手術件数調査と件数減少防止策の検討

3. センター職員の労働環境の整備と経営意識の改革

・時間外労働の適正化推進策の策定（過重労働の防止）
・経営改善を目的にした経営指標の分析と発信（毎月）
・広報部門の改善策の検討
・業務紹介のための職場紹介発表会の開催と業務件数の周知
・将来の新病院の具体像設定
・薬剤師病棟配置増員案の作成
・院内のコンビニへの要望のアンケート調査と要望書作成

パート
5

センター運営の要となる事務局

事務局 経営企画グループ 三枝《さいくさ》 由賀里《ゆかり》
総括マネージャー 大庭《おおば》 毅《たけし》

患者さんに見える部分から見えない部分まで

病院の事務局の仕事と聞いて、受付をしている人、会計窓口に座っている人など、どこの病院でも目に見える部分での仕事を想像する人は多いと思います。しかし、病院の事務局の仕事は、実は患者さんからは見えない仕事が大部分です。事務局の各グループの仕事を簡単に紹介します。

1．医事グループ

当センターを受診する患者さんは、乳幼児、小児、妊産婦さんが多数を占めているため、市町村などが行っているさまざまな医療費の助成制度の対象となる患者さんが多いです。乳幼児医療証、難病医療の受給者証、出産一時金など、患者さんの自己負担を軽減する仕組みを円滑に運用するため、さまざまな関係機関との調整などを担っているのが医事グループです。患者さんが一番接する機会の多い受付や会計を行う窓口業務の統括も行っています。

2．総務・人事グループ

大きくは総務部門と人事部門の2つに分かれます。総務部門はセンターのなんでも屋さんです。病院で行われるさまざまな会議の調整や、職員用院内託児所の運営、電話交換から受付の水槽の掃除まで、さまざまな業務を行っています。また、医師が付き添い新生児を搬送するドクターズカーの日々のメンテナンスやファミリーハウスの運営なども行っています。

人事部門は、職員の採用や、福利厚生業務、雇用時の手続き、給与計算など、職員に接する機会が最も多い部門です。

3．施設保全グループ

センターの設備面をつかさどる

グループです。医療機器をはじめとする診療に必要な物品や診療材料の購入、保守点検、センターの建物や駐車場、通路の改良工事や修繕などを行っています。

4. 経営企画グループ

センターの毎年の予算の立案、運営にかかる収入や費用の集計や今後の見込みを作成し、運営・収支状況を判断するのに必要な資料などを作ります。また、経営上の課題を抽出し、その対応策を企画・推進しています。

経理部門もこのグループの中にあります。毎月の病院の中で発生する収入や支払いの審査を行い、病院のお金が適切に使われているかをチェックしています。

センターの今後を見据えて

病院を陰から支える裏方として、法令の遵守や多数の規程に基づいた事務を堅実に行っていくことは、事務局としての欠かせない大事な仕事です。

また、その一方で、めまぐるしく変化している医療界の中で、当センターが将来にわたって安定した小児・周産期の専門的で高度な医療を提供し続ける一助となることも、事務局の重要な使命だと考えています。

そのためにも、事務局も単に決められた業務をこなしていくだけではなく、医師・看護師・医療技術職、みんなの頑張りを生かせるようなアイデアを出していきたいと考えています。例えば、広報の充実や民間・関係機関との連携強化が挙げられます。当センターのことを地域の皆さんにもっと知ってもらうために、センターの活動をFacebook、テレビ局・新聞社へのPRなどにより発信しています。また、過去からの種々のデータを分析することで、どの部門をより充実していくべきかなど、今後のセンターの運営方針決定の手助けになるようなデータ提供を行いたいと思います。

今後も多職種と連携して情報発信に取り組み、センター全体を盛り上げていきたいと考えています。

医療者のエッセー ①

診させてくれてありがとう

小児外科 副部長 米田《よねだ》 光宏《あきひろ》
（現 大阪市立総合医療センター 小児外科 部長）

井村先生は上町台地の西端、夕陽丘の地名に相応しい眺めの良いお寺に眠っておられる。心が動くことがあるとお邪魔する。先生に想いを聴いていただくと、気持ちが落ち着き、新たなエネルギーが湧いてくる。

「診させてくれてありがとう」は先生の口癖で、私の座右の銘である。映画「ロッキー5」でシルヴェスター・スタローンが、生まれてきた自分の息子に「生まれてくれてありがとう」と叫んだのが語源らしい。

20年前の夏、母子医療センターでの鼠経《そけい》ヘルニアの手術からスタートし、手のひらに乗るようなサイズの超低出生体重児の腸穿孔《せんこう》、あちこちの血管が閉塞《へいそく》して途方に暮れるような短腸症候群のカットダウン、手術しか生きる道が残されていない巨大腫瘍《しゅよう》までさまざまな手術にお付き合いいただいた。あのメガネの奥からちっちゃい目で「米ちゃん、しっかりしいや」と、決して器用でない私の手術を根気よく暖かく見守り励ましていただいた。20年が過ぎ、先生がお亡くなりになった歳を超え、臨床に対する真摯な姿勢、患児への愛情の深さ、自ら率先して示すリーダーシップなどを思い浮かべる度に、自分の至らなさ、力のなさを情けなく思う。このまま漫然と仕事を続けていいのかと落ち込みながらも、目の前の忙しさに紛れて自分を許してしまう。

そんな想いを持ちながら、超混雑の夏休み外来で、「もう母子医療センターを卒業できるね」と、患児たちと話すようになった。駆け出し小児外科医の頃、先生に教わりながら手術させていただいた子どもたちである。惚れ惚れするほど逞しくなった男の子、診察するのも恥ずかしいくらい素敵なお嬢さんに育った女の子、重い合併症に苦しみながらも懸命に生きている子どもたちとさまざまであるが、どのお母さんからも「本当にお世話になり、ありがとうございました」と感謝される。決して百点満点の治療ではないのに、それでも感謝していただける。小児医療を選んで、人のお役に立てて本当に良かったと思える瞬間である。そして心の中で「こちらこそ、診させていただきありがとうございました」とお辞儀するのである。

来年の夏には、少しでも先生に近づけるだろうか？

「ベビーモコニャン」のこころざし

育・療支援部門 心理士 山本《やまもと》 悦代《えつよ》

僕はねこ。名前はまだない。いずれ進化して「モコニャン」になる。だから、まだまだ「ベビーモコニャン」。

僕は、ただ可愛いだけの“ゆるキャラ”とはちょっと違う。僕の生い立ちと僕に託されたミッションを聞いてほしいんだ。

僕が生まれたのは、母子医療センターのホームページがリニューアルされた２００４年。「とりあえず～、適当に～下書きを猫で」と、かなりいい加減な感じで、僕の「猫生《ねこせい》」は「子どもページ」の中から始まった。どうして、僕や子どもページが生まれたかというと、子どもたちに母子医療センターを知ってもらうため。遠くから来る子は、大阪、ましてやこの病院に来たことなんてない。だから、子どもたちの地元で、子どもページをみて、少しだけでも親しみを感じてくれたらって思ったんだ。知ってることで、こころの準備ができるんだ。ちょっぴり怖くなくなって、安心もできるよ。いつか、病院の封筒や予約票に僕が乗っかって、子どもたちを迎えに行けたらどんなにステキだろうって、その頃は思ってた。

しかし、猫生はそんなに甘くなかった。誕生して数年、人知れず、地味に、僕は、子どもページの中で働いた。ある日、僕は、表舞台に出ることになった。もともと可愛い僕に気づいてくれて、活躍の場を与えてくれた人がいた。一人ひとりの存在に目を配り、支えてくれる周囲の人がいるからこそ、だれもが活躍できるんだ。僕をみつけてくれたように、病院に来ている子どもたちの可能性をもっともっとみんなでみつけられたら、いいよね。

第２の誕生後の僕の躍進ぶりはみんながご存知！　名前をつけてもらって、大きな着ぐるみにもなった。MRIに入ったし、痛い注射も、浣腸だって……。僕ほど、「体をはったゆるキャラ」なんてどこにもいない。

僕は自覚している。知名度、稼ぎ、ルックスなど、くまモンには、やっぱり負けてるって。でも、こころざしの高さではどんなゆるキャラにも負けない。

「子どもたちの安心と、笑顔と、未來のために、僕や、母子医療センターのみんながいるんだ！！」

医療者のエッセー ③

私の趣味、それは……

小児神経科 副部長 柳原《やなぎはら》 恵子《けいこ》

最近新しい趣味ができてしまった。それは着ぐるみに入って、いつもと違うキャラになることである。現在、母子医療センター着ぐるみ隊（？）に勝手に小児神経科と兼務して所属し、すきあらば出動の機会をうかがっている。キッズセミナー、クリスマス会、病院の行事の日など、出番は多い。

実は幼少時から着ぐるみショーを見るとわくわくしていたが、母親になってからは、子どもと一緒に堂々と仮面ライダーショーを見に行けることがとてもうれしかった。母子医療センターに病院キャラクターであるモコニャンの着ぐるみができたとき、さっそく応募して入ってみた。入ってみると実に楽しい。確かに疲れて汗だくになるけど、モコニャンが病棟訪問をすると、子どもたちが「わーいモコニャンだー！」と寄ってきてくれ、握手してくれ、写真を撮ってくれ、たまには突き倒され？(倒されると自分で起き上がることができずじたばたしてます)、30分だけ思い切りヒーローになれるので、それがたまらない魅力なのだろう。自分の顔が見えているわけでもないのに、写真を撮ってもらうときは着ぐるみの中でつい笑顔を作ってしまったりする。しかし毎回、着ぐるみを脱いだあとの脱力感とリバウンド感は半端ではない。これまですべての人が自分だけに注目して笑顔を投げてくれていたのに、急にだーれも振り向かなくなるのである……。

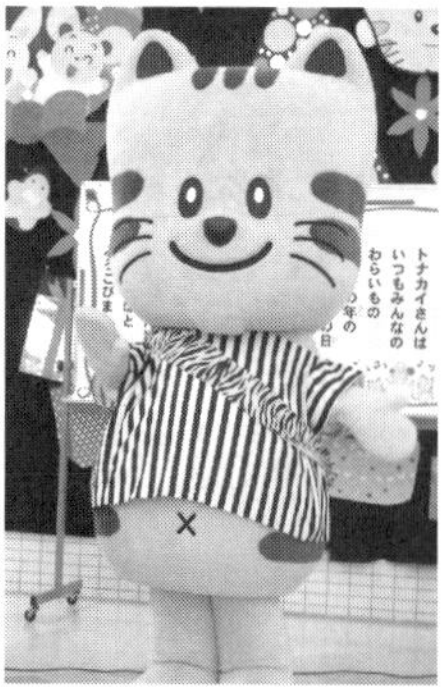

着ぐるみ隊で一番うれしかったことは、クリスマス会でモコニャンが阪神タイガースの藤波選手と手をつなぎ出演したことである。台本にはなんと「藤波選手、モコニャンと手をつないで入場」と書いてあって鼻血を吹きそうになり、前夜は眠れなかった。

今後も体力と時間の許す限り、機会があれば着ぐるみに入って子どもたちとふれあっていきたい。その笑顔からもらう活力が、母子医療センターで働く現在の私の原動力になっている。

医療者のエッセー ④

引き継いでいかなければならないこと

リハビリテーション部門 理学療法士 瓦井《かわらい》 義広《よしひろ》

私は1991年4月1日、市内の療育園から大阪府立母子保健総合医療センター（以下母子医療センター）に奉職し、早いもので2017年の4月で26年となった。定年も近くなり、歴代の諸先生、諸先輩方から受け継いだことを次世代に引き継がねばならないと強く感じている。

子ども病院オープン時、私たちは諸先生、諸先輩方の指導もあり、疾病の治療はもちろん、何をすれば親子と家族が喜び満足してもらえるか、不安と戦う親子に寄り添えるかを把握する努力をした。そして、その把握する努力が疾病治療だけでなく、親子や家族のさまざまな課題にも対応できる今の母子医療センターへと成長させたのではないかと思う。すなわち、何をすれば親子や家族が喜び、満足し、寄り添っていけるかということを的確に見つけ出す力、気づく力が今の母子医療センターの礎になっていると思う。

気づく力は医療だけではなく、親子や家族の隠れたさまざまな課題を見つけ出し軽減することができる。そしてその結果、親子や家族の気持ちの負担を和らげ満足度を向上させられるのである。つまり気づく力は、問題が医療や患児個人の課題にとどまらず、親子や家族を巻き込んでいくという小児疾患特有の課題解決には必要不可欠なものである。

気づく力は単に日々の生活を過ごすだけでは得られない。気づく力を得るには、気づこうとする意識が重要で、情報収集するアンテナを鍛えることが必要になる。日々の気づこうとする意識こそが気づきのアンテナを鍛え、結果として気づく力が得られるのである。

冬の雨の日、冷たく持てない外階段の手摺《てす》り、ビスが緩んだ階段の手摺り、利用者に比べて数が少ない障がい者用トイレ、雨天時には松葉杖《まつばづえ》では滑るタイル。冬の朝、薄暗い総合受付で寒そうに待っている妊婦さんや親子たちに気づいていましたか？

私は、親子・家族を各職種が医療だけでなく、さまざまな面からきめ細やかに支えるという母子医療センターの伝統をこれからも継承し発展させるために、諸先生、諸先輩方から受け継いできた気づく力を次世代にしっかり受け渡していきたい。

あれから26年……

消化器・内分泌科 主任部長 惠谷《えたに》 ゆり

私が初めて母子医療センターに来たのは1991年です。この年に小児部門が開設され、第一小児内科(現在の消化器・内分泌科と腎代謝科)の位田忍先生、里村憲一先生のもとに配属されました。成長ホルモン負荷試験は1年で84人も行いました。同時に4人の患者さんが、複数の病棟に分かれていることもよくあり、時計を見ながら走り回って採血していました。当時は4日間負荷試験を続けて行っていたため、後半になるとルートが詰まりかけることも多く、無理に採血しようとするうちに手に採血ダコができて2度ほど破れてしまったのですが、位田先生から「まめが破れるようじゃ、まだまだね」と言われたことを今も覚えています。

2009年に18年ぶりに消化器・内分泌科に戻ってきました。位田先生は巨大化し、外来はエンドレスとなり、迷惑をかけた看護師さんたちからの逆風も強くて愕然としましたが、みんなでスクラムを組んで頑張ってきました。当科では、ほぼ毎日カンファレンスを行い、入院患者さんの状況を全員で共有し、科としての治療方針を決めるようにしています。その結果、週末は完全にオンコール化ができており、子育てと仕事も両立できる環境になっています。難しい疾患の患者さんたちにベストの治療選択をするためにも、またスタッフのQOL(生活の質)を維持するためにも良い方法だと考えています。

小児科医としてこのセンターで仕事ができることは本当に幸せです。多くの小児分野の専門医が揃っていて気軽に相談することができますし、コメディカル(医療スタッフ)もハイレベルな技を持っています。暴れる小児の採血時に巧みに誘導して抑えてくれる看護師、鎮静剤で眠らない子をあやして寝かせてくれる放射線技師、家庭の状況やお母さんの心理まで配慮できる管理栄養士、遊びを通して子どもたちの不安を取り除いてくれるホスピタルプレイ士など、数えあげたらきりがありません。まさに「子どものプロ」の集団なのです。このプロ集団の一員として、誇りを持って、これからも頑張りたいと思っています。

コラム 「がんばり屋さん」① 患者さん・家族からのメッセージ

IRDSを乗り越え、本当の強さを持ったピアニストを目指す

K・Hさん

私は早産のため未熟児で生まれ、ＩＲＤＳ（新生《しんせい》児《じ》呼《こ》吸窮迫症候群《きゅうきゅうはくしょうこうぐん》）により自発呼吸ができず、生命の危険にさらされながら、人工呼吸器で命をつないでいました。新生児期から小学校入学までこの母子医療センターでお世話になり、藤村先生をはじめとする新生児科の先生方や看護師さんに助けていただきました。

４歳になり、地元の幼稚園に入りましたが、通園するとすぐに風邪《かぜ》をもらってきては入院していたので、ほとんど幼稚園に行くことはできませんでした。ほぼ毎日、家で退屈していた私にピアノ教師をしていた母が手ほどきをしてくれたのが、私とピアノの出会いです。

その後も、月に１度は風邪ひきをきっかけに呼吸機能が落ちて入院、という生活が続きましたが、そんな状況にもかかわらず、厳しく指導してくださるピアノの先生との出会いもあり、大阪府の公立高校で唯一音楽科のある府立夕陽丘高校に無事合格することもできました。

高校に進学する頃には、ほとんど健康な人と変わりなく過ごせるレベルにはなったものの、やはり私にはハンデが残っていました。弱かった頃はどこへ行くにも車で送り迎えしてもらい、いわゆる温室状態で育ったため、精神年齢が低く、まったく世間知らずでした。高校入学の頃に初めて自分の手で、切符を買って電車に乗りました。

音楽を究めていく中では、人生経験や教養は不可欠であるにもかかわらず、自分の体の弱さゆえの経験不足で音楽が成熟せず、悔しい思いをすることもありました。しかし、健康な人たちが普段経験することのない我慢や努力を経験したからこそ、今の自分にはほかの演奏家にはない強みがあるのかもしれない——本当の強さを持ったピアニスト、人間になりたいと思います。

高校卒業後は、京都市立芸術大学、同大学大学院修士課程、フランス留学を経て、現在は音楽教室や自宅でピアノの指導をする傍ら、さまざまなところでの演奏の機会をいただき、ソロやデュオ、オーケストラとのCD録音などの演奏活動をしています。

急性骨髄性白血病を克服し、母子医療センターの看護師へ

M・O さん

私は、小学校３年生のときに急性骨髄性《こつずいせい》白血病を患い、母子医療センターで１年２か月の入院生活を送りました。2000年１月13日、弟がドナーとなり私は骨髄移植を受けました。あれから13年。私の家では、１月13日は移植記念日となり、毎年この日を迎えられたことをうれしく思い感謝してきました。

当時は、両親や弟に会えない寂しさ、学校へ行って勉強することや友だちと遊ぶことのできない悲しさなど、今まで普通に生活していたことが入院したことで、できなくなったこともありました。また、化学療法の副作用によって髪の毛が抜けてしまい、あまりのショックで母と一緒に抱き合い泣いたことも覚えています。

入院生活は、つらくて苦しかった時期もありますが、それ以上にたくさんの出会いや楽しかった思い出があります。病棟では、ボランティアの方が催し物をしてくださり、とても楽しかったです。入院中は院内学級に通い、休憩時間にはＵＮＯをして遊んだことが印象に残っています。看護師の方は、とてもやさしく笑顔で接してくださり、寂しかったときも笑顔になることができました。検査のときは、いつも傍《そば》にいてくれて言葉を掛けてもらい、何事にも勇気を出して頑張ることができました。また、病棟には私と同じように病気と闘っている幅広い年齢の友だちがいました。一緒に遊んだり、時には励まし合いながら過ごしました。私は、たくさんの人たちに支えられて、病気を克服することができました。

入院生活は、私の人生の中で最も頑張った月日であり、いつも傍にいてくれた両親、ドナーになってくれた弟、医師や看護師、友だちなど、私にかかわってくださった人たちに感謝の気持ちでいっぱいです。私が入院中に体験したことや、そのとき感じたことを生かして、患者さんの立場や気持ちが少しでも理解でき、看護につなげることができればと思い看護師を目指しました。

現在は、母子医療センターの小児病棟で働いています。今までの経験を生かして「私自身にしかできない看護」を提供できるように頑張っていきたいと思います。

小さな赤ちゃんで生まれた僕の夢
――劇団四季に入ること

S・Y さん

僕は歌うことが大好きです。家で大きな声で歌うので、兄からは「うるさい」と言われることもしょっちゅうあります。でも僕がNICUに入院中に、声が出にくくなったことがあったと聞きびっくりしたことがあります。

僕は2003年３月に母子医療センターで身長25cm、体重390ｇの超低出生体重児で生まれました。母が７か月健診のときに、子宮内胎児発育遅延と診断されて帝王切開でした。自分で呼吸することができなかったために人工呼吸器をつけてもらい、NICUで24時間ドクターや看護師さんたちがずっと見守ってくれました。

当時、母子医療センターで生まれた子の中で、一番小さな赤ちゃんでした。生まれてすぐに小さな体にたくさん取りつけられた機械が痛々しく、母は泣いてばかりいたそうです。

入院中は無呼吸発作を繰り返したり、ミルクを飲むのが下手で肺炎になったり、とても大変だったけど８か月かけて無事に退院できました。

中学生になった僕は、身長152cm、体重41kgに成長しました。少し小柄ですが、身長が低いことなどはあまり気にしていません。運動や勉強は正直苦手ですが、自分なりに頑張っていると思います。

僕は何度かNICUへ見学に行ったことがあります。小さな赤ちゃんが一生懸命生きている姿を見て、みんなが元気になってほしいと思いました。今、元気に過ごせているのは、命を救ってくれたドクターや、看護師さん、家族やいろいろな人たちがそばで見守ってくれたおかげだと心からそう思います。

白石先生、ずっと僕を応援してくれて、ありがとうございます。これからも小さく生まれた赤ちゃんの命を救ってください。

現在の僕は劇団四季に入りたいという夢があります。地元のミュージカルスクールで練習をしています。ダンスなど難しくて、みんなについていくのが大変ですが、好きなことをできるのが楽しいです。

“never give up”
度重なる手術を乗り越えて

K・M さん

息子は、母子医療センターで約20年前の秋に478ｇで誕生しました。当時は、500ｇ未満の赤ちゃんの５年以上の生存率は３％といわれる時代でした。当然待ち望んだ命でしたが、元気に退院できるかさえも分からない状態でした。それでも私たち夫婦は、きっと普通に元気になって一緒に生活できるようになると信じていました。

ところが、私たちのそんな思いもつかの間で、生後３日目に頭の中で出血が起こりました。わずか400ｇの小さな体の頭の中で出血が続いているのです。当然それは、まもなく命を落とすという前触れでもありました。このとき初めて私は声を上げて泣きました。まだ母親としてこの子に何にもしてやれていないのに「いやだ！喪《うしな》いたくない！」と。それは猛烈なショックでした。そして計り知れない後悔と自責の念に苛《さいな》まれました。

しかし、ここからNICUの先生方と息子の挑戦が始まりました。息子の小さな体の腰椎《ようつい》から細い脊椎の空洞（髄液腔《ずいえきくう》）に髪の毛ほどのカテーテルを入れ、それを丁寧に延髄《えんずい》まで運んで、息子の頭の中でたまっていく血液と髄液を抜き出す神業のような処置が施されました。それは、0.1％にも満たない挑戦だったかもしれませんが、そのわずかな可能性に最善を尽くしてくださった先生方に、私たち夫婦は希望の光を見たようで感謝するばかりでした。たとえそれで命を落としても悔いはない。それがこの子の与えられた命だろうから、とさえも思えていました。

ところが、その処置に息子も応えていました。それがこの子の頑張りのルーツでした。このとき、今の可能性に最善を尽くす“never give up”（決してあきらめない）の姿勢をいただいたように思います。その後、度重なる頭の手術も乗り越えました。今、息子は数えあげればきりがない「できにくさ」を抱えながらも、確かな成長をゆっくり少しずつみせて、救っていただいた命を、たくさんの出会いと支えの中で謳歌しています。

追記：今息子は、大好きなジャズやいきものがかりの曲を聴きながら、葉っぱの皿をつくるなど陶芸にもチャレンジしています。

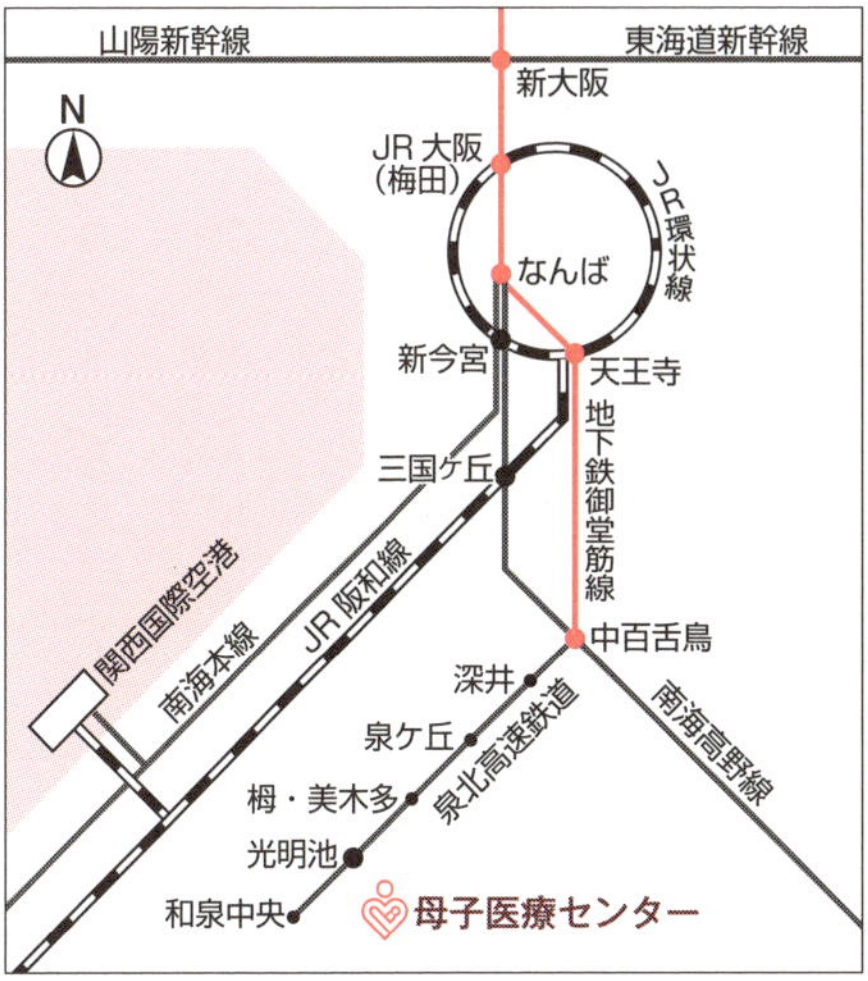

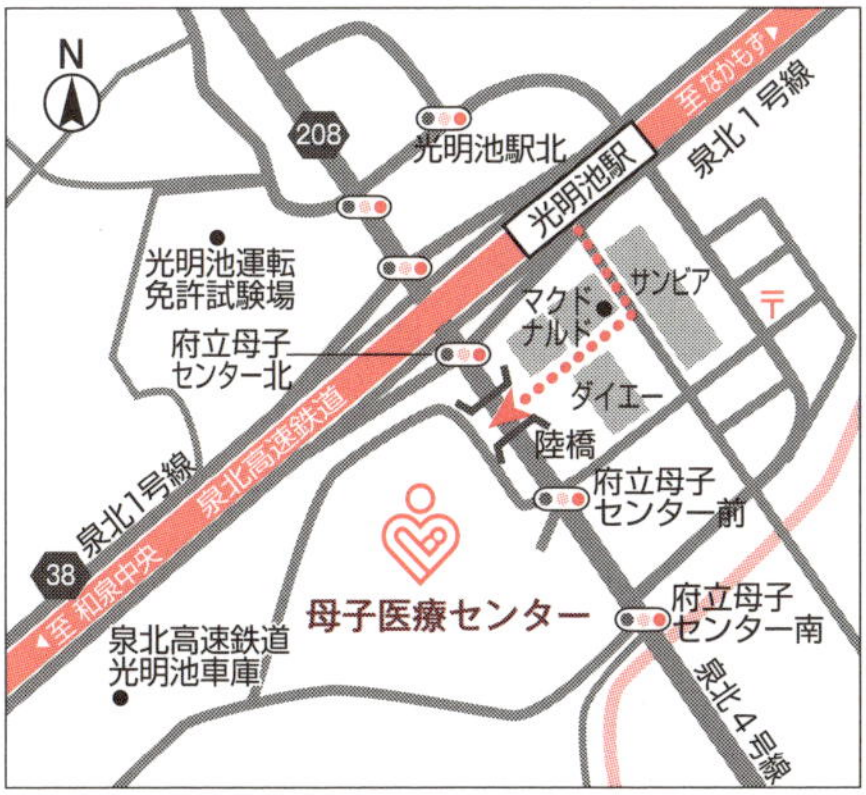

交 通 の ご 案 内

○電車をご利用の場合

中百舌鳥駅から約 18 分→(泉北高速鉄道)
→光明池駅→(徒歩)→母子医療センター

南海難波駅から約 35 分→(南海高野線・
泉北高速鉄道)→光明池駅→(徒歩)→
母子医療センター

新大阪駅から約 60 分→(地下鉄御堂筋線)
→南海難波駅→(南海高野線・泉北高速鉄道)
→光明池駅→(徒歩)→母子医療センター

または→(JR 京都線)→大阪駅→(JR 環状線)
→新今宮駅→(南海高野線・泉北高速鉄道)
→光明池駅→(徒歩)→母子医療センター

○自動車をご利用の場合

【阪和自動車道】
阪和自動車道(堺 I.C)出口左折→(泉北2号線)
→豊田橋南交差点右折→(泉北1号線)
→光明池出口→左折→1つ目の信号右折
→専用入口→母子医療センター

【阪神高速堺線】
阪神高速堺線(堺 I.C)出口→直進
→(国道26号線)→石津町東2丁交差点左折
→(泉北1号線)→光明池出口→左折
→1つ目の信号右折→専用入口
→母子医療センター

○光明池駅からのご案内

泉北高速鉄道(光明池駅)から徒歩 5 分
光明池改札口を左に進む
→右手階段を上がる
→マクドナルド光明池店の角を右折
→ダイエーとの間の陸橋を進む
→母子医療センター

認定施設一覧

◯総合周産期母子医療センター

新生児診療相互援助システム（NMCS）基幹病院
産婦人科診療相互援助システム（OGCS）基幹病院

◯厚生労働省指定小児がん拠点病院

◯ WHO 指定研究協力センター

WHO Collaborating Centre for Maternal and Child Health

◯特定承認保険医療機関

◯ DPC 対象病院

◯日本医療機能評価機構認定病院

◯医師臨床研修病院

協力型：NTT西日本大阪病院･国家公務員共済組合連合会大手前病院･島根大学医学部附属病院
研修協力施設：大阪大学医学部附属病院

◯認定施設

母体保護法指定医研修機関
日本骨髄バンク非血縁者間骨髄採取・移植認定施設
日本骨髄バンク非血縁者間末梢血幹細胞採取・移植認定施設
日本赤十字社近畿さい帯血バンク提携産科施設
厚生労働省外国医師･歯科医師臨床研修指定病院(周産期医療･小児医療)
日本産科婦人科学会専門医制度卒後研修指導施設
日本産科婦人科学会専門医制度専攻医指導施設
日本周産期・新生児医学会周産期専門医（母体・胎児）暫定認定施設

日本周産期・新生児医学会周産期専門医（新生児）暫定認定施設
日本糖尿病学会認定教育施設
日本小児科学会小児科専門医研修施設
日本小児科学会小児科専門医研修支援施設
日本内分泌学内分泌代謝科認定教育施設
日本腎臓学会研修施設
日本血液学会認定医研修施設
日本がん治療認定医療機構認定研修施設
小児血液・がん専門医研修施設
日本小児神経学会小児神経専門医制度研修施設
日本てんかん学会研修施設
日本呼吸療法医学会呼吸療法専門医研修施設
日本小児循環器学会小児循環器専門医修練施設群
三学会構成心臓血管外科専門医認定機構認定基幹施設
日本小児外科学会専門医制度認定施設
日本外科学会外科専門医制度修練施設
日本臨床データベース機構（NCD）への手術・治療情報登録施行施設
日本脳神経外科学会専門医認定制度指定訓練場所
日本泌尿器科学会専門医教育施設基幹教育施設
日本形成外科学会認定研修施設
日本眼科学会専門医制度研修施設
日本耳鼻咽侯科学会専門医研修施設
日本整形外科学会専門医制度研修施設
日本口腔外科学会専門医制度研修機関
日本病理学会認定病院
日本医学放射線学会放射線科専門医特殊修練機関
日本麻酔科学会専門医制度認定施設
日本集中治療医学会専門医研修施設
認定臨床微生物検査技師制度研修施設

編集後記

本書の制作にあたり、大阪母子医療センターの医師、看護師、薬剤師、診療放射線技師、臨床検査技師、臨床工学技士、SE、診療情報管理士、管理栄養士、事務局職員など多くの職員に執筆いただきました。日常業務で忙しい中、また執筆期間が短い中で間に合わせていただきました。大抵の執筆者が、既定ページ数をオーバーするという状況で、原稿に吟味を重ねて文字数を削減していただく必要がありました。おかげさまで職員一同の気持ちの詰まった、患者さんやご家族、また大阪母子医療センターへの想いのあふれる書籍になりました。

表紙カバーの装丁や巻頭のカラーページもやわらかい雰囲気で、医療読本としては良いものになったのではないかと思います。できるだけたくさんの方々に、この本を手に取って読んでいただきたいと思います。読んでいただくことで、病気や治療についての理解が深まったり、大阪母子医療センターをより身近に感じていただけたら幸甚です。

出版会社の株式会社バリューメディカルさまには、大変お世話になりました。ことに編集会議に毎回出席いただき、適切なアドバイスをいただいた出塚太郎社長と、担当いただいた橋口環様に御礼申し上げます。

書籍編集委員長 木内《きのうち》 恵子《けいこ》

書籍編集委員会　委員名簿

役名	役職	氏名
委員長	病院長	木内 恵子
副委員長	副院長	位田 忍
委員	診療局長（周産期）	光田 信明
委員	診療局長（内科系）	鈴木 保宏
委員	診療局長（外科系）	臼井 規朗
委員	診療局長（中央）	竹内 宗之
委員	看護部長	福寿 祥子
委員	薬局長	藤田 敬子
委員	診療情報管理室室長	枝光 尚美
委員	事務局総括マネージャー	大庭 毅
委員	母子保健調査室サブリーダー	清水 仁美
事務局	経営企画グループ主事	三枝 由賀里

地方独立行政法人　大阪府立病院機構
大阪母子医療センター

〒594-1101　大阪府和泉市室堂町 840
TEL: 0725-56-1220（代表）

■装幀／スタジオ ギブ
■本文ＤＴＰ／濵先貴之（M-ARTS）
■図版／岡本善弘（アルフォンス）
■カバーイラスト／熊本奈津子
■本文イラスト／久保咲央里（デザインオフィス仔ざる貯金）
■編集協力／二井あゆみ　藤井由美
■編集／西元俊典　橋口 環　本永鈴枝

こどもと妊婦の病気・治療がわかる本
大阪母子医療センターの今

2018 年 1月8日　初版第 1 刷発行

編　著／大阪母子医療センター
発行者／出塚 太郎
発行所／株式会社 バリューメディカル
東京都港区芝 4-3-5 ファースト岡田ビル 5 階　〒108-0014
ＴＥＬ　03-5441-7450
ＦＡＸ　03-5441-7717
発売元／有限会社 南々社
広島市東区山根町 27-2　〒732-0048
ＴＥＬ　082-261-8243

印刷製本所／株式会社 シナノ パブリッシング プレス
＊定価はカバーに表示してあります。

ISBN978-4-86489-075-5

索引

症状、検査・診断方法、疾患名、治療方法やケアなどにかかわる語句を掲載しています（読者のみなさんに役立つと思われる箇所に限定しています）。

索引

す

せ

そ

た

索引

に

の

は

ひ

ふ

索引

索引